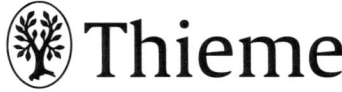

Arthroskopie des Schultergelenks

Indikation – Durchführung – Nachbehandlung

Herausgegeben von
Harry Merk und Jörg Jerosch

Mit Beiträgen von

J. Jerosch
A. Machner
H. Merk
G. Pap
M. Schröder
H. Wissel

197 Abbildungen
 13 Tabellen

Georg Thieme Verlag
Stuttgart · New York

Die Deutsche Bibliothek –
CIP-Einheitsaufnahme

Arthroskopie des Schultergelenkes:
Indikationen – Durchführung – Nachbehandlung /
Hrsg.: Harry Merk; Jörg Jerosch. – Stuttgart ; New York :
Thieme, 2001

Wichtiger Hinweis: Wie jede Wissenschaft ist die Medizin ständigen Entwicklungen unterworfen. Forschung und klinische Erfahrung erweitern unsere Erkenntnisse, insbesondere was Behandlung und medikamentöse Therapie anbelangt. Soweit in diesem Werk eine Dosierung oder eine Applikation erwähnt wird, darf der Leser zwar darauf vertrauen, dass Autoren, Herausgeber und Verlag große Sorgfalt darauf verwandt haben, dass diese Angabe **dem Wissensstand bei Fertigstellung des Werkes** entspricht.

Für Angaben über Dosierungsanweisungen und Applikationsformen kann vom Verlag jedoch keine Gewähr übernommen werden. **Jeder Benutzer ist angehalten**, durch sorgfältige Prüfung der Beipackzettel der verwendeten Präparate und gegebenenfalls nach Konsultation eines Spezialisten festzustellen, ob die dort gegebene Empfehlung für Dosierungen oder die Beachtung von Kontraindikationen gegenüber der Angabe in diesem Buch abweicht. Eine solche Prüfung ist besonders wichtig bei selten verwendeten Präparaten oder solchen, die neu auf den Markt gebracht worden sind. **Jede Dosierung oder Applikation erfolgt auf eigene Gefahr des Benutzers.** Autoren und Verlag appellieren an jeden Benutzer, ihm etwa auffallende Ungenauigkeiten dem Verlag mitzuteilen.

© 2001 Georg Thieme Verlag
Rüdigerstraße 14
D- 70469 Stuttgart
Unsere Homepage: http://www.thieme.de

Printed in Germany

Zeichnungen: Christine von Solodkoff, Neckargmünd
Umschlaggestaltung: Thieme Marketing-Konzeption
Satz: kaltnermedia GmbH, Bobingen,
    gesetzt im FrameMaker 5.5.6 auf Macintosh
Druck: Karl Grammlich GmbH, Pliezhausen

ISBN 3-13-127371-2   1 2 3 4 5 6

Geleitwort

Die Schulter, insbesondere die Schulterluxation, steht seit vielen Jahrhunderten im Mittelpunkt des Interesses Heilender. Auch heute werden die Luxationen nach Hippokrates reponiert, und Frakturen, die später von den Badern gerichtet wurden, gelten heute noch als problematisch.

Dagegen wurden die nicht traumatischen Erkrankungen jahrhundertelang als Rheuma- und Schulter-/ Arm-Syndrome eher vernachlässigt. Differenzierte Untersuchungstechniken und Therapien wie die Injektionsbehandlung eroberten in den 60er- und 70er-Jahren das Gelenk. Erst die Einführung der Arthroskopie und der MRT-Diagnostik führten zu modernen Behandlungskonzepten.

Dies führte in den letzten Jahren zu einer fast unüberschaubaren Zunahme von Techniken und Operationsvariationen auf arthroskopischem Gebiet. Manchmal mag bei Patient und Arzt der Eindruck der unbegrenzten Möglichkeiten der Arthroskopie entstanden sein. So werden nicht immer die Erfolge der offenen Schulterchirurgie, die sich seit den 70er-Jahren entwickelt hat, berücksichtigt. Es fällt den praktisch tätigen Kollegen häufig nicht leicht, mit ihren Patienten die richtige Entscheidung für einen arthroskopischen oder einen „herkömmlichen offenen Eingriff" zu treffen.

Und an dieser Stelle soll dieses Buch helfen.

Zum einen stellt es einen hervorragenden Überblick über fast alle pathologischen Veränderungen am Schultergelenk dar. Umfassend werden Ätiologie, Pathogenese, Diagnostik und Therapie der einzelnen Krankheitsbilder präsentiert.

Zum anderen werden die arthroskopischen Möglichkeiten beschrieben und diskutiert.

Dieses Buch soll kein „reines Arthroskopikerbuch" sein – im Gegenteil. Die Autoren verzichten bewusst auf die Darstellung von Technikvarianten, die sich auch ständig noch weiter verändern werden.

Es ist den Autoren gelungen, die Schulterarthroskopie im Gefüge der therapeutischen Möglichkeiten darzustellen. Dem Leser werden die Prinzipien der einzelnen arthroskopischen Techniken gut illustriert präsentiert. Es werden aber auch die Grenzen nicht verschwiegen.

Es wird hiermit dem Leser ein Buch in die Hand gegeben, welches die Chance besitzt, ihn viele Jahre in der täglichen Praxis zu begleiten.

Magdeburg,
im September 2000   H. W. Neumann

Vorwort

Die Möglichkeit, das glenohumerale Gelenk und den subakromialen Raum in standardisierter Technik arthroskopisch evaluieren zu können, hat unser Verständnis für die Pathologie des Schulterkomplexes nachhaltig verbessert. Unspezifische Begriffe wie PHS oder Impingement-Syndrom konnten weiter differenziert werden. Die Problematik der instabilen Schulter konnte mithilfe der arthroskopischen Sichtweise besser verstanden werden. Neue Entitäten wie beispielsweise SLAP-Läsionen oder das posterokraniale Impingement wurden aufgezeigt. Wir haben gelernt, Normalbefunde von anatomischen Variationen und diese wiederum von echten Pathologien zu differenzieren. Dies gilt ganz besonders für den Bereich des Labrum glenoidale. Durch die Zunahme dieser Erkenntnisse ist es uns in den letzten Jahren möglich geworden, pathologieorientierter und spezifischer zu therapieren.

Aber nicht nur im diagnostischen, sondern auch im therapeutischen Bereich haben unsere Möglichkeiten rasant zugenommen. Viele seit langem durchgeführte Standardoperationen bei degenerativen und posttraumatischen Schultererkrankungen können inzwischen auch in reproduzierbarer Technik arthroskopisch durchgeführt werden. Es ergeben sich durch die minimalinvasive Technik zweifellos einige Vorteile. So bleibt durch die minimalinvasive Zugangstechnik beispielsweise der akromiale Ursprung des M. deltoideus im Vergleich zur offenen konventionellen Technik völlig unversehrt. Aus diesem Grund werden nach arthroskopischen Eingriffen im subakromialen Raum auch nur äußerst selten muskuläre Dehiszenzen gesehen. Der Schmerzmittelverbrauch scheint nach arthroskopischen Techniken geringer als nach offenen. Die Frührehabilitation ist in der Regel einfacher durchzuführen.

Trotz all dieser Vorteile verbleiben jedoch nach wie vor noch offene Fragen, die es in der Zukunft zu beantworten gilt. Ist die arthroskopische Schulterstabilisation mit der heutigen Technik quantitativ und qualitativ der offenen Technik vergleichbar oder müssen hier doch noch andere Techniken entwickelt werden? Wie ist der Einsatz des Lasers an der Schulter einzustufen? Mit welchem Instrumentarium werden wir zukünftig Rotatorenmanschettenrupturen arthroskopisch versorgen? Ganz besonders wird die Frage nach der Kosteneffizienz arthroskopischer Eingriffe zukünftig zu beantworten sein.

Mit dem vorliegenden Handbuch wurde ein Leitfaden der Schulterarthroskopie erstellt, der die Darstellung aller für die erfolgreiche Durchführung arthroskopischer Schultereingriffe wesentlichen Informationen enthält. Hiermit liegt ein praktikables und komprimiertes Buch vor, mit dessen Hilfe alle notwendigen Schritte nachvollzogen werden können. Neben der reinen arthroskopischen Technik wurden auch grundlegende und arthroskopisch relevante Informationen zur topographischen und arthroskopischen Anatomie der Schulter und die arthroskopisch relevanten Schulterpathologien integriert. Darüber hinaus wurden wichtige Informationen zur klinischen Diagnostik zusammengestellt.

Die nach Krankheitsbild geordneten Kapitel enthalten die apparativ technischen Voraussetzungen der Schulterarthroskopie sowie die praktische Durchführung bis zu den einzelnen arthroskopischen Techniken und den Nachbehandlungskonzepten nach arthroskopischen Schultereingriffen. Dabei werden die ausführlichen Beschreibungen durch eine detaillierte Bebilderung in Form von Skizzen, Zeichnungen und zahlreichen Fotografien ergänzt.

Im Sommer 2000

Harry Merk
Jörg Jerosch

Anschriften

Jerosch, Jörg, Prof. Dr. med.
  Johanna-Etienne-Krankenhaus
  Klinik für Orthopädie
  Am Hasenberg 46
  41462 Neuss

Machner, Andreas, Dr. med.
  Orthopädische Universitätsklinik
  Leipziger Straße 44
  39120 Magdeburg

Merk, Harry, Prof. Dr. med.
  Orthopädische Klinik
  Bereich Onkologie und Prothetik
  Heinrich-Heine-Universität
  Moorenstraße 5
  40225 Düsseldorf

Pap, Géza, Dr. med.
  Orthopädische Universitätsklinik
  Leipziger Straße 44
  39120 Magdeburg

Schröder, Michael, Dr. med.
  Preysingplatz 12
  81667 München

Wissel, Heiko, Dipl.-Ing.
  Zentrum für Kinderheilkunde
  Universitätsklinikum Magdeburg
  Wiener Straße
  39112 Magdeburg

VIII

Inhaltsverzeichnis

1 Grundlagen

1.1 Biomechanik

H. Wissel

1.1.1 Einleitung

Das Schultergelenk gehört nach Fick (1911) zu den einfachen „Konstruktionen" und wurde von ihm neben der Hüfte als ein klassisches Kugelgelenk betrachtet, dem wie einem passgenauen Gelenk drei rotatorische Freiheitsgrade zuerkannt wurde. Die auffällige Inkongruenz der artikulierenden Gelenkflächen hielt er für eine „Ungenauigkeit der Natur". Die Inkongruenz sei dabei völlig physiologisch und funktionell notwendig (Fick 1911). Nach Kapandji (1984) dient das Labrum glenoidale dazu, die „Kongruenz zwischen den artikulierenden Flächen zu schaffen". Tillmann (1984) vertrat die Auffassung, dass das Schultergelenk wegen der punktförmigen Lastübertragung ein Kugelgelenk sein müsse.

Dieses Modell eines Kugelgelenks mit drei Rotationsfreiheitsgraden steht im Widerspruch zu den Beobachtungen von Poppen u. Walker (1976), dass bei einer Abduktion von 90° der Humerusmittelpunkt sich nach oben verschiebt. Durch diese Bewegung verschiebt sich die momentane Drehachse in Richtung zur Fossa und ist etwa 6 mm vom Humerusmittelpunkt entfernt. Mithilfe von Röntgenserienaufnahmen konnten diese Aussagen prinzipiell bestätigt werden. Es wurde festgestellt, dass bei reiner Abduktion die momentane Drehachse, die senkrecht zur Frontalebene ausgerichtet ist, parallel zu sich selbst wandert. Sie trifft zu Beginn der Abduktion den Humerus im medialdistalen Kopfbereich, verlagert sich abrupt bei etwa 50° nach oben und innen außerhalb des Kopfes und wandert dann schließlich in die obere Hälfte des Kopfbereichs; sie verläuft also in allen Fällen nicht durch den Humerusmittelpunkt, sondern zum Körper hin verschoben (Abb. 1.1).

Harryman et al. (1990) berichten des Weiteren über Translationen des Humeruskopfes während funktioneller Bewegungen.

Zu den drei Rotationsfreiheitsgraden sind demzufolge zwei translatorische Freiheitsgrade entsprechend der Verschiebemöglichkeit in der Ebene der Cavitas glenoidalis hinzuzuzählen.

Aus dem Zusammenspiel des gesamten Schultergürtels mit dem Schultergelenk resultiert der für die Hand charakteristische große Bewegungsraum mit sechs Freiheitsgraden in einem Umkreis von mehr als einem Meter. Diese aktive Beweglichkeit ist das Ergebnis einer differenzierten neuromuskulären Koordination, die sowohl bei allen Bewegungsabläufen als auch bei statischen und dynamischen Beanspruchungen von einer Vielzahl von Muskeln geführt wird (Habermeyer et al. 1990).

Die Schulterbeweglichkeit resultiert aus der Summe der Bewegungen von vier Gelenken: Sternoklavikular-, Akromioklavikular-, Skapulothorakal- und Glenohumeralgelenk, von denen das letzte bei weitem die größte Mobilität besitzt.

Jedoch sollte kein Gelenk isoliert betrachtet werden; alle sind mehr oder weniger gemeinsam an den Schulterbewegungen beteiligt. Es gibt viele Variationen des Zusammenwirkens, je nach Anatomie, funktioneller Aktivität, Belastung und anderen Faktoren. Darüber hinaus findet bei Bewegungseinschränkung in einem der oben genannten Gelenke eine kompensatorische Zunahme der Bewegungen der anderen Gelenke statt. So ist zum Beispiel bekannt, dass Patienten mit einem eingesteiften glenohumeralen Gelenk immer noch imstande sind, mit der Hand ihr Gesicht zu erreichen (Cochran 1988).

Neben einer großen Amplitude rufen die Bewegungen auch erhebliche Kräfte am Schultergelenk hervor. Diese Kräfte liegen allerdings nicht in der gleichen Grö-

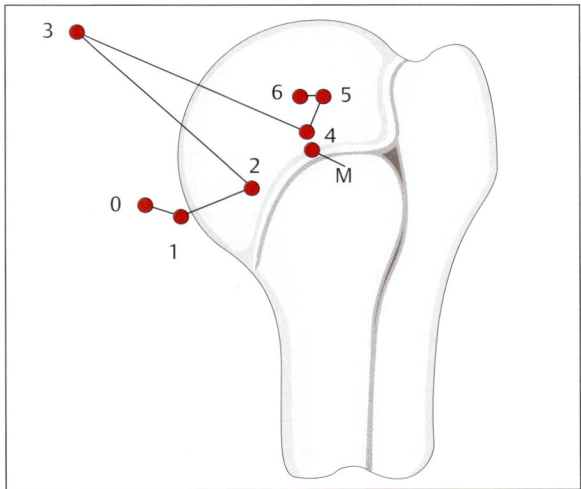

Abb. 1.1 Darstellung der momentanen Drehachse während der Abduktionsbewegung von 0° bis 90° in Relation zum Mittelpunkt (M) des Humeruskopfes – Punkt 3 entspricht der 50°-Abduktion (nach Kapanji 1985).

ßenordnung wie am Hüft- oder Kniegelenk, sind aber auch nicht vernachlässigbar.

Die große Mobilität der Schulter ist potenzielle Quelle von Instabilitäten und von Einklemmungen zwischen Weichteilen und Skelett während der Bewegung und führt durch übermäßige Beanspruchung bei verschiedenen Sportarten zu entsprechenden Schädigungen.

1.1.2 Statische Aspekte

Der Humeruskopf hat durchschnittlich einen 48 mm großen Vertikaldurchmesser und einen 45 mm großen Transversaldurchmesser. Der Schaft-Hals-Winkel (zervikodiaphysärer Winkel) liegt zwischen 115° und 129°. Die Retroversion kann zwischen 12° und 36° variieren. Die Gelenkoberfläche des Humeruskopfes entspricht $1/3$ der Oberfläche einer Kugel (Hoffmeyer 1992). Nach Neer (1990) sind diese Dimensionen von Individuum zu Individuum erstaunlich konstant und werden kaum vom Morphotyp oder Geschlecht beeinflusst.

Das Glenoid selbst zeigt eine birnenförmige Knorpeloberfläche. Die Dimensionen variieren zwischen 35 und 40 mm in der Frontal- und zwischen 25 und 30 mm in der Transversalebene. Der Gelenkradius beträgt 75° in der Frontal- und 50° in der Transversalebene. Das Glenoid ist im Vergleich zum spinalen Rand der Skapula um 15° nach oben inkliniert und weist eine Retroversion von 7° auf (in Bezug auf den Korpus der Skapula) (Hoffmeyer 1992).

Aus dieser anatomischen Konfiguration des Schultergelenks (einem fast flachen Glenoid), das weniger als $1/3$ der knorpeligen Oberfläche des Humeruskopfes umfasst, ist ersichtlich, dass die knöchernen Strukturen allein nicht die Stabilität des glenohumeralen Gelenks garantieren können.

Das Labrum vergrößert die tragende Oberfläche des Glenoids beträchtlich. Es handelt sich um eine dreieckige Verdickung der glenohumeralen Ligamente an ihren Insertionspunkten am Glenoid. Die Dicke beträgt durchschnittlich 0,5 cm.

Weitere Elemente der Stabilität sind die Gelenkkapsel, die Ligamente und die Muskeln des Schultergürtels und das intraartikuläre Vakuum (Hoffmeyer 1992).

In den meisten anderen Gelenken des menschlichen Körpers liefern die passiven Kräfte der Bänder und der Gelenkflächen mehr Stabilität als beim Schultergelenk, wo das Gleichgewicht zwischen Humeruskopf und Glenoid überwiegend durch aktive Kräfte ermöglicht wird (Abb. 1.**2**). Ein Kräftegleichgewicht ist jedoch zur Aufrechterhaltung der Stabilität während der Bewegung in allen Gelenken erforderlich.

Die Skapula wird durch den Tonus der an ihr ansetzenden Muskeln an der Thoraxwand gehalten. Schon geringe Störungen dieser multidirektionalen muskulären Fixierung können zum Abheben des medialen Skapularandes vom Rumpf führen („Scapula alata"). Die

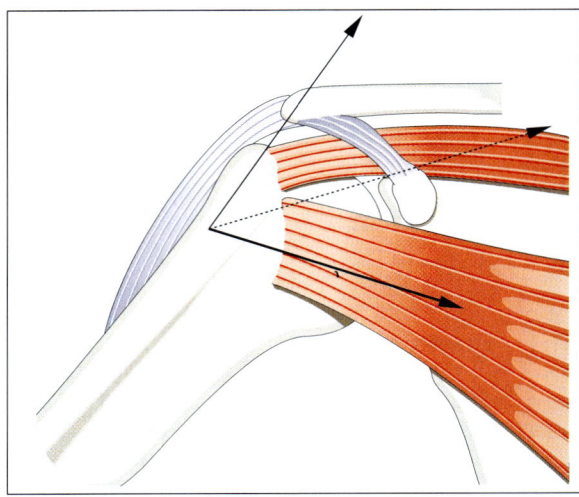

Abb. 1.**2** M. deltoideus und Rotatorenmanschette wirken so, dass der Oberarm beim aktiven Heben im Glenoid zentriert bleibt. Kräftegleichgewicht bedeutet Stabilität.

Verschiebung der Skapula erfolgt ebenfalls über diese Muskelzüge, deren einzelne Teile je nach Bewegungsziel und Umfang synergistisch oder antagonistisch zusammenwirken.

Die Mitbewegung der Skapula bei vielen Armbewegungen erweitert den Aktionsradius des Humerus nach oben und führt so zu einer günstigeren Einstellung der Cavitas glenoidalis zur Resultierenden. Darüber hinaus sorgt sie für eine optimale Übertragung der Druckkräfte auf den Thorax besonders bei abduziertem Arm.

Stark abstrahiert stützen Klavikula und Skapula den Arm vom Rumpf ab (Platzer 1991). Der M. trapezius, in geringerem Maß der M. sternocleidomastoideus und der M. levator scapulae stabilisieren den Schultergürtel nach kranial hin. Die vordere Komponente der nach zentral gerichteten Kraft wird über das Akromioklavikulargelenk auf die Klavikula und weiter auf das Sternoklavikulargelenk übertragen. Die Skapula dagegen wird einerseits über die skapulothorakale Gelenkfläche abgestützt und ist andererseits in den oberflächlichen Rückenmuskeln und dem M. serratus anterior aufgehängt.

Mit zunehmender Abduktion und der damit verbundenen Vergrößerung des Hebelarms nehmen die Kräfte, die von Skapula und Klavikula auf den Thorax zu übertragen sind, zu. Dabei ist zu beachten, dass nur bei der Bewegung in der Frontalebene eine annähernd gleichmäßige Aufteilung der durch das Armgewicht auf den Schultergürtel wirkenden Kraft zu erwarten ist. Bei Abweichungen aus der Frontalebene nach ventral ist mehr die Klavikula und bei Abweichungen nach dorsal mehr die Skapula bei der Druckübertragung betroffen, wobei die flexible Aufhängung der Skapula eine bessere Druckverteilung erlaubt.

Für die Gewährleistung des Flächenkontaktes und damit der optimalen Druckübertragung im Schultergelenk sorgen ausschließlich die das Gelenk umgebenden Muskeln. In Neutral-Null-Stellung liegt die Summe der Resultierenden in einer Größenordnung mit dem Armgewicht. Sie ist im Normalfall gegen das Zentrum der Cavitas glenoidalis gerichtet. Der Humeruskopf selbst kann durch den Tonus der Muskulatur in der Pfanne gehalten werden (Platzer 1991).

Bei Abduktion, vor allem durch die Mm. deltoideus und supraspinatus, oder beim Tragen einer Last entsteht ein Drehmoment, das nur durch eine starke Erhöhung der Muskelkraft im Gleichgewicht gehalten werden kann (Cochran 1988). Aufgrund der mit zunehmender Abduktion sich ändernden Hebelarmverhältnisse und der relativ flachen Cavitas glenoidalis tritt eine Kraftkomponente in Richtung einer Verschiebung des Humeruskopfes auf der Cavitas glenoidalis nach kranial hin gegen den Fornix humeri auf (Perry 1988). Dem wirken die als Adduktoren wirkenden Muskelanteile der so genannten Rotatorenmanschette und des M. supraspinatus entgegen. Auch der M. biceps brachii wird als Depressor im Schultergelenk angesehen.

Ein ähnlicher Mechanismus hält den Humeruskopf während der Elevation nach vorn und nach hinten in der Cavitas.

Steht das Caput humeri zu hoch oder ist das Muskelgleichgewicht im Bewegungsablauf gestört, kann der Fornix humeri als eine Art Gegenlager wirken. Auch unter normalen Umständen gleitet das Tuberculum majus im Ablauf der Abduktion unter die laterale Kante des Fornix (Poppen u. Walker 1976). Dabei kann die Sehne des M. supraspinatus unter Druck geraten, was einerseits zu Schmerzen führt und andererseits offensichtlich degenerative Veränderungen der Sehne bis hin zur Ruptur verursachen kann (Habermeyer et al. 1990). Für die beim Ablauf der Abduktion im Schultergelenk auftretenden Druckkräfte liegen unterschiedliche Angaben vor. Putz (1990) hat für den horizontal abduzierten Arm Druckwerte von ca. 3,5 kp/cm^2 berechnet. Bodem et al. (1985) sind der Meinung, dass im Allgemeinen Werte bis ca. 10 kp/cm^2 erreicht werden.

Teilt man die Auffassung, dass die Verteilung der subchondralen Knochendichte in den Gelenken morphologischer Ausdruck der Hauptbeanspruchung ist, so können aus der Dichteverteilung, z. B. mithilfe der CT-Osteoabsorptiometrie, Rückschlüsse auf die mechanische Situation des Schultergelenks gezogen werden. Im Normalfall ist die Mineralisierung zentral am höchsten, woraus abgeleitet werden kann, dass der Krafteinleitungspunkt des resultierenden Kraftvektors zeitlich gesehen vorwiegend zentral liegt. Eine Verschiebung des Dichtemaximums in eine der Randzonen deutet auf eine überwiegende Randlage des Kraftvektors und damit auf eine Störung des statischen Muskelgleichgewichts im Schultergelenk hin (Möller u. Reif 1991).

1.1.3 Kinematische Aspekte

Die Gelenkkinematik untersucht die Gelenkbeweglichkeit ohne Berücksichtigung der Muskelaktivität oder applizierter Kräfte. Um die Kinematik zu quantifizieren, muss ein unverändertes Gelenk mit intakten anatomischen Strukturen betrachtet werden.

Die Schultergelenkpfanne ist flach und sorgt dadurch nur für eine geringe Eigenstabilität. Neben den drei Freiheitsgraden eines Kugelgelenks (drei Rotationsachsen) sind Gleiten, Rollen und eine begrenzte Translation möglich. Wird die Translation mitgezählt, dann besitzt die Schulter sechs Freiheitsgrade. Die Bewegungsrichtungen werden entsprechend ihrer Ausbreitungs- bzw. Projektionsebene in Ab- und Adduktion, Ante- und Retroversion, Rotation sowie Zirkumduktion eingeteilt.

Außer einem geringen Bewegungsausmaß von der Neutral-Null-Stellung aus sind bei den meisten Bewegungen alle Gelenke des Schultergürtels und die skapulothorakale Verbindung am Bewegungsablauf beteiligt.

Die größte Eigenbeweglichkeit besitzt das Schultergelenk bei der Rotation: 95° Innenrotation bis 40–60° Außenrotation (Debrunner u. Hepp 1994), bei der die Skapula erst im Endbereich der Innenrotation von der Thoraxwand abgehoben ist und umgekehrt erst im Endbereich der Außenrotation erhöhter Druck auf das skapulothorakale Gelenk ausgeübt wird. Bei der Bewegung in der Sagittalebene: Dorsalflexion 40° bis Ventralflexion 150–170° (Debrunner u. Hepp 1994) wird die Skapula für die Ventralflexion ab ca. 45° nach ventral mit verschoben. Bereits von der Neutral-Null-Stellung aus gleitet sie nach dorsal mit.

Am besten untersucht ist das Zusammenspiel mit der Skapula bei der Abduktion und Elevation des Armes: Adduktion 20–40° bis Abduktion 160–180° (Debrunner u. Hepp 1994). Der Ablauf der gesamten Elevation wird von Skapula und Schultergelenk gemeinsam realisiert. In der ersten Phase (0°–30°) steht dabei der Bewegungsablauf im Schultergelenk im Vordergrund (Neer 1990, Perry 1988). An der Skapula treten dabei nur geringe unregelmäßige Einstell- bzw. Anpassungsbewegungen auf. Bei der weiteren Abduktion bzw. Elevation beträgt das Verhältnis der humeralen zur skapulären Beweglichkeit 2:1 (Cochran 1988). Das Schultergelenk für sich erlaubt eine Abduktion von 120°, die Skapula mit dem Schultergürtel erweitert die Beweglichkeit um weitere 60°.

Durch stereophotogrammetrische Untersuchungen konnte gezeigt werden, dass während der Elevation sowohl Verschiebungen als auch Bewegungen der Skapula um die drei Achsen des Raumes erfolgen (Laumann 1985). Dabei wird der Bewegungsablauf nur durch wenige Muskeln unterstützt: die Pars clavicularis und die Pars acromialis des M. deltoideus, die Pars descendens des M. trapezius, der M. supraspinatus und die Pars convergens des M. serratus anterior. Schon die Funktionseinschränkung eines dieser Muskeln kann

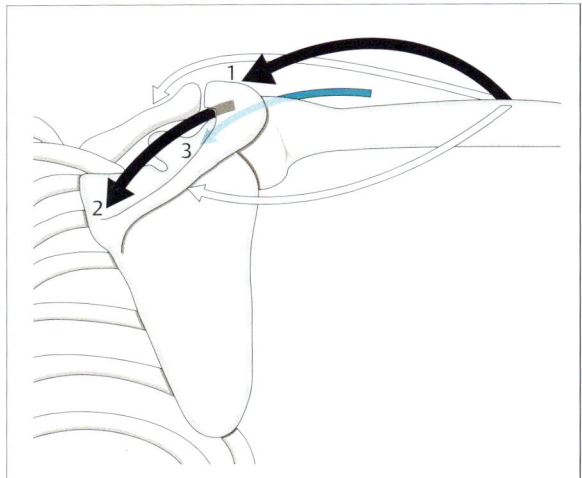

Abb. 1.**3**   Funktion der Muskeln des Schultergürtels
bei Abduktion (nach Möller 1991).
1 M. deltoideus
2 M. supraspinatus
3 Caput longum m. bicipitis

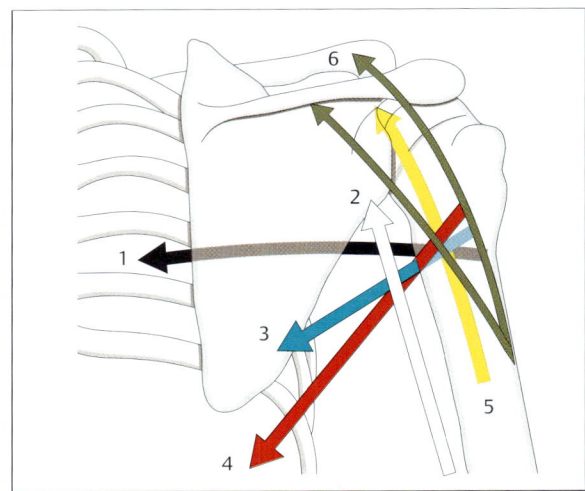

Abb. 1.**4**   Funktion der Muskeln des Schultergürtels
bei Adduktion (nach Möller 1991).
1 M. pectoralis major
2 Caput longum m. tricipitis
3 M. teres major
4 M. latissimus dorsi
5 Caput breve m. bicipitis
6 M. deltoideus mit Pars clavicularis und Pars spinalis

bereits zu einer empfindlichen Störung des skapulothorakalen Bewegungsrhythmus führen (Laumann 1985).
Diese Störung ist durch die übrigen Muskeln kompen-
sierbar. Sind zwei Muskeln ausgefallen, so tritt eine fol-
genschwerere Funktionseinschränkung des betroffenen Schultergelenks ein.

Das Bewegungsausmaß der beiden Klavikulargelen-
ke repräsentiert die Verschieblichkeit der Skapula auf
dem Thorax. Das Sternoklavikulargelenk bewegt sich
im Ablauf der Elevation bis etwa 35° mit, bis zu etwa
25° folgt das Akromioklavikulargelenk (Cochran 1988).
Die Anteile des Lig. coracoclaviculare begrenzen die Re-
lativbewegungen zwischen Klavikula und Skapula. Sie
bleiben nur bei der Adduktion entspannt.

Die flexible Aufhängung der Skapula und die darauf
beruhende Verschiebbarkeit der Skapula auf dem Thorax hat also nicht nur wesentliche statische Bedeutung,
sondern besitzt auch außerordentliche kinematische
Aspekte.

Wie bereits erwähnt, sind die Achsen im Schultergelenk nicht konstant (Fick 1911, Müller-Gerbl et al.
1989). Sowohl im Ablauf der Abduktion/Adduktion als
auch bei der Rotation kommt es zu Achsenverschiebun-
gen um bis zu 5 mm. Dies weist darauf hin, dass bei den
genannten Bewegungsabläufen Roll- und Gleitmechanis-
men (ähnlich denen am Kniegelenk) auftreten. Für die
Beurteilung der Effizienz der einzelnen Schultermuskeln
ist demnach nicht nur die absolute Kraftentwicklung,
sondern auch der mit der Gelenkstellung variable Hebelarm zu berücksichtigen (Cochran 1988, Neer 1990).

In den Abbildungen 1.**3** bis 1.**9** wurde der Versuch
unternommen, die Muskeln des Schultergelenks in ihrer

Bedeutung für die Kinematik darzustellen. Die schema-
tischen Wirkungslinien können allerdings nur eine

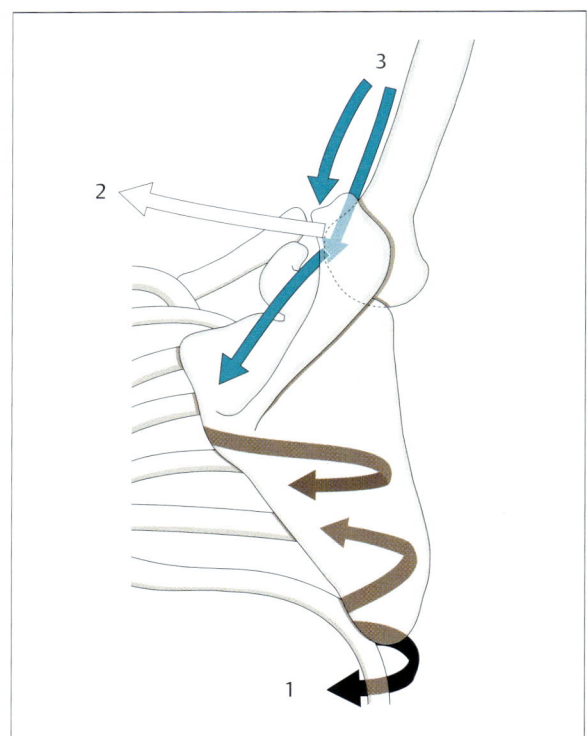

Abb. 1.**5**   Funktion der Muskeln des Schultergürtels
bei Elevation (nach Möller 1991).
1 M. serratus anterior
2 M. trapezius
3 M. deltoideus Caput longum m. bicipitis

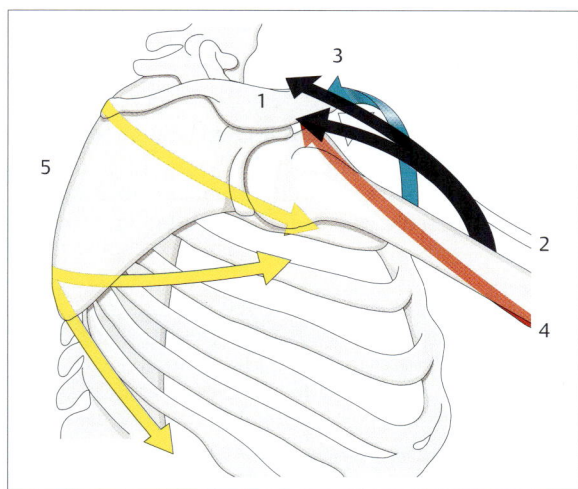

Abb. 1.**6** Funktion der Muskeln des Schultergürtels bei Anteversion (nach Möller 1991).
1 M. deltoideus, Pars clavicularis, Pars acromialis
2 M. biceps brachii
3 M. pectoralis major mit Pars clavicularis
   und Pars sternocostalis
4 M. coracobrachialis
5 M. serratus anterior

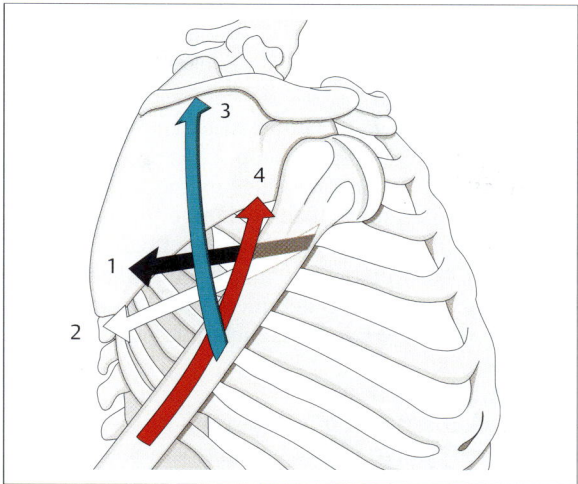

Abb. 1.**7** Funktion der Muskeln des Schultergürtels bei Retroversion (nach Möller 1991).
1 M. teres major
2 M. latissimus dorsi
3 Caput longum m. tricipitis
4 M. deltoideus mit Pars spinalis und Pars acromialis

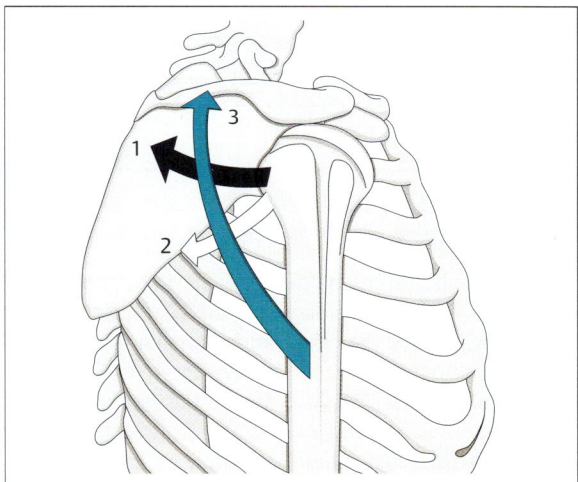

Abb. 1.**8** Funktion der Muskeln des Schultergürtels bei Außenrotation (nach Möller 1991).
1 M. infraspinatus
2 M. teres minor
3 M. deltoideus mit Pars spinalis

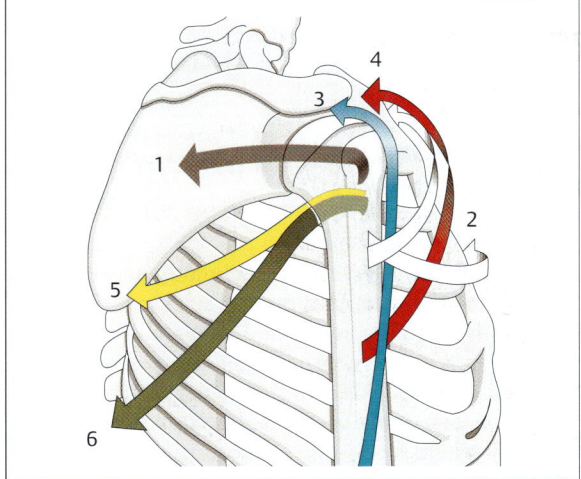

Abb. 1.**9** Funktion der Muskeln des Schultergürtels bei Innenrotation (nach Möller 1991).
1 M. subscapularis
2 M. pectoralis major
3 Caput longum m. bicipitis
4 Pars clavicularis des M. deltoideus
5 M. teres major
6 M. latissimus dorsi

grundsätzliche Vorstellung vermitteln, da die flächenhaften Beziehungen von Ursprungs- zu Ansatzgebieten unberücksichtigt bleiben müssen. Dennoch ergibt sich dadurch ein guter Überblick über die Hebelarme der einzelnen Muskeln. Zu beachten ist, dass sich im Bewegungsablauf sowohl die Lage der Wirkungslinien zu den Drehpunkten als auch die Länge der Hebelarme vieler Muskeln ändern. Sowohl während der Rotation als auch bei der Abduktion verkleinert sich der Raum zwischen dem Fornix humeri und den Tubercula majus und minus (Nägerl et al. 1993). In der Endphase der Innenrotation kommt es zu einer relativen Einengung zum Processus coracoideus hin, was bei einem Hochstand des Humeruskopfes zu Beschwerden führen kann.

1.2   Indikationen und Kontraindikationen zur Arthroskopie

M. Schröder

In den vergangenen 10 Jahren ist es zu einem erheblichen Zuwachs der arthroskopischen Chirurgie insbesondere im Bereich des glenohumeralen Gelenks gekommen. Hierunter fallen auch eine Vielzahl „diagnostischer Arthroskopien", die in der überwiegenden Anzahl der Fälle meist Folge ungenauer, präoperativer Diagnostik sind. Denn in den meisten Fällen kann eine adäquate Diagnose durch die nichtinvasive Diagnostik gestellt werden.

Die Arthroskopie sollte daher als primär operativ-therapeutische Maßnahme angesehen werden und nur durch einen Operateur durchgeführt werden, der auch in gleicher Sitzung weitere, ggf. auch offene operative Schritte durchführen kann.

Im Rahmen der Schultergelenkarthroskopie sind technisch bis auf die Implantation einer Endoprothese sicherlich alle auch offen durchführbaren Operationen machbar. Jedoch zeigen sich in der Literatur je nach Indikation auch signifikant unterschiedliche Behandlungserfolge beim Vergleich der arthroskopischen Technik mit der offenen Operationstechnik. Es sollte unserer Meinung nach daher jede Indikation zur Arthroskopie genau erörtert werden, um Fehlindikationen zu vermeiden und damit die Methode nicht zu überfordern. Dies steht auch im Einklang mit einer für den Patienten optimalen Therapie.

Die Indikationen zur Schultergelenkarthroskopie lassen sich in verschiedene Gruppen unterteilen (Tab. 1.1):

Tabelle 1.**1**   Indikationen zur Schultergelenkarthroskopie

1. Schulterinstabilität

- Labrumpathologien (Bankart-Läsion; SLAP-Läsion etc.)
- osteochondrale Läsionen (freie Gelenkkörper; Gelenkknorpeldefekte; Hill-Sachs-Läsion)

2. Degenerative Veränderungen

- Synoviaveränderungen
- partielle Rotatorenmanschettenrupturen (Typ A; Typ B)
- komplette Rotatorenmanschettenrupturen (Typ C)
- Bizepssehnentendinitis
- subakromiale Stenose (Bursitis subacromialis; Supraspinatussehnentendinose)
- Tendinosis calcarea
- Omarthrose
- Arthrose des Akromioklavikulargelenks

3. Entzündliche Veränderungen

- unspezif./spezif. Synovialitis
- Gelenkinfekt verschiedener Ätiologie
- adhäsive Kapsulitis

1.3   Anästhesieverfahren

M. Schröder

Arthroskopische Eingriffe am Schultergelenk können sowohl in Allgemeinanästhesie als auch in Regionalanästhesie durchgeführt werden. Die Wahl des Anästhesieverfahrens sollte sich nach der Art des operativen Eingriffs sowie nach dem Gesundheitszustand des Patienten und dem damit verbundenen Narkoserisiko richten. Zur Abschätzung des Narkoserisikos wird meist das Klassifizierungssystem der American Society of Anaesthesiologists (ASA) verwendet:

ASA-Risikogruppen		intra-/post-operative Mortalität (bis 7. Tag)
1	normaler, sonst gesunder Patient	0,06 %
2	leichte Allgemeinerkrankung ohne Leistungseinschränkung	0,47 %
3	schwere Allgemeinerkrankung mit Leistungseinschränkung	4,39 %
4	schwere Allgemeinerkrankung, die mit oder ohne Operation das Leben des Patienten bedroht	23,48 %
5	moribund, Tod innerhalb von 24 Stunden mit oder ohne Operation zu erwarten	50,77 %

Da die Schultergelenkarthroskopie in sitzender Lagerung oder auch Seitenlage (s. Kap. Lagerung) durchgeführt werden kann, sind auch kreislaufphysiologische Reaktionen zu beachten. Häufig ist die sitzende Lagerung mit einer Kreislaufinstabilität verbunden.

Besonders hohe Anforderungen an die Sichtverhältnisse bei arthroskopischen Eingriffen im Subakromialraum (ESD, ARAC) bedingen oftmals eine kontrollierte Hypotension. Bei sitzender Lagerung und kontrollierter Hypotension werden die kardialen und pulmonalen Regulationsmechanismen stark beansprucht (z. B. Abnahme des venösen Rückstroms, Verminderung des pulmonalen Gasaustauschs durch Rechts-links-Shut), sodass es oft notwendig ist, von einer Regionalanästhesie auf eine Intubationsnarkose zu wechseln.

Oft haben Patienten mit degenerativen Erkrankungen ein höheres Lebensalter und damit verbunden verschiedene Begleiterkrankungen, sodass die Adaptationsreaktionen eingeschränkt sind und ein höheres Narkoserisiko besteht, was die Wahl des Narkoseverfahrens beeinflusst.

Da das Schultergelenk anatomisch in der Nähe der vom Anästhesisten freizuhaltenden Atemwege liegt, muss der Sterilität des Operationsgebietes besondere Beachtung geschenkt werden.

Der Endotrachealtubus oder die Larynxmaske und die notwendigen Überwachungsgeräte sollten auf der kontralateralen Seite platziert werden.

1.3.1 Allgemeinanästhesie

Die Allgemeinanästhesie ruft einen Zustand der Bewusstlosigkeit und Empfindungslosigkeit hervor, in dem, bei entsprechender Tiefe, chirurgische Eingriffe ohne Abwehrreaktionen möglich sind. Dieser Zustand kann durch verschiedene Narkoseformen erreicht werden (Inhalationsanästhesie, intravenöse Anästhesie, kombinierte Verfahren).

In der Regel werden arthroskopische Eingriffe am Schultergelenk mit dieser Anästhesieform durchgeführt. Diese ermöglicht in nahezu allen Fällen einen zügigeren Operationsbeginn als die zeitaufwändigen regionalen Anästhesieverfahren. Der gewünschte Erfolg wird sicher erreicht und auch eine längere Operationsdauer belastet den Patienten wenig.

Als Nachteile sind die oben schon genannten kardiovaskulären und pulmonalen Reaktionen sowie eine geringe und kurze postoperative Analgesiequalität zu erwähnen.

1.3.2 Regionalanästhesieverfahren

Die Auswahl der regionalen Anästhesieverfahren sollte sich eng am geplanten operativen Eingriff orientieren, um eine optimale Narkose für den Patienten zu gewährleisten. Es stehen verschiedene Verfahren zur Auswahl: zervikale Periduralanästhesie, interskalenärer Block nach Winnie.

In der Regel wird die interskalenäre Plexusblockade nach Winnie (C4–Th1) bei Eingriffen im kranialen Schulterbereich verwendet.

Bei entsprechender Erfahrung des Anästhesisten kann auch eine zervikale Periduralanästhesie durchgeführt werden. Diese hat Vorteile bei der postoperativen Analgesie im Rahmen eines stationären Aufenthaltes.

1.3.3 Postoperative Analgesie

Da bei einer großen Anzahl an endoskopischen Eingriffen am Schultergelenk, der Bursa subacromialis oder des Akromioklavikulargelenks postoperativ am Operationstag mit der frühfunktionellen Behandlung begonnen werden sollte, ist eine gute Analgesie zu gewährleisten. Auch hier stehen mehrere Möglichkeiten zur Auswahl, die mit dem gewählten Anästhesieverfahren der Operation zusammenhängen. Bei Allgemeinanästhesie besteht die Möglichkeit der intraartikulären oder intrabursalen Injektion von Lokalanästhetika mit Adrenalinzusatz. Die weitere postoperative Schmerztherapie wird in der Regel mit starken Analgetika und den damit verbundenen Nebenwirkungen durchgeführt.

Hier bieten die Regionalanästhesieverfahren durch Anlage eines Katheters zur kontinuierlichen Applikation eines Lokalanästhetikums eine elegante Alternative.

Insgesamt sollte vor der Operation die Wahl des Anästhesieverfahrens, der geplante Eingriff und der Gesundheitszustand mit dem Anästhesisten besprochen werden, um eine schonende und sichere Narkose für den Patienten zu gewährleisten.

1.4 Instrumentarium

M. Schröder

Das Instrumentarium für arthroskopische Operationen am Schultergelenk richtet sich nach Art des geplanten Eingriffs und dem Gebrauch individueller Instrumente. Generell sollte ein Grundsieb verwendet werden, das je nach Operationsart und -technik durch Spezialsiebe ergänzt wird.

Das Grundsieb sollte einen 5-mm-Optikschaft, eine 30°-Weitwinkeloptik mit 5-mm-Schaft sowie den dazugehörigen stumpfen Trokar beinhalten. Als Weiteres sollte auf dem Grundsieb ein Tasthaken, ein Skalpell für die Stichinzision, eine Spinalnadel, eine Inflowkanüle mit stumpfem Trokar, mehrere Handstücke mit Aufsätzen für Fasszangen mit verschieden gebogenen scharfen und stumpfen Branchen, einen sterilen Stift, ein Handstück für motorgetriebene Instrumente und ein Handstück für die Diathermie enthalten (Abb. 1.**10**).

Alle arthroskopischen Operationen am Schultergelenk können mit der 30°-Weitwinkeloptik mit 5-mm-Schaft durchgeführt werden (Abb. 1.**11**). Gelegentlich kann für eine bessere Einsicht in den ventromedialen Rezessus eine 70°-Optik hilfreich sein. Jedoch kann diese Mehrinformation auch mithilfe eines kleinen gebogenen Zahnarztspiegels oder durch einen Portalwechsel mit oder ohne Wechselstab (Wissinger rod) gewonnen werden.

Vor Operationsbeginn empfiehlt es sich, die knöchernen Landmarken wie Klavikula, Akromion, Akromioklavikulargelenk, Processus coracoideus, Spina scapulae sowie Lig. coracoacromiale und den Verlauf des N. axillaris am proximalen Oberarm mit einem sterilen Stift zu markieren, da sonst durch das Anschwellen der Weichteile während des Eingriffs die Orientierung erschwert wird.

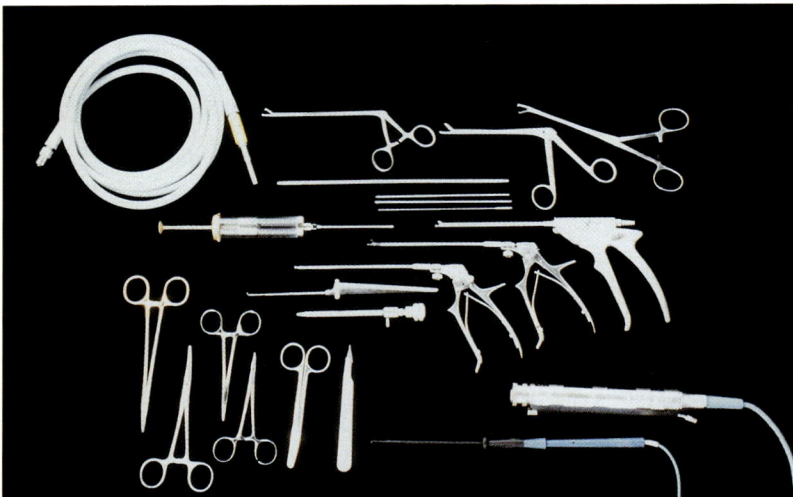

Abb. 1.**10** Standardinstrumentarium zur Schultergelenkarthroskopie.

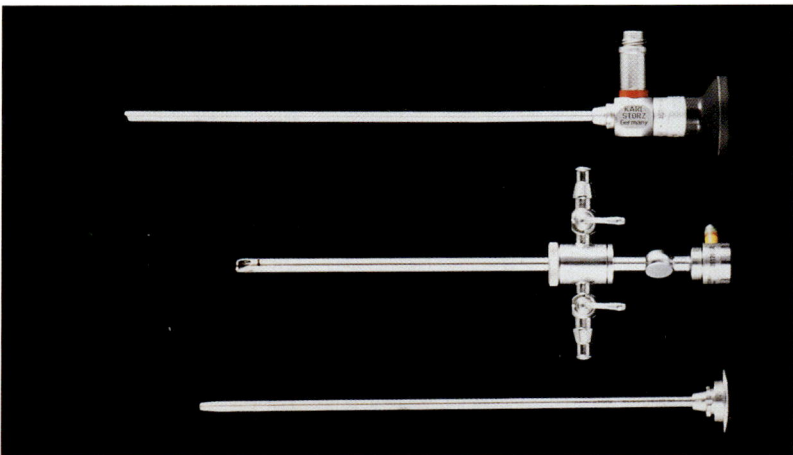

Abb. 1.**11** 30°-Optik (5 mm) und stumpfer Einführungstrokar.

Um den Zugang zum glenohumeralen Gelenk anzulegen, werden nur stumpfe Trokare benutzt, um das Risiko eines iatrogenen Knorpel-Knochen-Schadens zu vermeiden. Dies ist gerade bei engen Gelenkspalten von Vorteil. Daher sollten die noch im Handel erhältlichen spitzen Trokare vom Sieb genommen werden.

Zur besseren Orientierung bei der Etablierung von weiteren Zugängen in Outside-in-Technik ist eine lange Punktionskanüle (z. B. Spinalnadel) hilfreich. Als Standard bei der Schultergelenkarthroskopie ist wie bei allen anderen arthroskopischen Eingriffen nicht nur die Inspektion, sondern auch die gleichzeitige Palpation der intraartikulären Strukturen während des diagnostischen Rundgangs zu fordern. Hierzu ist ein Tasthaken notwendig, der durch angebrachte Markierungen auch die Größenabschätzung intraartikulärer Strukturen oder Defekte erleichtert.

Auch Läsionen des Labrum glenoidale (z .B. Bankart-Läsion, SLAP-Läsion, Andrews-Defekt, Bufford-Komplex, GLAD-Läsion) oder partielle Einrisse der Rotatorenmanschette sind häufig inspektorisch nicht zu erkennen und müssen mithilfe der Palpation durch einen Tasthaken genau eruiert werden, um eine adäquate Therapie zu ermöglichen.

Mit verschiedenen Fasszangen ist es möglich, freie Gelenkkörper oder Synovialproben zu entnehmen.

Je nach intraartikulärem Befund und damit verbundener Erweiterung des Eingriffs sind verschiedene motorgetriebene Instrumente (Kugelfräsen, Acromionizer, Shaver) erhältlich (Abb. 1.**12**).

Bei schlechten Sichtverhältnissen bei einer Bursoskopie (ASD, ARAC) kann durch gezielten Gebrauch der Diathermie bei Blutungen die Sicht verbessert werden. Auch der Gebrauch eines druckgesteuerten Pumpsystems oder das einfache Hochhängen des Spüllösungsbeutels oder -kanisters ist dabei hilfreich.

Als Spüllösung kann einfache Ringer-Lactat-Lösung benutzt werden, jedoch bei Gebrauch der Diathermie muss geprüft werden, inwieweit eine elektrolytfreie Lösung verwendet werden (z. B. Purisole SM, Resectal) muss.

Bei Erweiterung des Eingriffs sind Zusatzinstrumentarien notwendig, die, auch von der Industrie in Spezialsieben zusammengestellt, erhältlich sind.

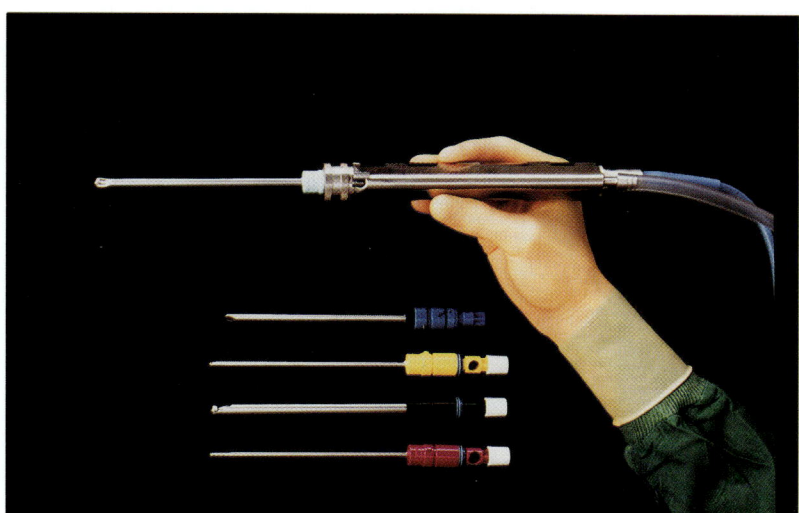

Abb. 1.**12** Motorgetriebene Instrumente mit Handstück.

1.4.1 Zusatzinstrumentarium für Eingriffe bei degenerativen Erkrankungen

Als Ergänzung zu dem Standardsieb ist bei der Durchführung einer arthroskopisch subakromialen Dekompression zur Bursaresektion und Resektion der Stumpfenden des durchtrennten Lig. coracoacromiale ein Synovialresektor notwendig (Abb. 1.**13**). Die Durchtrennung des Lig. coracoacromiale wird, nach Markierung mit zwei Spinalnadeln von außen, mit dem Diathermieaufsatz (Abb. 1.**14**) durchgeführt. Hierdurch lassen sich Blutungen aus der A. thoracoacromialis selektiv koagulieren (Abb. 1.**14 b**).

Die Resektion der knöchernen Anteile des Akromions bei der Akromionplastik (Abb. 1.**15 b**) oder die Akromioklavikulargelenkresektion (ARAC) können mit einer Kugelfräse (Abb. 1.**15 a**) oder dem Acromionizer, einer olivenförmigen Fräse, durchgeführt werden.

Eine Erweiterung durch verschiedene andere Aufsatzmöglichkeiten für den Motorhandgriff ist je nach Operateur möglich, jedoch nicht zwingend notwendig. Zur Ausräumung von kleinen Kalkdepots bei der Tendinosis calcarea sind kleine Küretten oder Löffel empfehlenswert.

Alternativ zur Inflowkanüle kann auch ein 6,5 mm „High-Flow"-Schaft für das Arthroskop verwendet werden, um die Sichtverhältnisse zu optimieren.

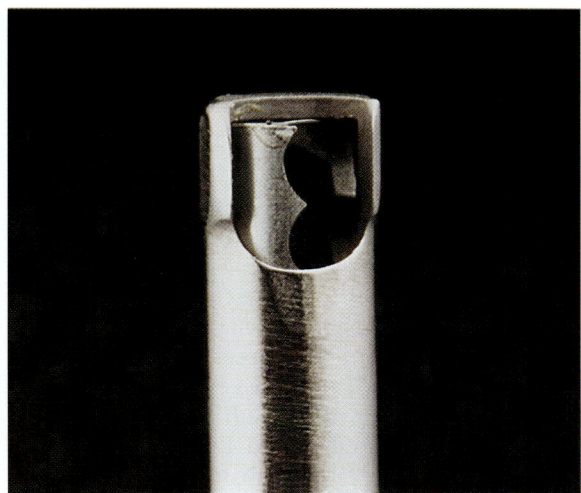 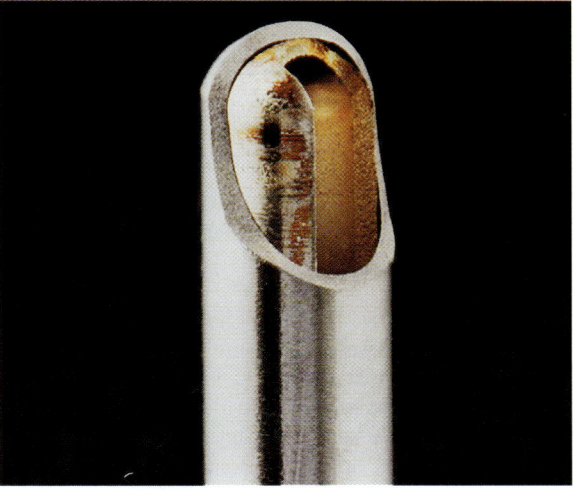

Abb. 1.**13 a** u. **b** Verschiedene Instrumentenaufsätze zur Resektion von Weichteilgewebe.

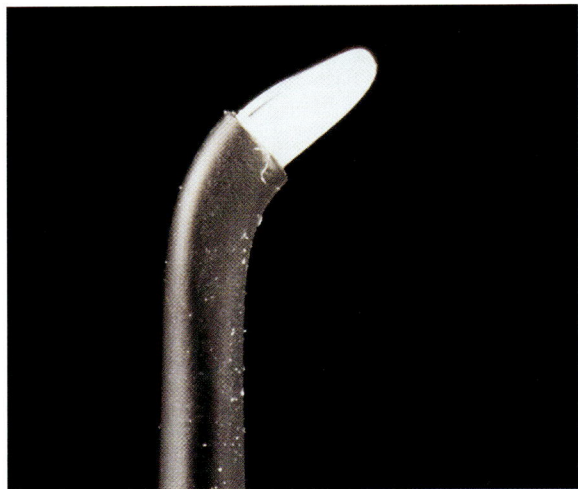

Abb. 1.**14a** Sichelförmige Aufsatzspitze für Diathermiemesser.

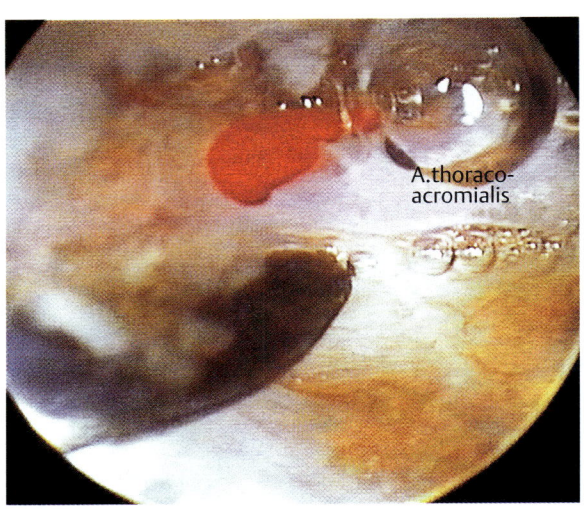

Abb. 1.**14b** Blutstillung der A. thoracoacromialis mittels Diathermiemesser

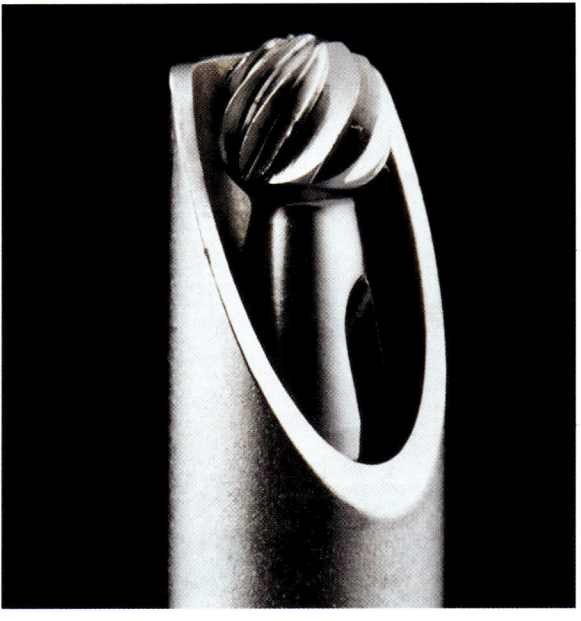

Abb. 1.**15a** Kugelfräse zur Resektion von knöchernem Gewebe.

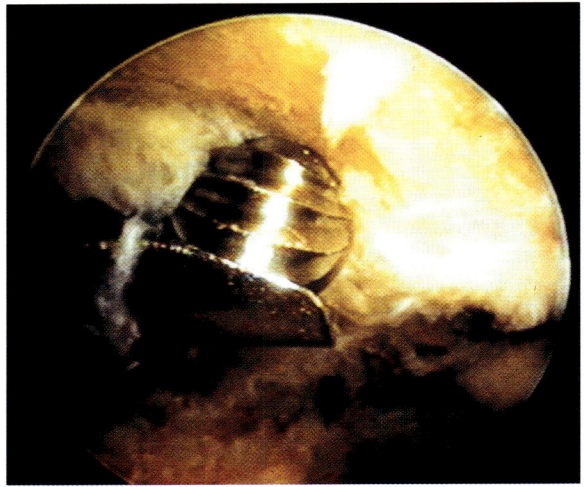

Abb. 1.**15b** Intraoperative Ansicht der Kugelfräse zur Akromionplastik.

1.4.2 Zusatzinstrumentarium für Eingriffe beim instabilen Schultergelenk
(Abb. 1.16)

Zur Durchführung von arthroskopischen Kapsel-Band-Operationen am instabilen Schultergelenk sind, je nach bevorzugter Operationstechnik, verschiedene Instrumentationssysteme anwendbar, die im Kapitel Schulterinstabilität im Zusammenhang mit der Operationstechnik (s. Kap. 2.1, Arthroskopische Therapie) genauer beschrieben sind.

Bei allen Rekonstruktionseingriffen wird primär der kleine 4,5 mm Synovialresektor sowie die kleine 4,5-mm-Kugelfräse benutzt, um den anterioren Skapularand und -hals anzufrischen. Nach Fassen des Labrum glenoidale ggf. bei weiter Kapseltasche mit einem Teil der anteroinferioren Gelenkkapsel (und Lig. glenohumerale inferius) durch spezielle Fasszangen (z. B. Fasszange nach Caspari) wird ein am Ende mit einer Öse versehener K-Draht durch den Labrum-Kapsel-Komplex geschoben und anschließend in ventrodorsaler Richtung transglenoidal gebohrt. Durch Verwendung

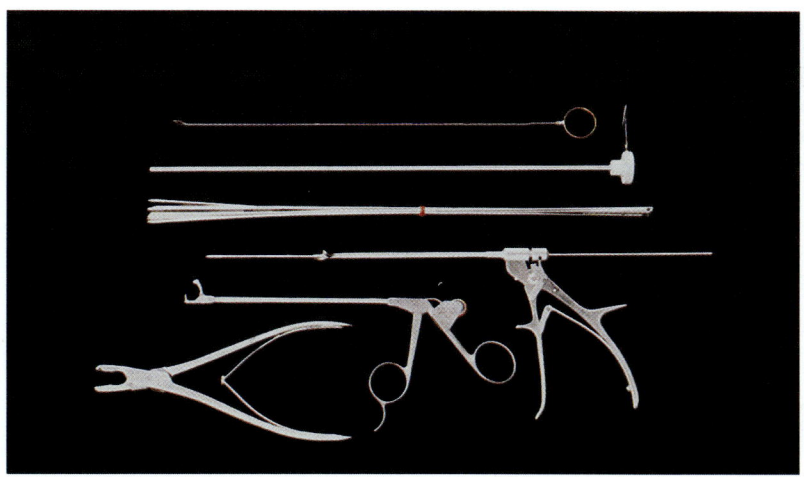

Abb. 1.**16** Zusatzinstrumentarium beim instabilen Schultergelenk (z. B. Transglenoidalnaht nach Morgan)

verschiedener Refixationssysteme ist nun die Refixation oder Rekonstruktion des Kapsel-Labrum-Ligamentum-Komplexes möglich.

Bei der arthroskopischen Naht einer gerissenen Rotatorenmanschette werden weitere spezielle Instrumentenkombinationen mit Raspatorien, Fasszangen, Fadenführer und Nahtmaterial angeboten (z. B. Fa. Arthrex).

1.5 Patientenvorbereitung, Operationsausweis

M. Schröder

Die Patientenvorbereitung für einen arthroskopischen Eingriff sollte genauso ernsthaft durchgeführt werden wie bei der offenen Schulterchirurgie. Bei der präoperativen Aufklärung des Patienten sollte in jedem Falle auch der intraoperative Wechsel zum jeweiligen offenen Verfahren mit aufgeklärt werden, sodass bei besonderen intraoperativen Befunden (z. B. ausgedehnte Rotatorenmanschettenruptur) der Eingriff auch im Sinne des Patienten einzeitig beendet werden kann.

Mit dem Patient muss ein ausführliches Aufklärungsgespräch über seine Erkrankung, die Vor- und Nachteile des geplanten arthroskopischen Eingriffs im Vergleich zu alternativen Therapiemethoden sowie über den zu erwartenden Operationserfolg und die weitere Prognose geführt werden. Insbesondere sollte darauf hingewiesen werden, dass auch im Rahmen eines minimalinvasiven Eingriffes mögliche Komplikationen (Tab. 1.**2**) wie bei einem offenen Vorgehen auftreten können. Häufig wird das Ausmaß eines arthroskopischen Eingriffes durch Fehlinformation des Patienten (z. B. Laienpresse etc.) erheblich unterschätzt.

Weiterhin sollte mit dem Patient auch präoperativ über die notwendige Nachbehandlung und ihren Stellenwert bezüglich des Behandlungserfolges gesprochen werden (z. B. intensive KG; EAP; Immobilisierung) um dem Patienten schon präoperativ eine Möglichkeit zu geben seine berufliche oder alltägliche Situation zu planen.

Vor dem geplanten Eingriff muss vom Operateur sichergestellt werden, dass das gesamte Instrumentarium (inklusive Spezialimplantate) steril vorhanden ist.

Weiterhin muss dem Operateur präoperativ die gesamte bildgebende Diagnostik (Sonographie, Nativradiologie, CT, MRT etc.) genauestens bekannt sein und am Operationstag im Operationssaal vollständig vorhanden sein.

Der Patient muss für einen Eingriff am Schultergelenk, am Thorax (oberer, vorderer und hinterer Quadrant), am Arm distal bis über das Ellenbogengelenk der zu operierenden Seite sowie bei geplanter Beckenkammspan-/Spongiosaentnahme auch am entsprechenden Beckenkamm rasiert sein.

Bei geplanter Implantation von Fremdmaterial (Metallimplantate, Allograft, resorbierbare Ankersysteme) empfiehlt sich die intraoperative Gabe eines Antibiotikums vor Beginn der Operation, welches im Operationssaal vorhanden sein sollte.

Tabelle 1.**2** Komplikationen bei der Schultergelenkarthroskopie

- Lagerungsschäden (z. B. Traktionsschäden am Plexus brachialis, Haut etc.)
- Infektion, Wundheilungsstörung, mögliche Revision
- Blutgefäß-/Nervenverletzung
- Blutungen, Hämarthros, Lähmungen, Sensibilitätsstörungen
- Bewegungseinschränkungen
- Zweiteingriff notwendig, Rezidiv (bei Infekt, Reluxation)
- Instrumentenbruch, Frakturgefahr
- Gelenkknorpelschädigung, Kapsel-Band-Schädigung

Für eine gute Operationsdokumentation sollte sich in der Krankenakte, die mit in den OP gegeben wird, ein Operationsausweis befinden. Eine durch den Operateur genaue Dokumentation des intraoperativen Befundes, der durchgeführten operativen Maßnahmen und des postoperativen Behandlungskonzeptes sind eine unabdingbare Voraussetzung für eine entsprechende Nachbehandlung und den reibungslosen Informationsfluss zwischen Operateur, nachbehandelnden Kollegen, Krankenschwestern und Physiotherapeuten. Die weitere Dokumentation des Eingriffs und die damit verbundene betriebswirtschaftliche Abrechnung kann mit verschiedenen Systemen (s. Kap. 1.12 Dokumentation und Operationsbericht) durchgeführt werden.

1.6   Lagerung und Abdeckung

M. Schröder

Zur arthroskopischen Schultergelenkchirurgie stehen zwei verschiedene Lagerungsarten zur Verfügung:

1.6.1   Seitenlage mit Traktion (Lateral recumbent Position)

Die Seitenlage wird durch viele Autoren als Standardlagerung beschrieben. Sie birgt jedoch zwei Nachteile. Durch die Traktion am Arm können Lagerungsschäden (s. Kap. Komplikationen) hervorgerufen werden und bei intraoperativer Entscheidung ein weiteres offenes Vorgehen durchzuführen, muss häufig der Patient umgelagert werden. Der Vorteil liegt in einer guten Darstellung des Gelenkspaltes durch den möglichen Lateralzug.

In der Seitenlage ist der Patient durch flexible gepolsterte Haltestützen auf dem Operationstisch stabilisiert. Um die Orientierung und das Eingehen in das glenohumerale Gelenk zu erleichtern, wird die glenohumerale Gelenkebene horizontal eingestellt. Dies wird durch Kippung des Patienten von 15°–20° nach dorsal erreicht. Zur Vermeidung von Lagerungsschäden an den unteren Extremitäten werden zwischen die Beine des Patienten Schaumstoffpolster gelegt. Die Traktion sollte in 15°-Anteversion und 15°–20°-Abduktion des Armes durchgeführt werden. Je nach Patientenkonstitution sollte ein Gewicht von 4–7 kg gewählt werden. Sollte es durch den Eingriff notwendig sein, die Abduktion zu vergrößern, sollten 70° nicht überschritten werden, da mit weiterer Abduktion eine Schädigung des Plexus brachialis auftreten kann.

1.6.2   Halb sitzende Lagerung (Beach-chair Position)

Der Hauptvorteil bei dieser Lagerung ist die fehlende Notwendigkeit ausgedehnter Umlagerungsmaßnahmen, erneuter Abdeckung und Abwaschung des Patienten bei der intraoperativen Entscheidung des Verfahrenswechsels zum offenen Vorgehen. Ein Nachteil sind die mit der halb sitzenden Lagerung verbundenen Narkoserisiken (s. Kap. 1.3). Empfehlenswert zur Durchführung dieser Lagerung sind die von verschiedenen Firmen (Maquet, Blanko) angebotenen Schultertische,

die eine geteilte Rückenlehne haben, welche je nach zu operierender Schulter einzeln entfernt werden können. Der Kopf des Patienten sollte in einer speziellen Lagerungsschale fixiert gelagert werden. Insbesondere die Kopf- und Nackenposition sollten physiologisch sein, um postoperative Beschwerden oder Schäden in dieser Region zu vermeiden.

Sollte dieser Spezialtisch nicht vorhanden sein, besteht die Möglichkeit der Lagerung der Patienten um 180° versetzt gegen die aufgerichteten Beinteile des Lagerungstisches. Durch Abklappen des entsprechenden Beinteiles wird hier auch der freie Zugang zum gesamten Schultergürtel bis zum medialen Skapularand gewährleistet.

1.6.3   Abdeckung

Es empfiehlt sich bei der Abdeckung die Möglichkeit des intraoperativen Wechsels von der arthroskopischen zur offenen Technik zu berücksichtigen. Insgesamt muss die Abdeckung den freien Zugang zum gesamten Schultergürtel gewährleisten. Zur Abdeckung bei operativen Eingriffen am Schultergelenk (arthroskopisch/offen) gibt es verschiedene Firmen, die fertige Sets mit selbstklebenden, wasserdichten Einmaltüchern anbieten (z.B. Kimberley Clark).

Je nach vorhandenem Set gibt es eine individuelle Positionierung der Klebetücher.

Nach mehrmaligem sterilen Abwaschen des Operationsfeldes erfolgt die Abdeckung mit selbstklebenden, wasserdichten Einmaltüchern. Hierzu müssen die Kontaktflächen mit dem Körper mit sterilen Tüchern getrocknet werden.

Nachdem mit einem mittleren Klebetuch die unteren Extremitäten bis zum Beckenbereich steril abgedeckt wurden, wird mit einem großen Schlitztuch die zu operierende Schulter von kaudal her umfahren und zirkulär abgeklebt. Ventral sollten der obere Rand der Mamille sowie der laterale Sternumrand als Begrenzungslinie genommen werden. Als kraniale Begrenzung gilt der Halsansatz und dorsal der mediale Skapularand.

Zum Anästhesiebereich wird ein weiteres Klebetuch von kranial her zirkulär um die Schulter geklebt. Der Arm wird in ein kleines Klebetuch eingepackt und durch zirkulär geklebte Klebestreifen wasserdicht verpackt.

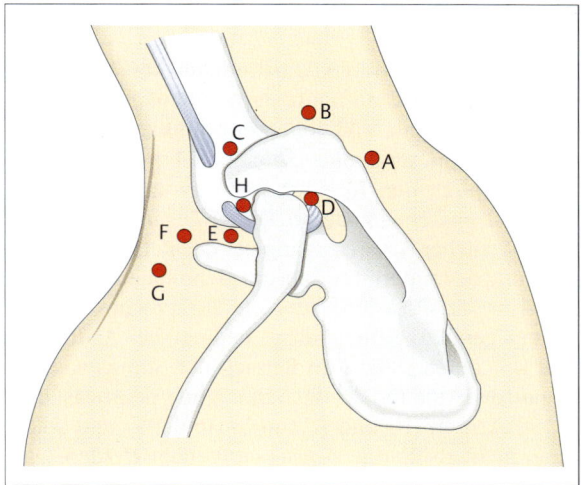

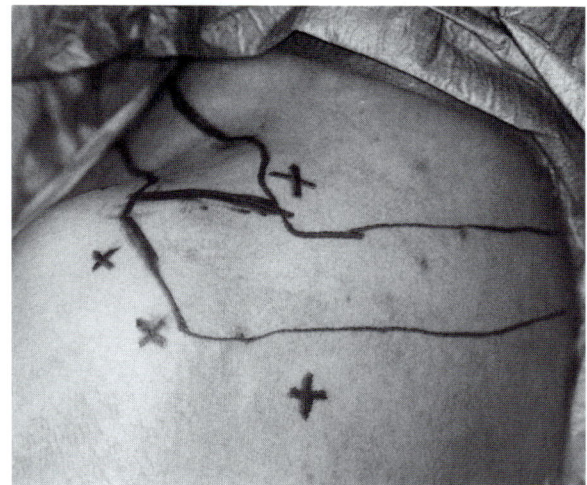

Abb. 1.17 Zugänge zum glenohumeralen Akromioklavikulargelenk und zum subakromialen Raum.

A dorsales superiores Portal
B posterolaterales Portal
C anterolaterales Portal
D kraniales Portal (Neviaser)
E ventrales superiores Portal
F ventrales mittleres Portal
G ventrales inferiores Portal
H ventrales Akromioklavikularportal

Abb. 1.18 Dorsale Zugangswege zum glenohumeralen Gelenk/subakromialen Raum.

1.7 Zugangswege (Abb. 1.17)

M. Schröder

Zur sicheren Orientierung bei der Anlage der verschiedenen Zugänge zum glenohumeralen Gelenk, zum Akromioklavikulargelenk und zum subakromialen Raum ist eine präoperativ sterile Markierung der knöchernen Landmarken zu empfehlen. Diese Markierungen erleichtern auch bei extrakapsulärem Flüssigkeitsaustritt während des Eingriffs die Orientierung.

Als knöcherne Landmarken werden die Processus coracoideus, die laterale Klavikula, das Akromioklavikulargelenk, das Akromion sowie die Spina scapulae angezeichnet.

1.7.1 Zugänge zum glenohumeralen Gelenk

Dorsale Zugänge (Abb. 1.18)

Dorsal superiorer Zugang

Der Standardzugang für die Arthroskopie des glenohumeralen Gelenks ist der dorsale superiore Zugang. Dieser wird 1 cm medial und 1–3 cm inferior zur posterolateralen Akromionbegrenzung, im so genannten „soft spot", angelegt. Nach kutaner Stichinzision mit einem spitzen Skalpell wird der Arthroskopieschaft mit dem stumpfen Trokar durch die Subkutis, die Deltoidfaszie und den M. deltoideus in Richtung Humeruskopf vorsichtig bis auf die Gelenkkapsel vorgeschoben. Leichte Rotationsbewegungen am Humerus helfen, den Gelenkspalt zwischen Glenoid und Humeruskopf zu identifizieren. Nach leichtem Ankerben der Gelenkkapsel wird der stumpfe Trokar unter gleichzeitigem leichtem Gegenhalten von ventral am Humeruskopf durch die zweite Hand des Operateurs unter dosiertem Vorschieben in den Gelenkspalt eingebracht. Dies geschieht im oberen dorsalen Gelenkdreieck, welches von Rotatorenmanschette, Humeruskopf und Glenoid gebildet wird. Bei korrekter Perforation der Gelenkkapsel spürt man unter einem „Plopp"-Geräusch das deutliche Nachlassen des Kapselwiderstandes. Bei Vorliegen einer Rotatorenmanschettenruptur kann dieses Gefühl deutlich vermindert sein.

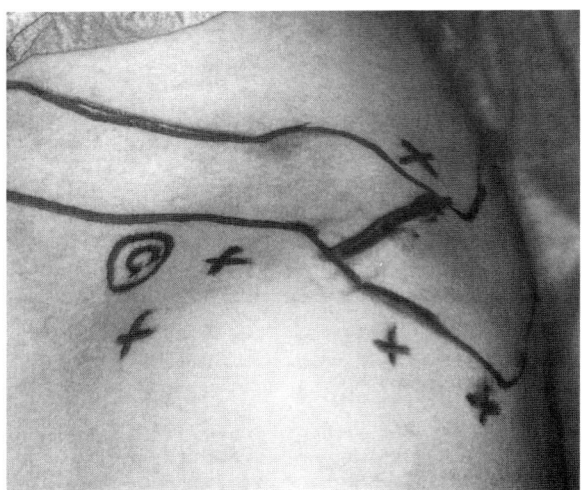

Abb. 1.**19** Ventrale Zugangswege zum glenohumeralen Gelenk/subakromialen Raum.

Ventrale Zugänge (Abb. 1.19)

Ventral mittlerer Zugang

Dieser Zugang ist der ventrale Standardzugang zur Einbringung von Instrumenten in das glenohumerale Gelenk. Er liegt im Dreieck zwischen dem Oberrand der Sehne des M. subscapularis und der langen Bizepssehne. Zusätzliche Portale können in Inside-out-Technik mittels Wechselstab (Wissinger-Rod) oder in Outside-in-Technik unter Sicht mit einer Spinalnadel angelegt werden. In jedem Falle sollte vor Anlage eines zusätzlichen Portals sichergestellt sein, dass mit diesem alle gewünschten operativen Anforderungen erfüllt werden können.

Ventral inferiorer Zugang

Wegen der Gefahr von Nerven- und Gefäßläsionen (N. musculocutaneus; N. und A. axillaris) sollte die Anlage dieses Zugangs nur bei speziellen Operationstechniken, wie z. B. der Schraubenrefixation des Labrum glenoidale nach Resch, vom erfahrenen Operateur erfolgen. Er verläuft transmuskulär durch den M. subscapularis.

Ventral superiorer Zugang

Dieser Zugang empfiehlt sich zur Beurteilung oder bei Eingriffen des ventral oberen Pfannenrandes oder des Recessus subscapularis. Er liegt direkt vor dem Verlauf der langen Bizepssehne.

Superiorer Zugang (Neviaser-Portal)

Die Anlage erfolgt durch Palpation des „soft spot" zwischen der posterioren Kante der Klavikula, der medialen Akromionkante und der anterioren Kante der Spina scapulae. Nun wird eine Spinalnadel in Outside-in-Technik durch den M. supraspinatus und dorsal der langen Bizepssehne platziert. Dieser Zugang wird meist als zusätzlicher Arbeitszugang bei der Refixation einer Ablösung des superioren Labrum glenoidale anterior zu posterior (SLAP-Läsion) oder als zusätzlicher Inflowzugang genutzt. Seine Anlage bedingt bei Abduktion über 45° einen Defekt im Bereich der Supraspinatussehne sowie die Gefahr der Schädigung neurovaskulärer Strukturen (N. und A. suprascapularis) und sollte daher nicht als Routinezugang verwendet werden.

1.7.2 Zugänge zum subakromialen Raum
(Abb. 1.18 u. 1.19)

Dorsal superiorer Zugang

Da generell vor jedem arthroskopischen Eingriff im subakromialen Raum eine Arthroskopie des glenohumeralen Gelenks durchgeführt werden sollte, um intraartikuläre pathologische Veränderungen zu identifizieren oder zu beseitigen, wird nach Entfernen der Optik aus dem glenohumeralen Gelenk diese mithilfe des stumpfen Trokars durch denselben Zugang in die Bursa subacromialis gebracht. Als Orientierungshilfe dient der Hinterrand des Akromions, unterhalb dessen der Schaft in die Bursa vorgeschoben wird.

Anterolateraler Zugang

Dies ist der Standardzugang für die arthroskopische Instrumentation im subakromialen Raum. Er liegt in Höhe der anterolateralen Begrenzung des Akromions und ca. 1–2 cm distal davon. Die Anlage erfolgt in üblicher Outside-in-Technik unter Verwendung einer Spinalnadel zur Orientierung. Bei seiner Anlage sollte in Betracht gezogen werden, dass der N. axillaris gemeinsam mit der A. circumflexa humeri posterior ca. 4–5 cm distal des lateralen Akromions an der Innenseite des M. deltoideus verläuft.

Posterolateraler Zugang

Die Anlage des posterolateralen Zugangs zum subakromialen Raum erfolgt 2 cm unterhalb und 1 cm vor der posterioren Kante des Akromions. Meist wird dieser Zugang für eine zusätzliche, großvolumige Inflowkanüle genutzt. Dies hat gegenüber dem anterioren Portal den Vorteil, dass die Inflowkanüle bei Durchführung der endoskopisch subakromialen Dekompression nicht im Operationsgebiet liegt.

Zugänge zum Akromioklavikulargelenk

Ventraler Zugang

Dieser Zugang wird bei Eingriffen am Akromioklavikulargelenk in Outside-in-Technik mit einer Spinalnadel unter Sicht von ventral angelegt. Als weitere Orientierungshilfe wird eine Nadel von superior durch das degenerativ veränderte Akromioklavikulargelenk bis in den subakromialen Raum geschoben. Über den direkten ventralen Zugang zum Akromioklavikulargelenk kann die arthroskopische Resektion der degenerativ veränderten Anteile des Akromioklavikulargelenks erfolgen (ARAC). In seltenen Fällen kann es zur Verletzung des akromialen Astes der A. thoracoacromialis kommen, die am medialen Rand des Lig. coracoacro-miale verläuft und dann dieses nach lateral zum Akromion überquert. Diese Blutung muss, nach Besserung der Sichtverhältnisse durch Gebrauch einer zusätzlichen Inflow-Kanüle von anterolateral, mit der Diathermie gestillt werden.

Superiorer Zugang

Dieser Zugang wird ebenfalls nach Identifikation des Akromioklavikulargelenks mittels Spinalnadel in Outside-in-Technik angelegt. Er birgt den Nachteil in sich, dass stabilisierende Strukturen des Akromioklavikulargelenks (deltotrapezoidale Faszie und superiores akromioklavikuläres Band) geschädigt werden.

1.8 Generelle Probleme, technische Schwierigkeiten, Blutungskontrolle

G. Pap, A. Machner, H. Merk

1.8.1 Lagerungsprobleme

Bei der arthroskopischen Untersuchung der Schulter gibt es eine Vielzahl möglicher Komplikationen und Fehlinterpretationen (McFarland et al. 1997). Voraussetzung für die diagnostische und operative Arthroskopie am Schultergelenk ist neben einem informierten Patienten ein mit topographischer und pathologischer Anatomie vertrauter Arzt.

Eine der wesentlichen Voraussetzungen für das erfolgreiche Durchführen einer Schulterarthroskopie ist , wie bei jeder Schulteroperation, die korrekte Lagerung des Patienten (Wall u. Warren 1995). Bei der von uns favorisierten Seitenlagerung muss diese mit gepolsterten Stützen und Schienen stabil sein, um ein Verrutschen des Oberkörpers und Druckschäden zu vermeiden. Die betroffene Schulter wird durch einen speziellen Armhalter, der an der entgegengesetzten Seite des Operationstisches befestigt ist, in Extension gebracht. Das Extensionsgewicht darf 6 kg nicht überschreiten, da es sonst zu einer Neuropraxie mit temporärer Plexusirritation bzw. bei chronisch instabilen Schulter zu einer Luxation infolge zu starker Extension kommen kann. In diesem Fall muss das Gewicht weiter reduziert und gleichzeitig bei Ventralluxation die Anteversion verstärkt werden.

1.8.2 Technische Probleme

Das Legen der Zugänge stellt ein wesentliches Problem dar (Nottage 1993). Vielfach gelingt es dem Anfänger nicht, die Kapsel vom dorsalen Zugang aus zu perforieren, und der Trokar kann dann in die umgebenden Weichteile abrutschen. Durch derartige operationstechnische Fehler sind Läsionen der Nn. axillaris oder subscapularis möglich (Bryan et al. 1986). Bei forciertem Vorgehen kann es zu Impressionen am Humeruskopf oder zum Abscheren des Glenoidrandes kommen.

Nicht der Gelenkbinnenraum wird mit Spülflüssigkeit gefüllt, sondern es können Extravasate entstehen. Weitere Punktionsversuche mit solchen periartikulären Flüssigkeitsdepots lassen die geplante Schulterarthroskopie immer schwieriger werden, da unter anderem der Abstand zwischen Arthroskop und Gelenkbinnenraum immer größer wird. Eine Gefahr der Gelenkpunktion durch eine zu lange dünne Kanüle ist die ventrale Kapselperforation, wodurch (je nach intraartikulärem Druck und Flüssigkeitsmenge) die Weichteile gegen den Humeruskopf gedrückt, der Gelenkbinnenraum verkleinert und die Sicht eingetrübt wird. Die subskapulare Bursa kann allerdings nur dann verletzt werden, wenn sie bereits pathologisch verändert ist.

1.8.3 Gefäß- und Nervenschädigungen

Bei Punktion des Gelenks von ventral kann die V. cephalica im Verlauf des Sulcus deltoideopectoralis perforiert werden. Ein Abrutschen des Arthroskops oder von vorn eingebrachtes Instrumentarium medial und inferior vom Processus coracoideus bei starker Abduktion des Arms gefährdet den Plexus brachialis. Beim Abgleiten nach lateral und kaudal des Processus coracoideus ist eine Schädigung des N. axillaris und des N. musculocutaneus, aber auch der A. subscapularis möglich (Segmuller et al. 1995) (Abb. 1.**20 a** u. **b**).

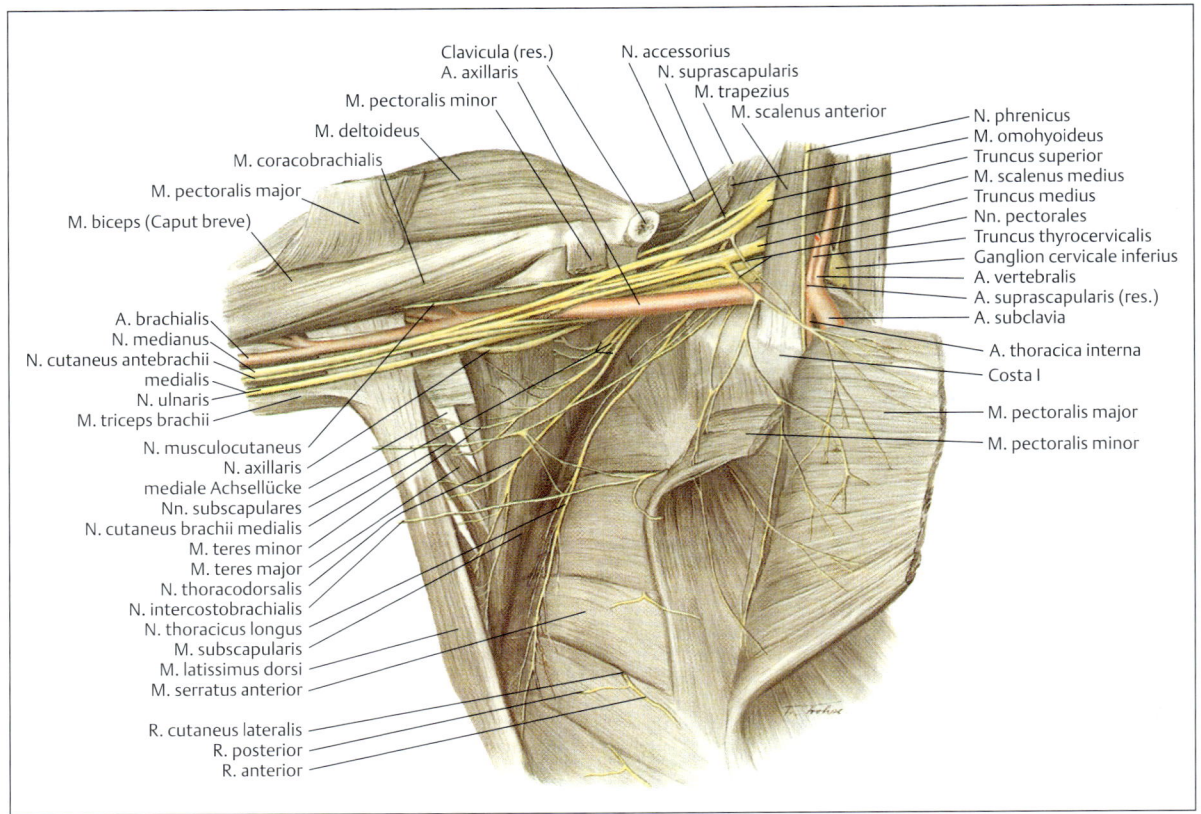

Abb. 1.**20a** Schematische Darstellung des Verlaufs der Gefäß-Nerven-Bündel im Schulterbereich von ventral (aus Tillmann, B.: Obere Extremität. In Leonhardt, H., B. Tillmann, K. Ziller (Hrsg.): Rauber/Kopsch: Anatomie des Menschen. Lehrbuch und Atlas, Bd. IV. Topographie der Organsysteme, Systematik der peripheren Leitungsbahnen. Thieme, Stuttgart 1988).

Bei einem kräftigen Weichteilmantel kann es unter Umständen schwierig sein, den Processus coracoideus als Orientierungspunkt für den vorderen Zugang zu palpieren oder den Lichtschein des Arthroskops transkutan zu sehen. In diesem Fall ist es hilfreich, die intraartikuläre Triangel aus Humeruskopf/Glenoid/langer Bizepssehne als Anhaltspunkt für eine risikoarme Punktion von ventral einzustellen und entweder unter Sicht das Gelenk zu punktieren oder den Zugang in „Inside-out"-Technik zu legen. Hierzu wird die Optik entfernt und ein langer, dicker Kirschner-Draht eingeführt, mit dem die vordere Kapsel perforiert wird. Über den Draht werden Spülkanüle und Trokar platziert, was ein Umbesetzen der Optik oder das Einführen der Instrumente unter Kontrolle problemlos ermöglicht. Mögliche Schädigungen durch Verletzung der Bizepssehne, der Supraspinatussehne sowie Perforation des Lig. coracoacromiale sind in einzelnen Fällen beobachtet worden.

1.8.4 Interpretationsfehler

Jede arthroskopische Inspektion des Schultergelenks sollte systematisch und reproduzierbar erfolgen. Vor Überinterpretation oder Fehldeutungen sei jedoch gewarnt: So wechselt das Labrum glenoidale seine Konfi-guration bei Außen- und Innenrotation. Das Abgleiten der langen Bizepssehne von ihrem Übergang in das obere Labrum glenoidale kann durchaus normal sein. Die Spannung der langen Bizepssehne kann mithilfe des Tasthakens geprüft werden.

Die physiologische Grube am Humeruskopf darf nicht mit einer Hill-Sachs-Läsion verwechselt werden (s. auch Kap. 1.10).

Eine vermeintliche Luxation oder Subluxation des Humeruskopfs durch zu starke Extension muss durch Nachlassen der Gewichte einschließlich der Artikulation mit sorgfältiger Inspektion der posterolateralen Gelenkfläche überprüft werden. Zur gleichzeitigen Beurteilung der Spannungsverhältnisse an den Ligg. glenohumeralia sollte das Zuggewicht ebenfalls deutlich reduziert oder sogar aufgehoben werden.

Die Arthroskopie des Schultergelenks kann und darf die klinische Untersuchung sowie die präoperative Instabilitätstestung nicht ersetzen.

Zu den häufigen pathologischen intraartikulären Befunden zählen Labrumläsionen. Hier liegt die Gefahr in der Überbewertung mit möglichen pathomechanischen Konsequenzen. So wird die Resektion oder Reinsertion von Labrumrissen in der Schulterarthroskopie noch kontrovers diskutiert. Die Angabe, die in der Literatur über die Häufigkeit von Läsionen am

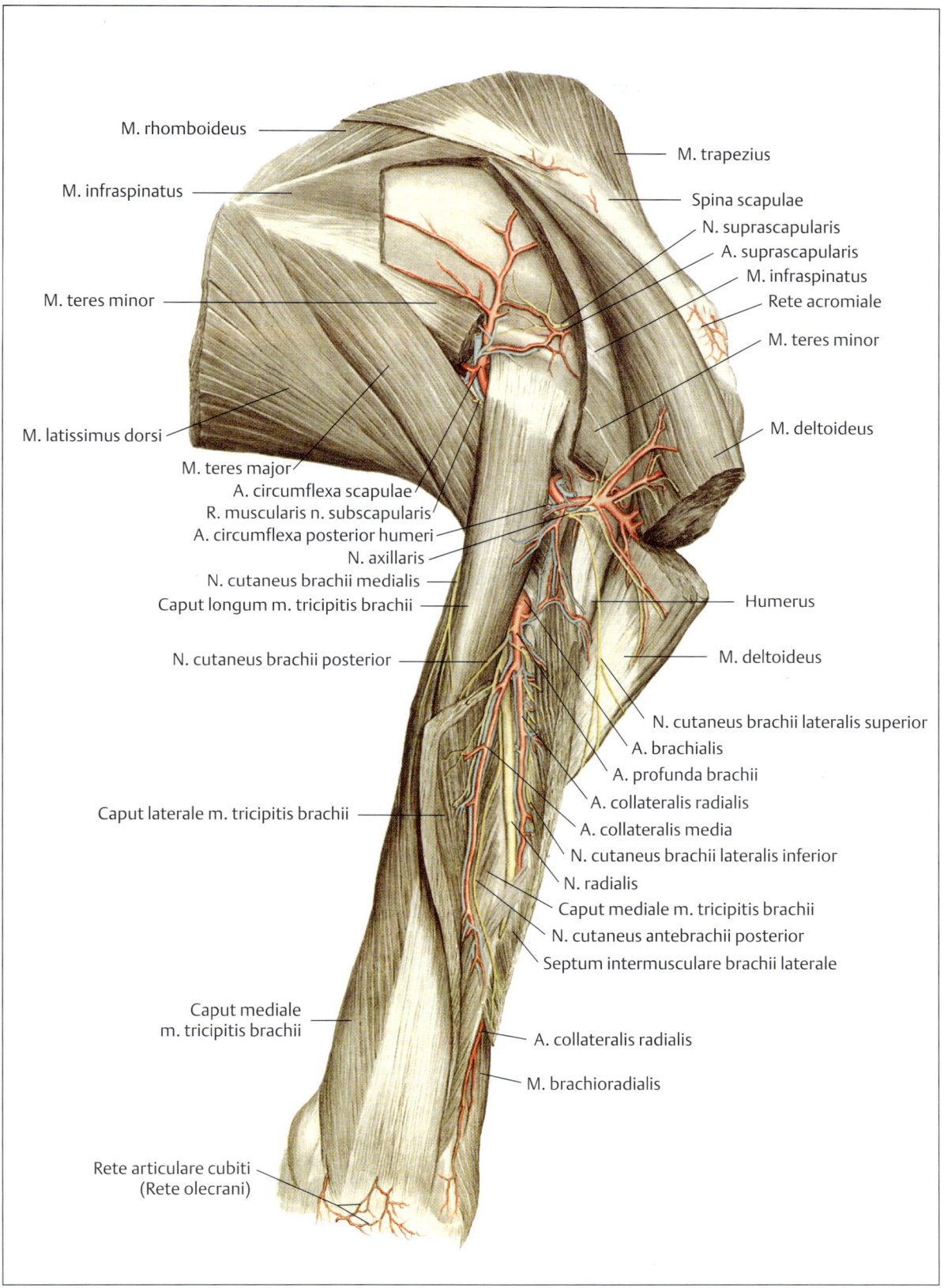

M. rhomboideus

M. infraspinatus

M. teres minor

M. latissimus dorsi

M. teres major

A. circumflexa scapulae

R. muscularis n. subscapularis

A. circumflexa posterior humeri

N. axillaris

N. cutaneus brachii medialis

Caput longum m. tricipitis brachii

N. cutaneus brachii posterior

Caput laterale m. tricipitis brachii

Caput mediale
m. tricipitis brachii

Rete articulare cubiti
(Rete olecrani)

M. trapezius

Spina scapulae

N. suprascapularis

A. suprascapularis

M. infraspinatus

Rete acromiale

M. teres minor

M. deltoideus

Humerus

M. deltoideus

N. cutaneus brachii lateralis superior

A. brachialis

A. profunda brachii

A. collateralis radialis

A. collateralis media

N. cutaneus brachii lateralis inferior

N. radialis

Caput mediale m. tricipitis brachii

N. cutaneus antebrachii posterior

Septum intermusculare brachii laterale

A. collateralis radialis

M. brachioradialis

Abb. 1.20b Schematische Darstellung des Verlaufs der Gefäß-Nerven-Bündel im Schulterbereich von dorsal (aus Tillmann, B.: Obere Extremität. In Leonhardt, H., B. Tillmann, K. Ziller (Hrsg.): Rauber/Kopsch: Anatomie des Menschen. Lehrbuch und Atlas, Bd. IV. Topographie der Organsysteme, Systematik der peripheren Leitungsbahnen. Thieme, Stuttgart 1988).

Labrum glenoidale bei Schulterarthroskopien gemacht werden, liegen zwischen 66 % und 90 %.

In die differenzialdiagnostischen Überlegungen mit therapeutischen Konsequenzen sind folgende Aspekte einzubeziehen:

1. stabile Schulter mit isolierten Labrumrissen (vorwiegend oberes Drittel),
2. instabile Schulter mit Labrumriss,
3. instabile Schulter ohne Labrumriss,
4. Arthrose mit begleitenden Labrumläsionen und -degenerationen,
5. Kombinationsverletzungen.

1.8.5 Blutungskontrolle

Als weitere Komplikationen sind die bei der diagnostischen operativen Schulterarthroskopie auftretenden Blutungen zu nennen, die nicht selten Sichtprobleme bereiten (Caspari u. Thal 1992).

Welche Lösungsmöglichkeiten bieten sich hier an:

1. Steigerung des Flüssigkeitsdurchflusses durch Druckerhöhung,
2. Luft- oder Gasinsufflation,
3. Koagulation durch elektrochirurgische Arthroskopieinstrumente (HF-Geräte, Arthrocare der Fa. ARTHREX o. Ä.) oder Laseranwendung,
4. pharmakologisch durch 1 mg Adrenalin auf 1000 ml Lösung in der rein diagnostischen Arthroskopiephase,
5. Senkung des Blutdrucks, wenn aus anästhesiologischer Sicht möglich (auf Werte zwischen 90 und 100 mmHg systolisch).

1.8.6 Zusammenfassung

In der Literatur werden die intra- und postoperativen Komplikationsrate bei Schulterarthroskopien different angegeben, wobei Werte zwischen 0,76 % (Small 1988) und 21 % (Rodriguez et al. 1994) publiziert wurden. In den meisten diesbezüglichen Publikationen liegen die Komplikationsraten jedoch zwischen 5 % (Brulhardt et al. 1993) und 10 % (Berjano et al. 1998), Werte, die besonders auch bei der Indikationsstellung zum Eingriff und bei der Patientenaufklärung beachtet werden müssen.

Neben häufiger beschriebenen Risiken wie intraoperativen Nervenverletzungen mit sukzessive auftretenden Sensibilitätsstörungen (Segmuller et al. 1995) oder intraoperativen Blutungen (Caspari u. Thal 1992) mit Ausbildung eines Hämarthros (Small 1993) oder starken postoperativen Schmerzen (Berjano et al. 1998) muss dabei auch an seltenere intra- und postoperative Komplikationen wie tiefe Armvenenthrombosen (Burkhart 1990), die Entstehung eines Pneumothorax (Dietzel 1996) oder auch iatrogene Rotatorenmanschettenläsionen (McFarland et al. 1997) gedacht werden.

Dabei spielt wegen der zu beachtenden „learning curve" (Berjano 1998) die Erfahrung des Operateurs beim Vermeiden bzw. frühzeitigen Erkennen von möglichen Komplikationen eine entscheidende Rolle (Small 1988).

Aus diesem Grunde empfiehlt sich zur Vermeidung der von Komplikationen und Minimierung der Risiken bei der diagnostischen und operativen Schulterarthroskopie besonders für den Anfänger, aber auch für schon fortgeschrittenere Arthroskopeure das Training an Leichen- oder Kunststoffpräparaten unter gleichzeitiger Überprüfung der funktionellen Anatomie, Pathologie und Biomechanik. Dazu werden heute in der Arthroskopiezentren Operationskurse durchgeführt, in denen insbesondere auch für diese praktischen Aspekte weitreichende Trainingsmöglichkeiten geboten werden.

Dann kann die Arthroskopie des Schültergelenks sinnvoll und erfolgreich angewendet werden.

1.9 Elektro- und Laserchirurgie

H. Merk, H. Wissel

1.9.1 Elektrochirurgie in der Schulterarthroskopie

Einleitung

Die Wirkung des elektrischen Stroms auf den Organismus lässt sich prinzipiell in 3 physikalische Phänomene unterteilen: elektrolytische, faradische und thermische Effekte.

Der *elektrolytische Effekt* beschreibt die Ladungsverschiebung der Ionen (Elektrolyte) in der Körperflüssigkeit durch das Anlegen eines elektrischen Stroms. Gleichstrom bewirkt eine Ausrichtung entsprechend der Ladung und kann bei entsprechender Stärke irreversible Schäden verursachen. Bei der Verwendung von Hochfrequenzströmen (HF) schwingen die Ionen entsprechend der Frequenz hin und her, wodurch eine Ladungsverschiebung und damit eine Schädigung des Gewebes verhindert wird.

Mit *faradischem Effekt* wird die Tatsache bezeichnet, dass lebende Nerven und Muskelzellen durch elektrischen Strom gereizt werden. Die Reizwirkung hängt dabei von der Höhe des Stroms und der Frequenz ab (Nernst-Gesetz). Bei Frequenzen über 10 kHz wird kein faradischer Effekt auf Körpergewebe mehr beobachtet.

Die thermische Wirkung des elektrischen Stroms kann in Koagulation und Schneiden unterschieden werden. Bei der Koagulation wird durch Modulation des HF-Stroms ein größerer Wärmeabfluss ins Gewebe gewährleistet, der eine Eiweißdenaturierung bewirkt. Die zur Koagulation erforderlichen Temperaturen liegen im Bereich zwischen 50 und 100 °C. Beim Schneiden durch unmodulierten HF-Strom wird das Gewebe durch explosionsartiges Verdampfen der extra- und intrazellulären Flüssigkeit zertrennt. Die sich um die Elektrode bildende Wasserdampfschicht verhindert eine weitere thermische Schädigung.

Operationstechnik

Die Anwendung der HF-Chirurgie in der Arthroskopie ist nur durch den Einsatz einer elektrolytfreien, isotonen Spüllösung möglich (z. B. Purisole). Sie sollte darüber hinaus die Blutgerinnselbildung verzögern, um bei frischen Traumen die Sichtverhältnisse durch Klarspülung zu verbessern. Im Allgemeinen wird die Spüllösung über ein druckgesteuertes Pumpensystem in das Gelenk eingeleitet. Mit dem Arthroskop ist ein Absaugsystem verbunden, sodass ein kontinuierlicher Spülfluss resultiert.

Die Applikation des HF-Stroms erfolgt bei der Arthroskopie vorzugsweise monopolar, sodass eine Neutralelektrode angelegt werden muss, damit der eingebrachte Strom den Körper wieder verlassen kann. Um zu hohe Stromdichten pro cm^2 an der Körperoberfläche zu vermeiden, sollte die Neutralelektrode nicht kleiner als 180 cm^2 sein. Beim Anlegen ist darauf zu achten, dass der Übergangswiderstand zwischen Haut und Elektrode möglichst gering ist (ggf. Kontaktgel verwenden, Haut entfetten bzw. enthaaren). Die Neutralelektrode sollte möglichst nah am Operationsgebiet sein, um kurze Stromwege zu garantieren. Zwischen aktiver und neutraler Elektrode darf keinesfalls eine weitere Stromableitungsmöglichkeit in Form von anliegenden Metallteilen bestehen, da diese zu Verbrennungen führen können.

Um die unterschiedlich strukturierten Gewebe im Gelenk optimal schneiden zu können, sind verschiedene Elektrodenformen entwickelt worden.

Im Folgenden sind spezielle Schulterpathologien und deren arthroskopische Behandlung durch gezielten Einsatz der HF-Chirurgie zusammengestellt:

Indikationen:
Läsion des Labrum glenoidale:
● Schneiden,
● Abtragen,
● Glätten/Konturieren.

Chondroplastik.
Synovektomie.

Kapsulärer Shift:
● primär,
● sekundär.

Sehnen-/Gewebedébridement.
Bursa-Abtragung.
Korakoakromiales Release.
Hämostase.

Vorteile der HF-Chirurgie:
● ohne Instrumentenwechsel besteht die Möglichkeit zu schneiden und/oder zu koagulieren,
● die Elektrode ist sehr klein und kann in allen Richtungen wirksam werden,
● das Instrument ist sicher, da es nur bei eingeschaltetem Strom schneidet,
● keine Abstumpfungsprobleme,
● weniger synoviale Reizung durch geringere mechanische Manipulation,
● vernachlässigbare Nekrosetiefe des Elektroschnittes.

Ein spezielles Hochfrequenzgerät für die arthroskopische Anwendung in der Schulter (aber auch in Knie, Sprunggelenk und Ellenbogen) steht mit dem Arthro-Care-Multi-Elektroden-System zur Verfügung. Im Gegensatz zu konventionellen elektrochirurgischen Systemen erfolgt hier die Applikation unter Verwendung elektrisch leitender Flüssigkeit (isotonische Kochsalzlösung, Ringer-Lösung). Durch Erzeugung eines ausreichend hohen Spannungsunterschiedes zwischen den aktiven bürstenähnlichen Elektroden und dem zu bearbeitenden Gewebe wird die leitende Flüssigkeit in einem schmalen Spalt in eine ionisierte Dampf- oder Plasmaschicht umgewandelt. Das mit dieser Plasmaschicht in Verbindung stehende Gewebe wird vaporisiert und mit der Irrigationsflüssigkeit aus dem Gelenk gespült. Die Gegenelektrode befindet sich am Schaftende des Instrumentes. Das leitende Medium stellt den elektrischen Leitungsweg zwischen aktiven Elektroden und Gegenelektrode dar.

Durch Variation der angelegten Spannung kann die Wirkung des Stroms im Gewebe beeinflusst werden. Bei niederer Spannung entsteht keine Plasmaschicht, sondern eine thermische Zone, die zur Koagulation von Blutgefäßen oder zur Schrumpfung (Shrinking) kollagenen Gewebes im Gelenk führt.

1.9.2 Laseranwendung in der Schulterarthroskopie

Einleitung

Die Anwendung von Laserenergie in der Chirurgie des Bewegungsapparates wurde Ende der 70er-Jahre begonnen. Dabei wurde vor allem die weitgehend thermische Wirkung der damals verfügbaren Laser zur flächenhaften Hämostase genutzt. Die relativ tief reichende Nekrose verbot aber zunächst die Anwendung auf Knorpel und Knochen. Mittlerweile wurde an einer Reihe von zumeist im Infrarotbereich angesiedelten Lasern grundlegende Forschungsarbeit geleistet, die im Hinblick auf die chirurgische Laseranwendung am Bewegungsapparat und speziell am Knorpel einen klinischen Einsatz ermöglicht haben. Besondere Bedeutung haben bisher der Neodym:YAG- und der Holmium:YAG-Laser beim Einsatz in die klinische Routine gefunden. Für diese Laser haben sich inzwischen verschiedene viel versprechende Indikationen besonders in der Arthroskopie und der Diskus- Chirurgie herauskristallisiert. Die bisherigen Resultate weisen einerseits auf die Gefahr von möglichen Alterationen am gesunden wie am degenerativ veränderten Gewebe hin und belegen andererseits die Wichtigkeit eines optimierten technischen Vorgehens bei der Laserbearbeitung von Bandscheibe, Meniskus, Knorpel, Synovialis und Sehnen-Kapsel-Gewebe. An einigen Zentren besteht mittlerweile ein relevantes Follow-up für verschiedene klinische Anwendungen, die sich im Vergleich zu den herkömmlichen Techniken weiterhin eindeutig besser bewähren.

Operationstechnik

Als Erstes wird eine vollständige diagnostische Arthroskopie über einen posterioren Zugang mit ventral eingebrachtem Tasthaken zur Gewebsmanipulation durchgeführt. Strukturen wie Bizepssehne und -ansatz, das Labrum glenoidale, Subskapularissehne, glenohumerale Ligamente, axillärer Rezessus, glenohumerale Gelenkoberfläche und die Unterfläche der Rotatorenmanschette werden systematisch untersucht. Um nicht einsehbare Strukturen wie der posteriore Kapsel-Labrum-Komplex, die hintere Rotatorenmanschette und die anteroinferiore Glenoidalkante darzustellen, kann bei Bedarf zusätzlich die Optik über den ventralen Zugang eingebracht werden. Hat die arthroskopische Inspektion die Verdachtsdiagnose bestätigt, kann das Lasergerät zum Einsatz gebracht werden. Die Laserstrahlung wird durch ein spezielles flexibles Glasfaserkabel über die vorhandenen Zugangswege in das Gelenk eingeleitet. Spezielle Applikatoren dienen der Fixierung des Laserkabels und erleichtern das Manipulieren im Gelenk.

Im Folgenden sind einige spezifische Schulterpathologien und deren arthroskopische Behandlung durch gezielte Laserapplikation zusammengestellt:

Indikationen:
Läsion des Labrum glenoidale:
- Schneiden,
- Abtragen,
- Glätten/Konturieren,

Chondroplastik.
Synovektomie.

Kapsulärer Shift:
- primär,
- sekundär,

Sehnen-/Gewebedébridement.
Bursa-Abtragung.
Korakoakromiales Release.
Akromionplastik.
Hämostase.

In Abhängigkeit von Behandlungsziel empfehlen wir folgende Konfigurationsparameter für das Lasergerät:

Parameter	Neodym:YAG	Holmium:YAG
Wellenlänge	1064 bzw. 1320 nm	2100 nm
Leistung	max. 50 W	max. 40 W
Pulsart	cw (continuous wave)	gepulst
Pulsenergie	–	800–1600 mJ
Frequenz	–	6–12 Hz

Beim Vergleich der Ergebnisse verschiedener herkömmlicher Operationsmethoden (offen bzw. arthroskopisch) mit den Operationsergebnissen unter Laser-Einsatz lassen sich folgende Vor- und Nachteile zusammenfassen:

Vorteile:
- subtile Blutstillung/bessere Übersicht,
- atraumatische Technik,
- exakte Resektion.

Nachteile:
- keine Osteotomie,
- zeitaufwendiger.

Fazit

Dank der einfachen Handhabung und der vielseitigen Verwendbarkeit als Instrument zum Schneiden, Koagulieren, Abtragen und Kautern hat sich der Ho:YAG-Laser in der arthroskopischen Schulterchirurgie bewährt. Im Speziellen gilt dies für das Glätten von Knorpel- und Labrumläsionen und zur Behandlung von entzündlichen artikulären und subakromialen Veränderungen.

Besonders viel versprechend ist die Möglichkeit der thermischen Schrumpfung von kollagenem Bindegewebe. Sie erlaubt die gezielte Reduktion des Kapselvolumens und somit die Behandlung sowohl uni- als auch multidirektionaler (globaler) Schulterinstabilitäten.

1.10 Anatomische Grundlagen und arthroskopischer Untersuchungsgang

G. Pap, H. Merk

1.10.1 Das Glenohumeralgelenk

Allgemeines

Nach Punktion der Schulter über dem dorsalen Zugang sowie dem anschließenden Auffüllen des Schultergelenks erfolgt die Inspektion des Glenohumeralgelenks. Für die Beurteilung des Glenohumeralgelenks (als auch des Subakromialraumes) hat sich ein standardisierter Untersuchungsgang bewährt. Das Ziel dieses standardisierten Untersuchungsgangs ist es, eine vollständige Inspektion der Schulter zu ermöglichen, ohne dass auch kleinere Veränderungen übersehen werden. Mit dieser Standardisierung ist somit nicht so sehr eine strikt einzuhaltende Reihenfolge beim Betrachten der anatomischen Strukturen gemeint, sondern vielmehr der Umstand, dass folgende Hauptstrukturen des Schultergelenks sicher beurteilt werden müssen:

1. Synovialmembran,
2. Knorpelfläche des Glenoids,
3. Knorpelfläche des Humerus,
4. Labrum glenoidale mit Bizepssehne,
5. Gelenkkapsel mit glenohumeralen Bändern und Subskapularissehne,
6. Recessus axillaris,
7. Rotatorenmanschette.

Bizepssehne und Synovialis

Bei der Inspektion des Schultergelenks dient die Bizepssehne als Leitstruktur, sie wird nach erfolgreicher Punktion des Gelenks zunächst aufgesucht. Sie zieht von ihrem Ursprung am Tuberculum supraglenoidale durch die Cavitas glenoidalis in den Sulcus bicipitalis des Humeruskopfes. Dabei bildet die Bizepssehne mit der horizontal ausgerichteten Cavitas glenoidalis und dem medialen Humeruskopfanteil ein charakteristisches Dreieck, das u. a. für die Anlage des anterioren Portals eine große Bedeutung besitzt (Abb 1.**21**). Die Befestigung der Bizepssehne ist primär posterosuperior, wobei Faserzüge in das anterosuperiore Labrum ziehen. Da die Bizepssehne ein Depressor des Humeruskopfes ist, spielt sie eine bedeutende Rolle, wenn die Rotatorenmanschette verletzt ist.

Von dieser Ausgangsposition aus kann man sich dann zunächst einen Eindruck über den Zustand der Synovialmembran verschaffen. Sie hat normalerweise eine rosa Farbe und zeigt verschiedenste Fältelungen. Die Synovialis der Kapsel ist zum einen als Vagina synovialis intertubercularis nach außen vorgestülpt und umscheidet so die Sehne des langen Bizepskopfes bis zum distalen Ende des Sulcus intertubercularis. Zum anderen befindet sich ein Ausstülppunkt etwas unter

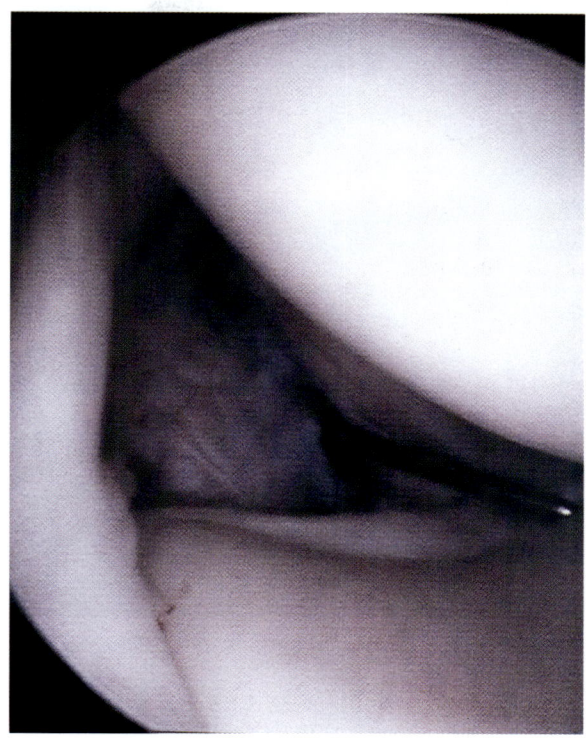

Abb. 1.**21** Bizepssehne mit ihrem intraartikulären Verlauf, typisches Dreieck aus Bizepssehne, Humeruskopf und Cavitas glenoidalis.

halb des Processus coracoideus, die sog. Bursa subcoracoidea. Darüber hinaus steht häufig auch die Bursa subtendinea m. subscapularis, die unter der Ansatzsehne des M. subscapularis liegt, mit der Gelenkhöhle in Verbindung. Ausgedehnte Verschiebungen des Schultergürtels gegen die Haut können darüber hinaus zur Ausbildung einer Bursa subcutanea acromialis (zwischen Haut und Akromion) führen.

Zunächst erfolgt dann die Inspektion der birnenförmigen Cavitas glenoidalis, deren hyaliner Knorpel zentral dünn (etwa 1,3 mm) und peripher dicker (etwa 3,5 mm) ist. Sie ist vom dorsalen Zugang aus gut einsehbar (Abb. 1.**22**). Dabei empfiehlt es sich, um die ventralen Anteile des Glenoids gut sehen zu können, den Humeruskopf zu rotieren.

Subskapularissehne

Bei der Betrachtung der ventralen Kapsel-Band-Strukturen beginnt man am besten mit dem freien Rand der Subskapularissehne, die sich leicht auffinden lässt. Die Subskapularissehne ist hier, kurz vor ihrer Insertion am Humerus, in der Regel kräftig ausgebildet und kann im Rahmen der Arthroskopie nur in einer Länge von etwa

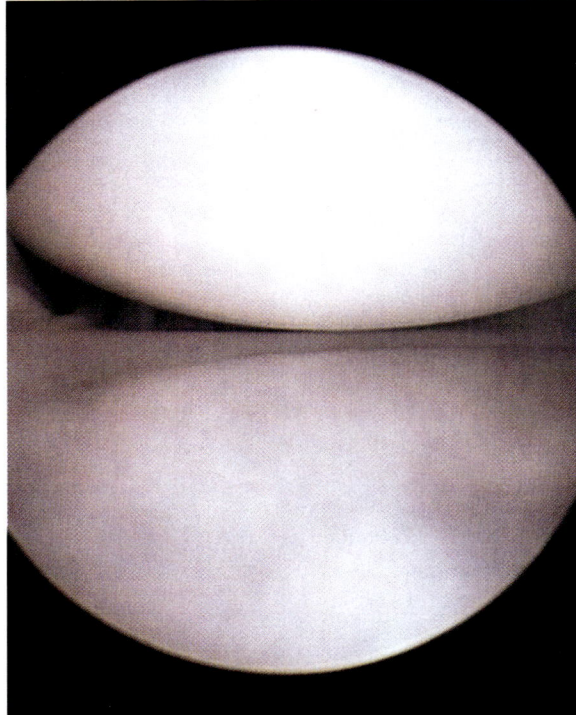

Abb. 1.22 Cavitas glenoidalis, vom posterioren Portal aus gesehen.

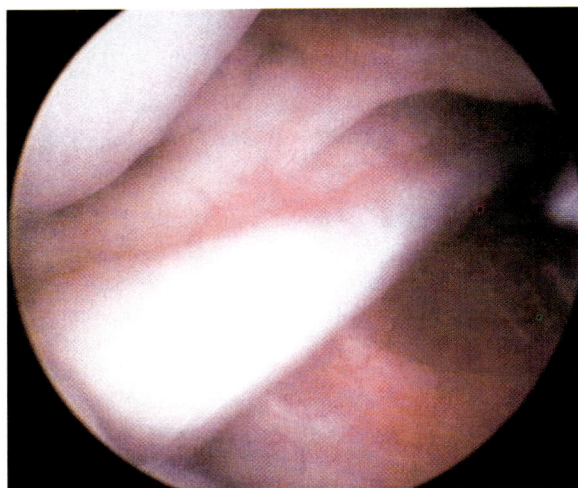

Abb. 1.23 Subskapularissehne in ihrem Verlauf im ventralen Schultergelenkbereich.

5–10 mm eingesehen werden (Abb. 1.23). Das Lig. glenohumerale medius bedeckt den Rest der Subskapularisschicht. Die Subskapularissehne wird von variablen Rezessus umgeben, in denen sich freie Gelenkkörper verbergen können. Erwähnt sei in diesem Zusammenhang die Bursa subscapularis, die sich auf der posterioren Seite der Subskapularissehne befindet. Von der Subskapularissehne ausgehend führt man die Inspektion nun kaudalwärts fort, um die Gelenkkapsel und die glenohumeralen Bänder zu betrachten.

Die sehr schlaffe Gelenkkapsel des Schultergelenks entspringt am Labrum glenoidale, sodass diese keinen freien Rand besitzt, schließt jedoch das Tuberculum supraglenoidale mit dem Ursprung der langen Bizepssehne in die Gelenkhöhle ein. Der Ansatz der Gelenkkapsel folgt dem Collum anatomicum des Humeruskopfes, greift jedoch an der medialen Seite etwa 1 cm auf das Collum chirurgicum am Humerusschaft über und überschreitet hier die Epiphysenlinie. Somit erreicht die Epiphysengrenze die Oberfläche des Humerus medial innerhalb der Gelenkhöhle und lateral, am Tuberculum majus, dagegen außerhalb davon. Die Gelenkkapsel überbrückt mit queren Faserzügen den Sulcus intertubercularis zwischen Tubercula majus und minus und schließt ihn zu einem Kanal, durch den die lange Bizepssehne die Gelenkhöhle nach außen verlässt. Die Gelenkkapsel ist insgesamt unterschiedlich dick, wobei die vordere Wand besonders zart und dünn ist. Sie wird durch ein stärkeres Band, das Lig. coracohumerale, ver-

stärkt, das von der Wurzel des Processus coracoideus zu den Tubercula majus und minus zieht. Darüber hinaus wirken auch 3 schwächere Kapselbänder, die Ligg. glenohumerale superius, medium und inferius bei der ventralen Kapselverstärkung mit, zeigen jedoch in ihrer Ausbildung eine große Variabilität. Neben den genannten Strukturen besitzt der Sehnen-Muskel-Mantel des Schultergelenks eine kapselverstärkende Wirkung, wobei durch ihn zusätzlich auch eine Raffung der Schultergelenkkapsel bewirkt wird, da ein Teil seiner Sehnenfasern in sie einstrahlen und so eine Einklemmung der Kapsel verhindern.

Glenohumerale Bänder

Die glenohumeralen Bänder können in ihrer Stärke sehr unterschiedlich ausgebildet sein, von starken, gut sichtbaren Bandstrukturen über die nur als leichte Kapselfältelung reichende Ausprägung bis hin zum völligen Fehlen. Das Lig. glenohumerale superius (SGHL) ist sehr variabel ausgebildet und sehr schmal. Es verläuft schräg hinter dem Ansatz der Bizepssehne und bildet das obere Verstärkungsband der Gelenkkapsel vom oberen Pfannenrand zum Oberrand der Subskapularissehne bis zum Eintritt in den Sulcus bicipitalis. Normalerweise kann es nur schwer von den Kapselstukturen unterschieden werden (Abb. 1.24). Das Lig. glenohumerale medius (MGHL) ist häufig gut sichtbar und verläuft fast rechtwinklig über die Subskapularissehne, um dann am ventralen Pfannenrand zu inserieren (Abb. 1.25). Es dient zu ventralen Verstärkung der Schultergelenkkapsel und zeigt zahlreiche Variationen, von denen der sog. Bufort-Komplex (kräftiges, strangförmiges MGHL bei fehlendem Labrum glenoidale ventrale) (Snyder 1994) häufiger Erwähnung findet, da er leicht mit einer ventralen Labrum-Ligament-Ablösung

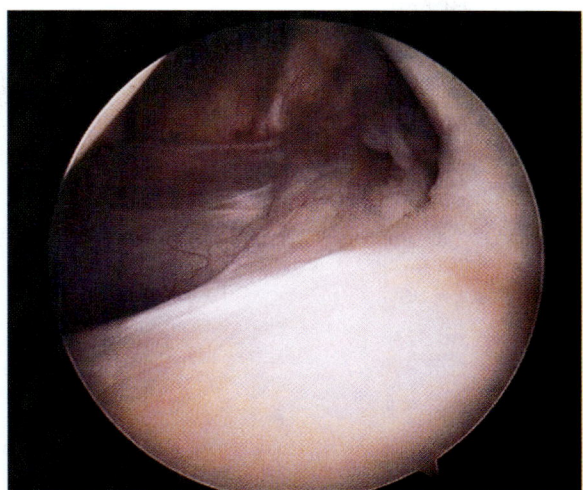

Abb. 1.**24** Bizepssehne mit Lig. glenohumerale superius.

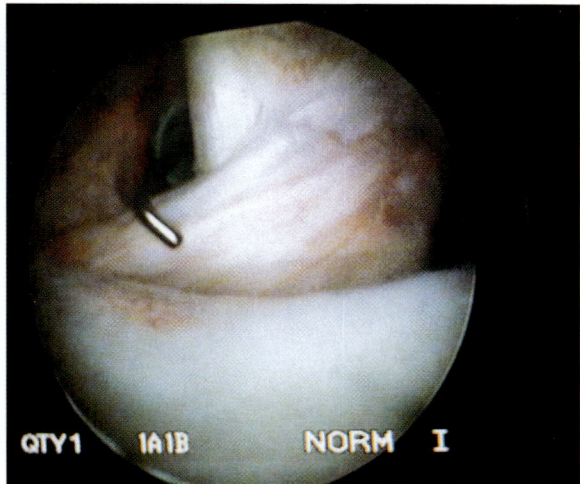

Abb. 1.**25** Lig. glenohumerale medius mit rechtwinkligem Verlauf über der Subskapularissehne.

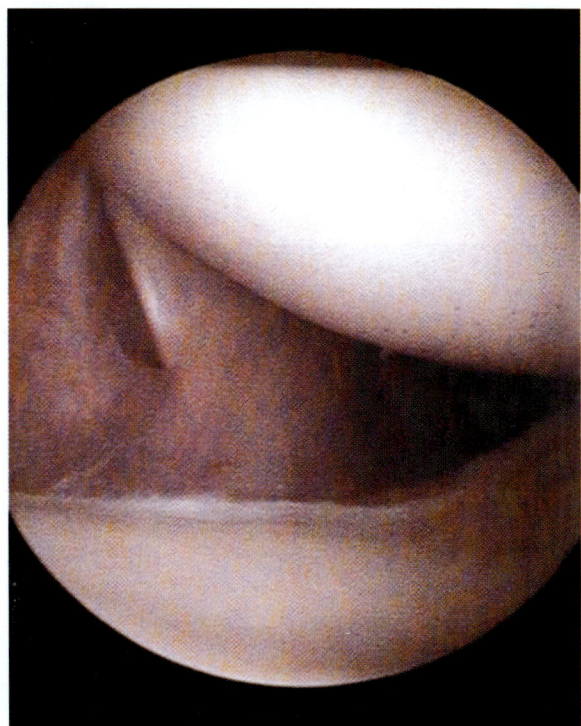

Abb. 1.**26** Lig. glenohumerale medius und Ursprung des Lig. glenohumerale inferius.

verwechselt werden kann. Die Inzidenz wird mit etwa 2 % in 200 Untersuchungen beschrieben (Esch 1993).

Das Lig. glenohumerale inferius (IGHL) variiert gleichfalls in seiner Ausprägung und stellt sich häufig nur als kräftiger, sich nach kaudal zum Recessus axillaris hin öffnender intrakapsulärer Faserzug dar (Abb. 1.**26**). Es verläuft nahezu parallel zum vorderen Gelenkpfannenrand kaudal des MGHL und strahlt zusammen mit dem Labrum glenoidale in den Pfannen-

rand ein. Es besteht insgesamt aus drei Teilen, dem anterioren Faserzug, dem axillären Rezessus und dem posterioren Faserzug. Das IGHL hat eine besondere Bedeutung für die anteroinferiore Schulterstabilität.

Untersuchungen zur Ausprägung der glenohumeralen Bänder an Leichenschultern führten zu einer Einteilung der Normvarianten in 4 verschiedene Gruppen:

1. *Gruppe (66 %):* klassische Anordnung mit gut differenzierbaren SGHL, MGHL und IGHL,
2. *Gruppe (7 %):* konfluierende MGHL und IGHL ohne Differenzierungsmöglchkeit ziwschen den beiden Bändern,
3. *Gruppe (19 %):* strangförmiges MGHL mit hochsitzendem Ansatz und darunter liegendem Foramen,
4. *Gruppe (8 %):* nicht erkennbare MGHL und IGHL, jedoch eine zuasmmenhängende Kapselscheide.

Labrum glenoidale

Zusammen mit der Inspektion der glenohumeralen Bänder erfolgt auch die Betrachtung des Labrum glenoidale ventrale (Abb. 1.**27**). Dieses vergrößert die Tiefe der Cavitas glenoidalis um etwa 50 % und kann ebenfalls zahlreiche anatomische Varianten in seiner Ausprägung aufweisen. Häufig findet sich etwa in der Mitte des ventralen Labrum glenoidale eine kleine synoviale Zotte, die das Labrum glenoidale ventrale in einen superioren und einen inferioren Abschnitt teilt. Es gibt zwei wesentliche Variationen der Verbindung zwischen dem Labrum glenoidale und dem Glenoid. Bei der ersten Variante (ca. 60 % der Normalbevölkerung) ist das Labrum nur im vorderen, unteren und hinteren Anteil völlig fest mit dem Glenoid verwachsen. Im oberen Anteil dagegen liegt ein Teil des glenoidseitigen Labrumanteils dem Glenoid nur an, sodass es möglich ist , mit einem Tasthaken von der Cavitas glenoidalis aus unter das Labrum zu fahren. Eine vollständige Ab-

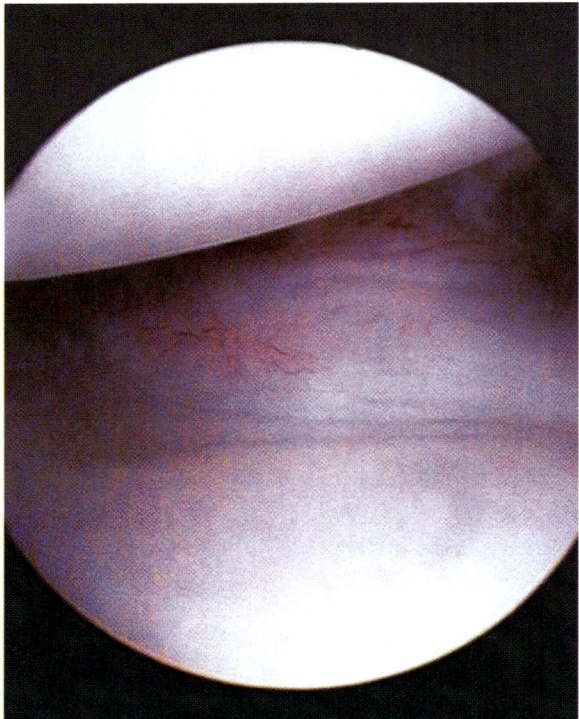

Abb. 1.**27** Labrum glenoidale ventrale.

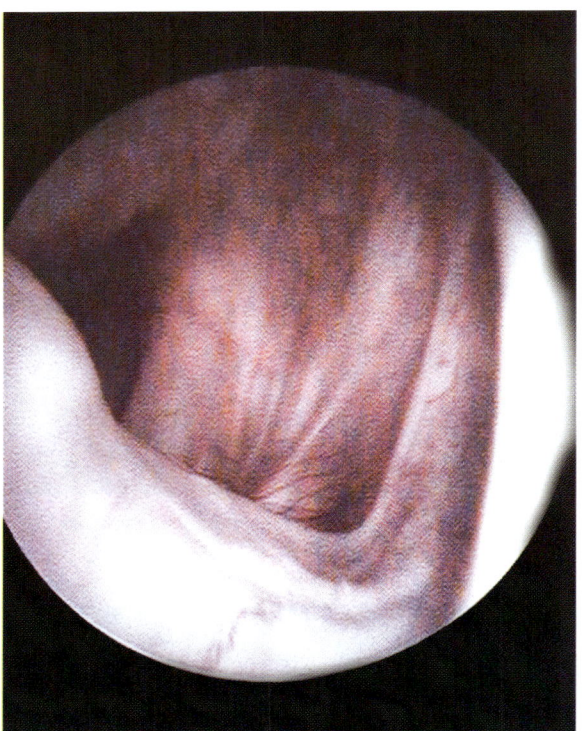

Abb. 1.**28** Recessus axillaris.

lösung des Labrums vom Glenoid ist jedoch in keinem Fall möglich. Bei der anderen Variante (ca. 40 %) ist das gesamte Labrum fest mit dem Glenoid verbunden, eine Unterminierung mit dem Tasthaken ist nicht möglich (Esch 1993).

In 10–19 % der arthroskopierten Patienten findet sich im anterosuperioren Anteil eine Ablösung des Labrums vom Pfannenrand unter Bildung eines „sublabral hole", das jedoch keinen Abriss des Labrums darstellt, sondern eine anatomische Normvariante ist. Über die kraniokaudale Betrachtung des ventralen Labrum-Kapsel-Komplexes gelangt man dann in den Recessus axillaris (Abb. 1.**28**), in dem gelegentlich freie Gelenkkörper zu finden sind. Bedeutsam ist die Inspektion des Recessus axillaris aber auch deshalb, weil sich nach stattgefundenen Luxationen hier häufig Kapseltaschen mit einer deutlichen Ausweitung des Rezessus bilden können.

Über den Recessus axillaris kann man dann durch leichtes Zurückziehen des Arthroskops den hinteren Pfannenrand mit den im kaudalen Bereich inserierenden dorsalen Faserzügen des IGHL sowie teilweise auch die hintere Gelenkkapsel und das Labrum glenoidale dorsale betrachten (Abb. 1.**29**). Ist so keine sichere Beurteilung möglich, muss über das ventrale Portal mit dem Arthroskop eine Inspektion durchgeführt werden.

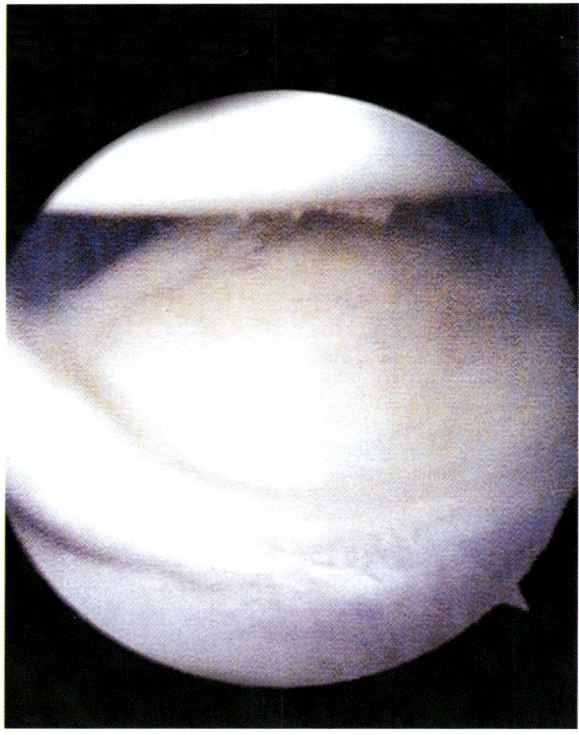

Abb 1.**29** Labrum glenoidale dorsale.

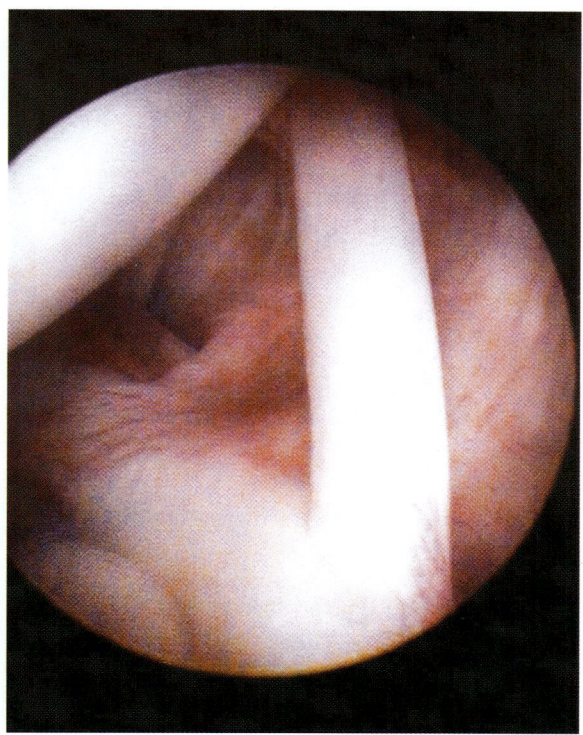

Abb. 1.**30** Pars supraglenoidalis des Schultergelenks mit Verlauf der Bizepssehne im Sulcus intertubercularis und Rotatorenmanschettenintervall.

Humeruskopf und Rotatorenmanschette

Nach dem Zurückschwenken in die Ausgangsposition erfolgt dann die Inspektion der Pars supraglenoidalis des Schultergelenks (Abb. 1.**30**). Zunächst wird die Rotatorenmanschette in ihrem Ansatzbereich am Humeruskopf beurteilt (Abb. 1.**31**), wobei durch Rotation des Humeruskopfes der ventrale und dorsale Anteil sichtbar gemacht werden. Nach ventral lässt sich die Bizepssehne im Bereich des Schulterdachs bis zu ihrem Kapselaustritt verfolgen. Der Kapselaustritt bildet mit dem sog. Rotatorenmanschettenintervall die Grenze zwischen M. subscapularis und M. supraspinatus. Anschließend erfolgt, gleichfalls unter Rotation des Humeruskopfes, die Inspektion der Knorpeloberfläche des Humeruskopfes. Nach ventraler Schulterluxation findet sich teilweise im dorsalen Kopfbereich der Hill-Sachs-Defekt unterschiedlichen Ausmaßes mit freiliegendem subchondralem Knochen (Abb. 1.**32**). Diese Hill-Sachs-Läsion muss jedoch sorgsam von der nichtpathologischen Struktur des sog. „bare spot" unterschieden werden. Hierbei handelt es sich um ein häufig vorhandenes Areal im Bereich des posterioren Ansatzes der Rotatorenmanschette, das nicht mit hyalinem Gelenkknorpel überzogen ist und in dem so Gefäßkanälchen im frei liegenden Knochen gesehen werden können. Die Inspektion nach dorsal findet ihren Abschluss mit der Überprüfung der Rotatorenmanschette mit synovialem Überzug am Schulterdach. Der Synovialüberzug ist normalerweise glatt mit leichter Gefäßinjektion.

1.10.2 Der Subakromialraum

Nach Abschluss der Arthroskopie des Glenohumeralgelenks schließt sich die Inspektion des Subakromialraumes an. Auch im Subakromialraum empfiehlt sich in Analogie zum Glenohumeralgelenk ein standardisierter Untersuchungsgang, der am Ende die Beurteilbarkeit folgender wichtiger Strukturen zum Ergebnis haben sollte:

1. Lig. coracoacromiale mit anterolateralem Akromioneck,
2. Bursa subacromialis/subdeltoidea,

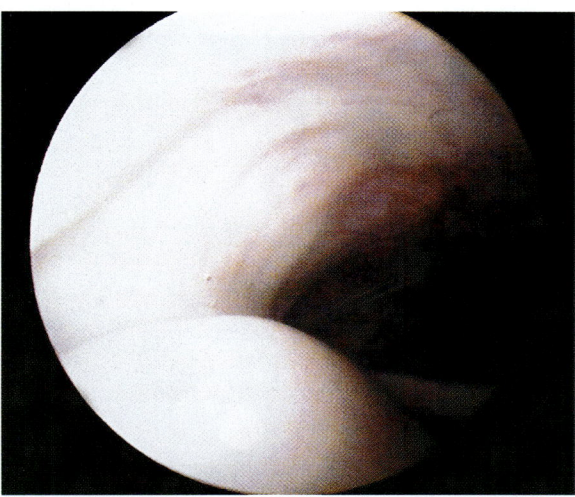

Abb. 1.**31** Ansatz der Supraspinatussehne am Tuberculum majus.

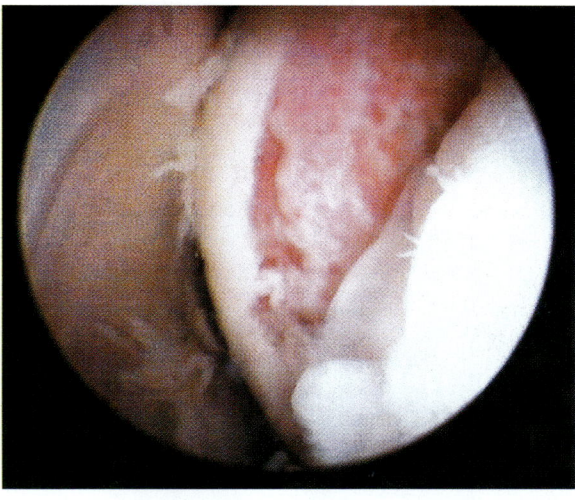

Abb. 1.**32** Hill-Sachs-Läsion im dorsalen Humeruskopfbereich.

3. Rotatorenmanschette mit Impingement-Region,
4. Ansatzbereich der Rotatorenmanschette am Tuberculum majus,
5. Akromioklavikulargelenk mit synovialem Überzug.

Im Anschluss an die Punktion des Subakromialraumes wird zunächst der stumpfe Trokar fächerförmig bewegt. Dies ist notwendig, um größere, durch fibröse Verwachsungen verursachte Sichtbehinderungen zu beseitigen (Abb. 1.33).

Nach Einführen des Arthroskops und Auffüllen des Subakromialraumes verschafft man sich zunächst einen Überblick über den Zustand der Bursa subacromialis, wobei für die weitergehende Beurteilung des Subakromialraumes und besonders der Rotatorenmanschette meist eine Entfernung von Verklebungen und synovialitischen Zotten mit einem Shaver notwendig ist. Die Bursa subacromialis dehnt sich verschieden weit zwischen Akromion und Schultergelenkkapsel aus, kann gekammert und mit betroffen sein. Sie kann mit der Bursa subdeltoidea, die sich zwischen. Deltoideus und der Außenfläche des Humerus ausdehnt, in Verbindung stehen.

Für eine gute Orientierung im Subakromialraum ist es erforderlich, die Leitstrukturen, zu denen die knöcherne Akromionunterkante und das Lig. coracoacromiale zählen, gut darzustellen. Zu diesem Zweck sind auch Markierungskanülen, die transkutan in den Subakromialraum vorgeschoben werden und das anterolaterale Akromioneck, die laterale Akromionbegrenzung und das Akromioklavikulargelenk markieren, sinnvoll. Des Weiteren werden die Akromionunterkante mit der anterolateralen Akromionbegrenzung und das Lig. coracoacromiale von Verklebungen befreit und dargestellt (Abb. 1.34 und 1.35). Diese Strukturen dienen als Leitstrukturen und Orientierungshilfe im Subakromialraum.

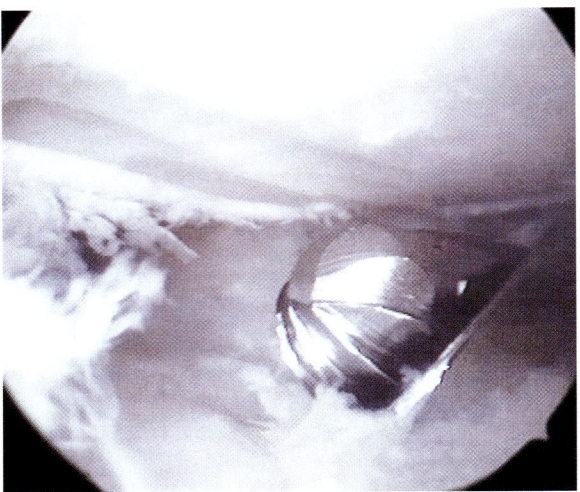

Abb. 1.**34** Akromionunterkante mit anterolateralem Akromioneck.

Nachdem eine entsprechende Sicht geschaffen wurde, beginnt die systematische Inspektion des Subakromialraumes. Dieser wird kranioventral von der Akromionunterkante und dem Lig. coracoacromiale begrenzt. Zunächst werden die Akromionunterkante und die Form des anterolateralen Akromionrandes betrachtet. Gleichzeitig erfolgt die Inspektion des Lig. coracoacromiale, wobei auf Auffaserungen und vermehrte Gefäßinjektionen zu achten ist. Am lateralen Ende des Akromions sind die Fasern des M. deltoideus zu sehen, die von hier aus in Richtung des Humerus ziehen.

Die mediale Begrenzung bildet das Akromioklavikulargelenk, das meist von lockererem und leicht blutendem Bindegewebe bedeckt ist und dessen Darstellung durch manuellen Druck auf das laterale Klavikulaende erleichtert werden kann.

Das Akromioklavikulargelenk wird von einer schlaffen, kranial durch eine vom Lig. acromioclaviculare ver-

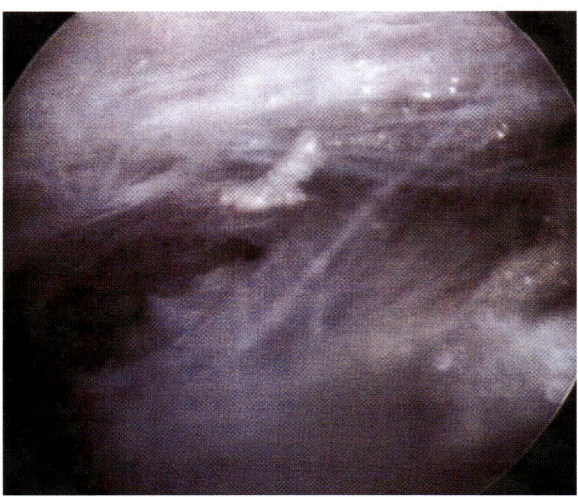

Abb. 1.**33** Bursa subacromialis mit Fasern.

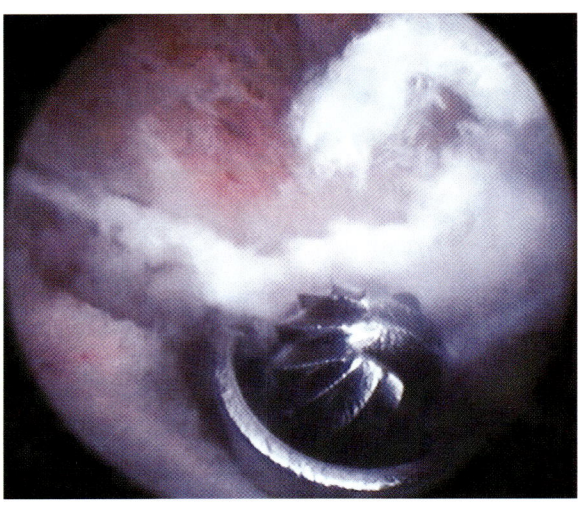

Abb. 1.**35** Lig. coracoacromiale.

stärkte Gelenkkapsel umgeben und hat als funktionelles Kugelgelenk gleichfalls 3 Grade der Freiheit. Die Bewegungen im Akromioklavikulargelenk sind mit denen im Sternoklavikulargelenk kombiniert und werden durch das kräftige Lig. coracoclaviculare abgebremst. Dieses spannt sich zwischen dem Knie des Processus coracoideus und der Unterfläche der Klavikula aus. Es lassen sich deutlich zwei Anteile unterscheiden: den medial gelegenen kegelfömigen Teil, das Lig. conoideum, sowie das lateral gelegene, nahezu saggital gestellte Lig. trapezoideum. Das trapezförmige Band bremst dabei die Schulterbewegungen nach vorn ab, während das kegelförmige Band die Schulterbewegungen nach hinten abbremst. Darüber hinaus wird das Gewicht des Armes durch das gesamte Lig. coracoclaviculare in Zusammenarbeit mit der Schultergürtelmuskulatur auf das Schlüsselbein und damit auf den Rumpf übertragen.

Bei der arthroskopischen Inspektion des Akromioklavikulargelenks ist auch besonders auf Osteophyten zu achten. Lateral und kaudal bildet die Rotatorenmanschette mit ihrem muskulären und sehnigen Anteil den Boden des Subakromialraumes (Abb. 1.**36**). Sie ist von einem unterschiedlich dicken Bursablatt bedeckt und deshalb häufig erst nach Entfernen desselben gut zu beurteilen. Von besonderem Interesse ist die so genannte Impingement-Region, korrespondierend zum

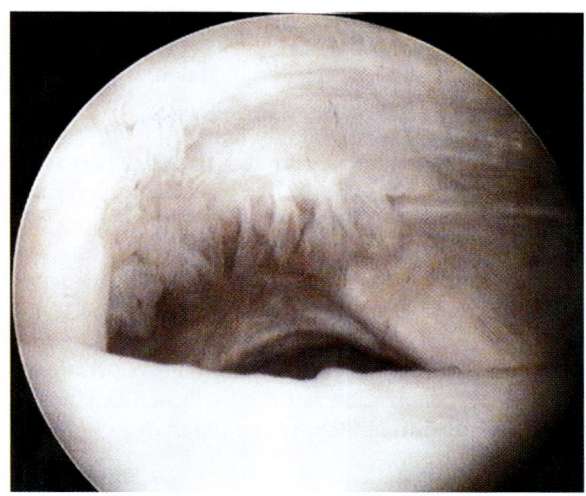

Abb. 1.**36** Akromionseitige Rotatorenmanschette.

anterolateralen Akromioneck. Diese Region kommt meist erst nach Innenrotation des Armes gut zur Darstellung. Hier zeigen sich in besonderem Maße Auffaserungen und Rissbildungen der Rotatorenmanschette, die Zeichen eines chronischen Impingements bei knöchernen Akromionveränderungen sind.

1.11 Hinweise zum postoperativen Verhalten

M. Schröder

Grundsätzlich sollte bei den Patienten im Rahmen einer postoperativen Visite direkt am Operationstag Durchblutung, Sensibilität und Motorik durch den Operateur überprüft werden. Im Rahmen dieser Visite sollten auch mit dem Patienten der intraoperative Befund, die durchgeführte Operation und die weiteren postoperativen Maßnahmen besprochen werden. Grundsätzlich empfiehlt sich nach jeder Schulterarthroskopie die möglichst frühzeitige Anwendung von Eis in Form eines Eispacks oder z. B. durch einen Kryo-Cuff.

Ist bei der Operation eine intraartikuläre Redon-Drainage gelegt worden, empfiehlt sich die baldige Entfernung, je nach Fördermenge, in der Regel am 1. postoperativen Tag. Bei Eingriffen ohne postoperative Immobilisierung sollte spätestens am 1. postoperativen Tag je nach klinischer Beschwerdesymptomatik mit der krankengymnastischen Übungsbehandlung und der passiven Mobilisierung mittels Continous passive Motion (CPM) begonnen werden.

1.12 Dokumentation und Operationsbericht

M. Schröder

Die Dokumentation arthroskopischer Operationen kann mit verschiedenen Verfahren durchgeführt werden. Das älteste Verfahren ist die bildliche Dokumentation mittels 35-mm-Fotografie. Neben den technischen Schwierigkeiten beispielsweise bei der Ausleuchtung des intraoperativen Befundes (Blitzlicht, verschiedene Linsensysteme etc.) bietet die Fotografie hauptsächlich Probleme beim Handling im Operationssaal (Sterilität, 2. Optik etc.). Ein weiterer Nachteil ist die fehlende Möglichkeit der kontinuierlichen, dynamischen Dar-

stellung einer arthroskopischen Schulteroperation. Man kann nur statische Momentaufnahmen des Operationsbefundes erhalten.

Auch die Möglichkeit der Dokumentation mittels Thermoprinter ermöglicht nur statische Momentaufnahmen.

Die Hauptvorteile der Videodokumentation hingegen sind die einfache Bedienung des Videosystems, die Möglichkeit der dynamischen Darstellung und gleichzeitigen Aufzeichnung von Sprache (z. B. zur Lehre) im

Real-Time-Verfahren. Ihr Hauptnachteil ist die platzintensive Archivierung von Videokassetten.

Mit Weiterentwicklung der digitalen Video-Interfacing-Technologie können intraoperative Aufnahmen von dynamischen Vorgängen in hoher Abbildungsqualität auf einem Desktop-Computer abgespeichert werden. Dies eröffnet die Möglichkeit der Weiterverarbeitung der aufgenommenen Befunde im Sinne der Multimediatechnik. Diese erlaubt die digitale Kommunikation über ein weltweites Internet verschiedener operativer Zentren im Rahmen der Forschung und Lehre.

Auch die schriftliche Erstellung eines Operationsberichts in Kombination mit der bildlichen Dokumentation intraoperativer Befunde ist durch den Gebrauch der Computerdokumentation vereinfacht worden. Es gibt zahlreiche Software, die, nach den individuellen Ansprüchen ausgerichtet, erworben werden können (MacDoc Arthroscopy, QS-Med prof.; Dokumentationsbögen der Stiftung zur Förderung der Arthroskopie [SFA], Qualis).

Zusammenfassend sollte zur Dokumentation der Schulterarthroskopie ein Verfahren zur bildlichen Dokumentation mit dem Operationsbericht kombiniert werden, um spätere Vergleiche der intraoperativen Befunde zu objektivieren. Derzeit empfiehlt sich aufgrund der oben beschriebenen zahlreichen Kombinationsmöglichkeiten zur Lehre, dynamischen Dokumentation, vereinfachter Abrechnung die digitale Computerdokumentation.

2 Arthroskopie bei Instabilitäten der Schulter

2.1 Posttraumatische rezidivierende anteriore Schulterluxation

A. Machner, H. Merk, G. Pap

Definition und Ätiologie

Die Schulterinstabilitäten lassen sich einteilen nach:
a) Pathogenese,
b) Luxationsrichtung,
c) Luxationsgrad,
d) Luxationsform und
e) Luxationsdauer.

Zu a:
- atraumatisch-habituell (Kapselhyperlaxizität),
- traumatisch,
- Minitraumatisierungen
  (durch wiederholte Überdehnungen der Kapsel).

Zu b:
- unidirektional,
- bidirektional,
- multidirektional.

Zu c:
- Subluxation,
- Luxation.

Zu d:
- unwillkürlich,
- willkürlich,
- kombiniert.

Zu e:
- akut,
- chronisch.

Die unidirektional nach vorn unten gerichtete Schulterluxation ist mit 95 % die am häufigsten vorkommende Luxationsform.

Nach Matsen (1994) lassen sich alle Schulterinstabilitäten grob in zwei Gruppen einteilen: die AMBRII und die TUBS. Die AMBRII beinhalten die atraumatischen, multidirektionalen Instabilitäten, die nur in Ausnahmefällen und nach fehlgeschlagener physiotherapeutischer Behandlung einer Operation zugeführt werden sollten.
Atraumatisch.
Multidirektional.
Bilateral.
Rehabilitation

Inferiorer Kapselshift.
Intervallverschluss.

Die in der Gruppe der TUBS beinhalteten Luxationsformen sind die traumatischen, unidirektional nach vorn unten gerichteten Luxationen.
Traumatisch.
Unidirektional.
Bankart-Läsion.
Surgical Repair.

Ursache dieser Luxationen sind häufig Bankart-Läsionen, aber auch traumatische Abrisse der Rotatorenmanschette. Luxationen jenseits des 40. Lebensjahres sind häufig Folge einer Ruptur der Rotatorenmanschette (Petterson 1942).

Pathogenese

Intraartikuläre Ursachen der rezidivierenden anterioren Schulterluxation ist am häufigsten die *Bankart-Läsion* (Morgan 1992).

Hierbei kommt es zum Abriss des Labrum-Kapsel-Komplexes am vorderen Pfannenrand. Das mittlere glenohumerale Band verliert seinen Ursprung mit nachfolgender vorderer Instabilität.

Bei rezidivierenden Luxationen ist hier die Indikation zur operativen Stabilisierung gegeben. Wir verweisen auf die entsprechenden Kapitel und begleitende Literatur.

Eine Sonderform der Bankart-Läsion stellt die knöcherne *Bankart-Fraktur* dar. Der Labrum-Kapsel-Komplex bricht mit einem knöchernen Anteil des vorderen Pfannenanteils ab. Diese Läsion stellt eine absolute Indikation zur Operation dar.

Bei der *Perthes-Läsion* kommt es zur Ablösung des medialen Kapselursprungs am Skapulahals. Das Labrum glenoidale wird dabei nicht in Mitleidenschaft gezogen.

Auch ein isolierter *Einriss der Gelenkkapsel* ist eine mögliche Ursache für rezidivierende anteriore Luxationen. Ist dieses der Fall, sollten beide letztgenannten Formen einer operativen Versorgung zugeführt werden.

Die Läsionen der *Rotatorenmanschette* sind schon genannt worden. Bei über 40-Jährigen kommt es zu

30–80 % bei traumatischen Erstluxationen zum Zerreißen der Rotatorenmanschette (Petterson 1942). Fakultativ kann es hierbei auch zur Traumatisierung der langen Bizepssehne und ihres oberen Ankers kommen (Dejourd u. Tayot 1993, Neer et al. 1977).

Die Gruppe der Patienten, bei denen es neben der Luxation zu Rupturen der Rotatorenmanschette kommt, werden nach Neer u. Poppen (1987) unterteilt in:

Typ a: vordere Luxation bei Patienten über 40 Jahre.

Typ b: multidirektionale Instabilität mit anlagebedingter Schwäche des Rotatorenintervalls.

Typ c: massives Trauma mit Abriss der Rotatorenmanschette und des Plexus.

Typ d: Rupturen, die sich sekundär zum Supraspinatus-Outlet-Syndrom entwickeln.

Anamnese

Die Diagnose der traumatischen vorderen Erstluxation ist aufgrund des klinischen Untersuchungsbefundes: leere Gelenkpfanne, Humeruskopf disloziert und lateral-kaudal der Korakoidspitze palpabel und der Röntgenuntersuchung, die immer in zwei Ebenen: a.-p. und axial oder alternativ in Outlet View bzw. transthorakal erfolgt, nachzuweisen.

Zur Reposition stehen mehrere Methoden zur Verfügung. Beispielgebend seien hier nur die Methoden von Hippokrates und Arlt genannt.

Die Wahrscheinlichkeit, nach einer primären traumatischen Erstluxation Rezidive zu erleiden, ist umso höher, je jünger die Patienten sind (Dejour u. Tayot 1993, Rowe 1980). Eine hohe sportliche Aktivität womöglich noch in Kontaktsportarten (Simonet u. Cofield 1984) erhöht dieses Risiko noch weiter.

Bei der Anamnese ist zu erfragen:

War das primäre Trauma adäquat, eine traumatische Luxation hervorzurufen?

Als Unfallmechanismus kommt ein:

- Abstopptrauma auf den außenrotierten abduzierten Arm (etwa beim Werfen),
- ein plötzlicher Zug am Arm nach vorn,
- ein Sturz nach hinten auf den ausgestreckten Arm,
- ein direktes Trauma von dorsal auf die Schulter infrage.

Bestand ein Zeitintervall bis zur Reposition, wie erfolgte die Reposition? Eine schnelle Spontanreposition spricht häufig für eine habituelle Genese.
Eine erschwerte Reposition, evtl. sogar in Narkose, ist meist für eine traumatische Luxation bezeichnend.
Art der Rezidive?
Die Rezidive entstehen meist aus Bagatellbewegungen, ein obligates Trauma muss hierbei nicht mehr bestehen.

Klinische Untersuchung

Ziel der klinische Untersuchung ist:

1. Überprüfung der Instabilität. Man erwartet von der klinischen Untersuchung eine Einordnung der Richtung, des Grades und der Willkürlichkeit der Instabilität.
2. Überprüfung der aktiven und passiven Beweglichkeit der Schulter
3. Instabilitätstests (Brunner 1995):
   - Apprehensionstest nach Rowe,
   - Relokationstest nach Jobe,
   - Sulkustest,
   - „Load-and-Shift"-Test nach Hawkins.
4. Obligate Untersuchung der Gegenseite.

Bildgebende Diagnostik

Die bildgebende Diagnostik folgt der Anamnese und der klinischen Untersuchung:

1. **Standardröntgenaufnahmen** in a.-p., axial oder alternativ Outlet View bzw. transthorakal.
   Diese Aufnahmen helfen die Luxationsrichtung zweifelsfrei festzustellen und knöcherne Begleitverletzungen zu erfassen. Dies sind insbesondere Bankart-Frakturen des vorderen Glenoidrandes und Impressionsfrakturen des kraniodorsalen Kopfes des Humerus, der so genannten Hill-Sachs-Läsion.
2. **Sonographie** der Schulter bei Patienten jenseits des 40. Lebensjahres:
   An dieser Stelle soll noch einmal auf die Häufigkeit von begleitenden Rotatorenmanschettenrupturen in dieser Altersgruppe hingewiesen werden.
3. **Computertomographie**
   Eine computertomographische Untersuchung fordern wir nicht. Nur in Fällen ausgedehnter knöcherner Begleitverletzungen sind von dieser Untersuchung wertvolle Zusatzinformationen zu erwarten. Sie dienen dann der operativen Planung.
4. **Kernspintomographie (MRT)**
   Die Kernspinuntersuchung besitzt hinsichtlich der Beurteilung der Weichteilsituation eine hohe Aussagekraft. Als „Golden Standard" ist hier sicherlich das Arthro-MRT zu nennen, dessen Zulassung in Deutschland aber bisher an spezielle Zentren gebunden ist.

Abschließend bleibt noch zu sagen, dass ein bildgebendes Verfahren nur so gut ist, wie der Untersucher es versteht, die Bilder zu interpretieren.

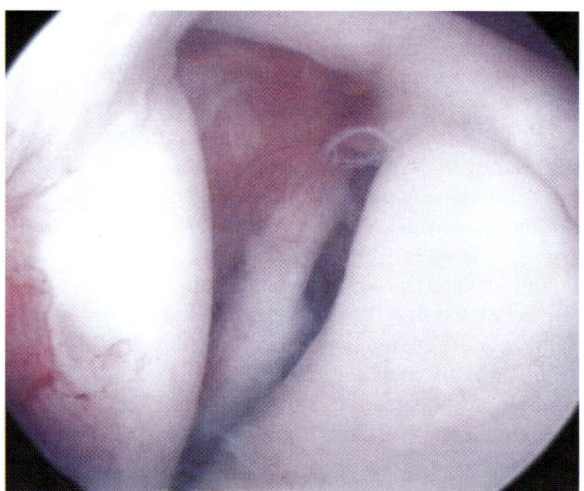

Abb. 2.**1** Läsion des Labrum glenoidale ventrale.

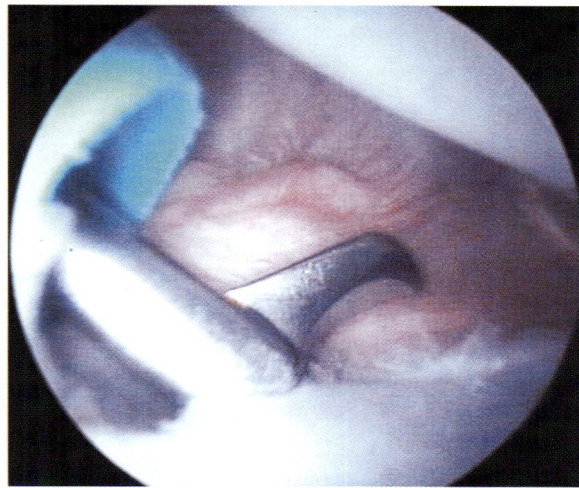

Abb. 2.**2** Mobilisation des Labrum-Kapsel-Komplexes mittels Kapselschere.

Arthroskopische Therapie

Die arthroskopische Refixation bzw. Rekonstruktion des Labrum glenoidale ventrale stellt heute eines der wesentlichen Anwendungegebiete der operativen Schulterarthroskopie dar. Auf diesem Gebiet hat seit etwa der Mitte der 80er-Jahre eine rasante Entwicklung begonnen, die nach wie vor anhält. Dies bezieht sich vor allem auf fortlaufende operationstechnische Neuerungen im Konzept der Fixierung des Kapsel-Labrum-Komplexes. Eine erschöpfende Darstellung der verschiedenen Entwicklungen und Trends würde dabei den beabsichtigten Rahmen dieses Kapitels sprengen. Aus diesem Grunde sollen im Folgenden lediglich die Grundprinzipien der arthroskopischen Labrumrefixation beleuchtet und auf wesentliche Modifikationsaspekte eingegangen werden. Ausgangspunkt für die folgende Darstellung soll dabei die transglenoidale Nahtfixation des Labrum-Kapsel-Komplexes sein, weil sie die Grundlage für die Entwicklung der verschiedenen Verankerungssysteme sowie den heute am häufigsten angewandten Nahtankern bildete.

Transglenoidale Nahttechniken

Arthroskopische Limbusnaht nach Morgan und Bodenstab. Die anatomische Refixierung des ventralen Labrum-Ligament-Komplexes mit arthroskopischen Techniken führte 1987 zur Entwicklung der so genannten 3-Punkt-Knoten-Technik. Inaugurator der Methode war Craig Morgan (Morgan u. Bodenstab 1987). Prinzip dieser Methode ist die Refixierung des abgelösten Labrum-Ligament-Komplexes am vorderen Pfannenrand sowie das gleichzeitige Durchführen eine Kapselraffung. Die Lagerung des Patienten und die Zugänge zur Schulter erfolgen über die bereits ausführlich beschriebenen Portale (posteriorer Zugang für das Arthroskop, ggf. zusätzlich suprabizipitaler Zugang, ventraler Zugang für die Instrumentarien).

Nach Inspektion des Gelenks und Darstellung der Labrumläsion (Abb. 2.**1**) ist eine ausreichende Mobilisierung des zu refixierenden Labrum-Kapsel Komplexes essenziell (Abb. 2.**2**), da nur so ein späteres Shiften der glenohumeralen Bänder und der Kapsel möglich wird. Dann erfolgt die Anfrischung des vorderen Pfannenrandes mittels eines Raspatoriums (Abb. 2.**3**) oder mithilfe von Weichteil- und Knochenfräsen. Dadurch

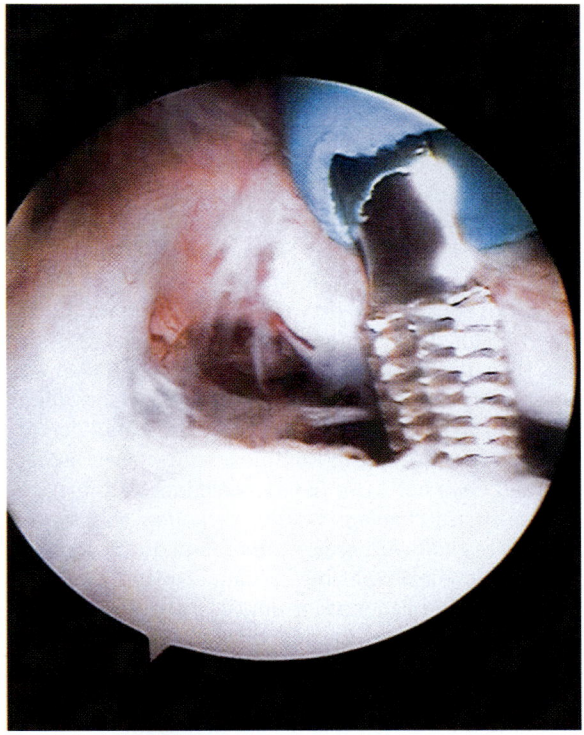

Abb. 2.**3** Anfrischen des vorderen Pfannenrandes zur Vorbereitung der Labrumrefixation mittels Raspatorium.

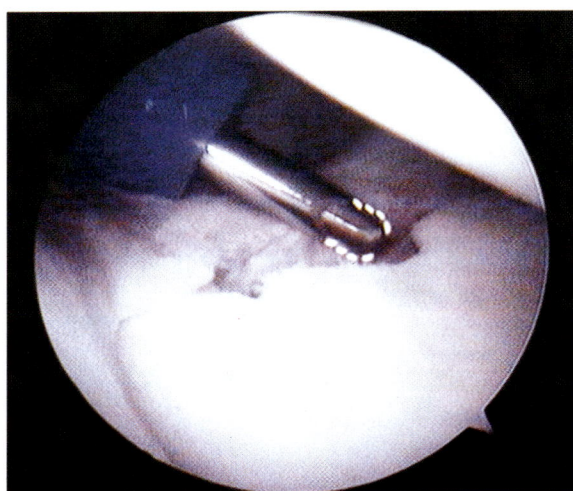

Abb. 2.**4** Fräsen von zwei Nuten zur Platzierung von Fadenankern.

wird eine spongiöse Oberfläche zum Anwachsen des zu refixierenden Labrum-Ligament-Komplexes geschaffen. Bei der Verwendung von Fadenankern (s. u.) ist im Anschluss an das Anfrischen des vorderen Pfannenrandes oftmals das Fräsen von Nuten zur exakten Ankerplatzierung empfehlenswert (Abb. 2.**4**), da so ein Abgleiten der Fadenanker während des Einbringens verhindert werden kann.

Nach dieser Vorbereitung wird nun das Labrumligament gefasst und an den vorderen Pfannenrand reponiert. Zuerst sollte der am weitesten inferiore Bereich gefasst und angehoben werden. Die ideale Positionierung des unteren Fixierungspunktes liegt bei 4 Uhr. Der so reponierte Labrum-Kapsel-Komplex wird dann bei der transglenoidalen Nahttechnik nach Morgan und Bodenstab mithilfe eines speziellen Bohrdrahtes mit Fadenöse am vorderen Pfannenrand fixiert (Abb. 2.**6**). Der Bohrdraht durchbohrt den Skapulahals und perforiert die Haut in der Fossa infraspinata (*Cave:* Bohrdrahtverlauf zu weit kranial – Schädigung des N. suprascapularis in der Fossa supraspinata, Bohrdrahtverlauf zu weit kaudal – Schädigung des N. axillaris). Über diesen Bohrdraht wird dann ein Fadenpaar durchgezogen. Das gleiche Procedere wird dann weiter kranial durchgeführt und so der kraniale Anteil des abgelösten Labrum-Kapsel-Komplexes am vorderen Pfannenrand etwa bei 2 Uhr fixiert. Nachdem auch hier ein Fadenpaar durchgelegt wurde, verlaufen somit zwei Fadenpaare vom vorderen Pfannenrand durch den Skapulahals in die Fossa infraspinata. Zunächst werden nun die beiden Fadenpaare dorsal mit je einem Stopperknoten verknotet und diese dann durch dosierten Zug an den Fadenpaaren von ventral direkt auf den Skapulaknochen versenkt. Dazu ist es notwendig, vorher sorgfältig die Zugrichtung bis auf den Skapulaknochen zu mobilisieren (Cave: Bei zu geringer Mobilisation kommen die Stopperknoten in den Weichteilen zu lie-

gen mit daraus später resultierender Instabilität der Verknotung). Mit dem Knotenschieber werden dann die beiden Fadenpaare unter Spannung ventral u-förmig vor dem Labrum-Kapsel-Komplex verknotet, sodass das Labrum wieder über dem Glenoidrand „reitet" (Habermeyer 1996). Insgesamt sind nun also drei Knoten zur Fixierung des Labrum glenoidale gelegt (2 dorsal, einer ventral), woraus die Bezeichnung 3-Punkt-Knoten-Technik resultiert (Abb. 2.**10**).

Ziel der arthroskopischen Labrumrefixation sollte ein sicher fixiertes Labrum glenoidale sein, wobei sowohl auf eine ausreichende Straffung des Kapsel-Band-Komplexes als auch auf eine Aufwulstung des Labrums am Glenoidrand geachtet werden muss. (Abb. 2.**11**).

Arthroskopische Limbusnaht nach Caspari. Die Vorbereitung zur Durchführung der arthroskopischen Bankart-Naht nach Caspari (1988, 1991) erfolgt zunächst analog dem oben beschriebenen Vorgehen. Auch hierbei sind die Grundprinzipien der Mobilisation der Weichteile und der Anfrischung des vorderen Pfannenrandes zu beachten. Nach der entsprechenden Vorbereitung werden etwa 5–8 Einzelfäden in den Labrum-Ligament-Komplex eingebracht. Alle Fäden werden über das ventrale Portal nach außen geführt. Dann wird ein Bohrdraht mit Fadenöse durch den Skapulahals in die Fossa infraspinata gebohrt. Der Ausgangspunkt des Bohrdrahtes sollte bei ca. 2 Uhr liegen. Anschließend werden die Fäden durch die Öse gelegt und mit dem Bohrdraht nach posterior durchgezogen. Durch Zug an den Fäden erfolgt dann das Shiften des Labrum-Ligament-Komplexes. Unterstützt wird dieses noch dadurch, dass der Arm aus seiner Abduktionshaltung genommen und in Adduktion und Innenrotation gebracht wird. Die so durchgezogenen Fäden werden dann in zwei gleich große Bündel geteilt und unter ständigem Zug über der Faszie des M. infraspinatus verknotet.

Rein ventrale Verfahren

Fadenankersysteme. Zur Vereinfachung der Vorgehensweise bei der Refixation/Rekonstruktion des Labrum-Ligament-Komplexes haben sich in den letzten Jahren verschiedene Fadenankersysteme etabliert. Allen gemeinsam ist das Prinzip der knöchernen Verankerung dieser Anker im ventralen Skapulahals. Die Refixation wird hierbei auch durch Fäden bewirkt, die jedoch doch durch den Anker gezogen sind. Dadurch entfällt das Legen von Bohrdrähten durch den Skapulahals und die damit verbundenen Komplikationsmöglichkeiten. Es ergibt sich hieraus ein Verkürzung der Operationszeit und eine Verringerung des Operationsrisikos (Nervenschädigung).

Solche Ankersysteme sind z. B. das FASTAK-System (Fa. Arthrex) und das GII-Anker-System (Fa. MITEK). Der FASTAK-Anker ist ein selbstschneidender Schraubendübel, der GII-Anker ein Spreizdübel. Neuere Entwicklungen im Bereich der Fadenankersysteme setzt

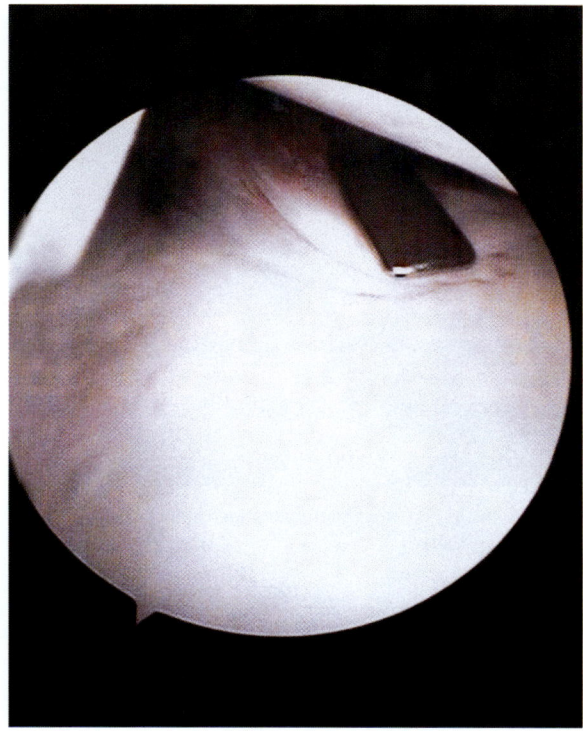

Abb. 2.**5** Fassen und Reponieren des Labrum-Kapsel-Komplexes am vorderen Pfannenrand mit einer Fasszange.

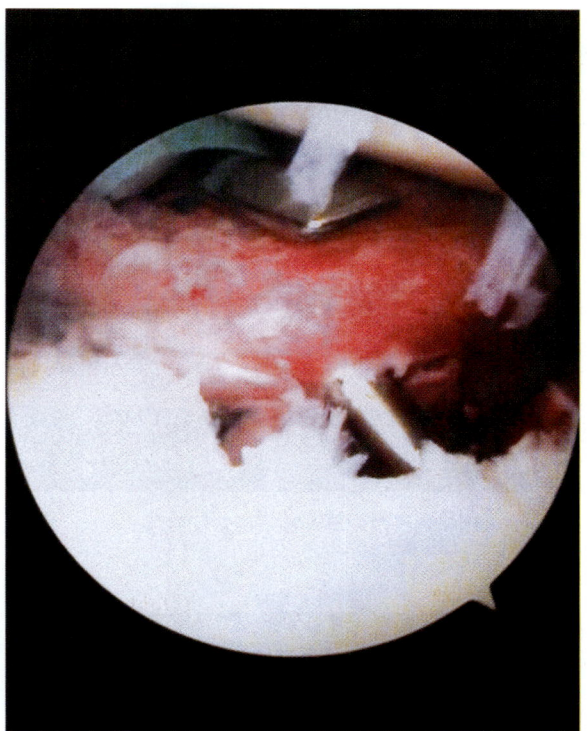

Abb. 2.**6** Fixieren des Labrum-Kapsel-Komplexes am vorderen Pfannenrand mittels Bohrdrahtes.

auf den Einsatz von resorbierbaren Ankern (PANALOC, Fa. MITEK) mit einer Resorptionszeit von > 6 Monaten, sodass nach dem angestrebten Anwachsen des Labrum-Ligament-Komplexes am vorderen Pfannenrand kein Fremdmaterial mehr im Knochen verbleibt.

Die Operationstechnik bei der Verwendung von Fadenankern gleicht im Wesentlichen den oben bei den transglenoidalen Nahttechniken beschriebenen Schritten.

Nach dem Anfrischen des vorderen Pfannenrandes kann, wie schon oben beschrieben, das Fräsen von Nuten zur sicheren Platzierung der Anker von Vorteil sein

(Abb. 2.**4**). Die Reposition des Labrum-Kapsel-Komplexes kann mithilfe von speziellen Fassinstrumenten, wie z. B. dem Spear oder einer Fasszange, (Abb. 2.**5**) erfolgen, über die die Fadenanker dann durch die Weichteile in den vorderen Pfannenrand gebracht werden. Die Verwendung unterschiedlicher Fassinstrumentarien erlaubt dabei das dezidierte Eingehen auf die jeweils vorliegenden pathoanatomischen Befunde (Tab. 2.**1**). Nach der Reposition werden unter Sicht die Fadenanker im ventralen Pfannenrand eingebracht (Abb. 2.**7**) und die Fadenpaare vor dem refixierten Labrum miteinander verknotet (Abb. 2.**8** bis Abb. 2.**11**).

Tabelle 2.**1** Fassinstrumentarien und deren Vor- und Nachteile

Fasstechnik	Vorteile	Nachteile
Fasszange	gutes Fassen und Shiften des Labrum-Kapsel-Komplexes bei ausreichender Weichteilsituation	problematisch bei schlechter Weichteilsituation optimale Reposition am vorderen Pfannenrand problematisch keine optimale Sicht des Ankers beim Einbringen in das Glenoid
Spear	gute Reposition der Labrum-Kapsel Komplexes am Glenoidrand möglich Anker beim Einbringen in den vorderen Pfannenrand einsehbar	Fassen und Shiften bei schlechter Weichteilsituation u. U. problematisch
Lasso-Technik	gutes Fassen des Labrum-Kapsel-Komplexes auch bei schwieriger Weichteilsituation gutes Shiften möglich	nur mithilfe eines weiteren Repositionsinstruments anwendbar (z.B. Spear)

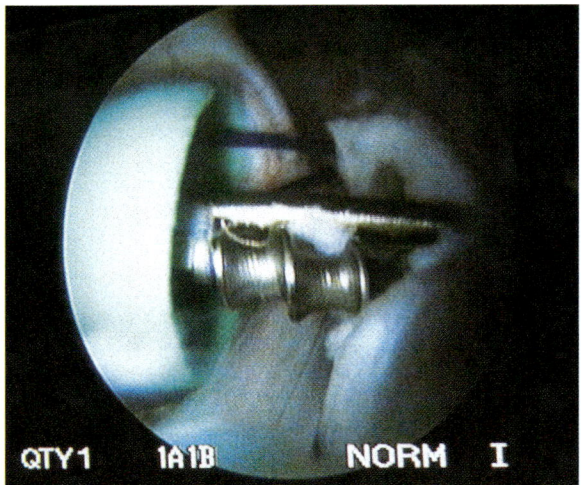

Abb. 2.**7** Einschrauben des Fastak-Fadenankers zur ventralen Labrumrefixation.

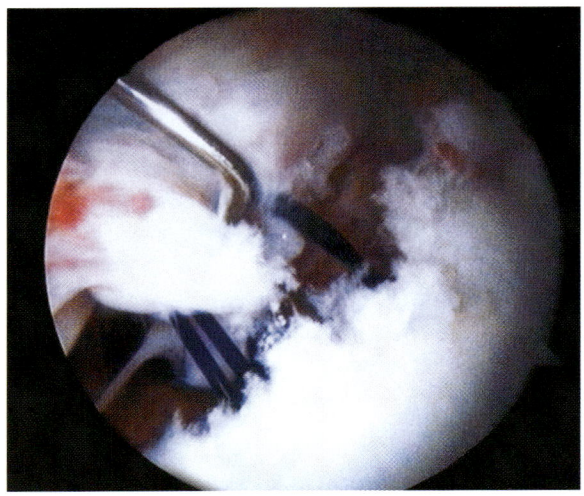

Abb. 2.**8** Intraartikuläre Fadenpaare nach Einbringen des Fastak-Ankers.

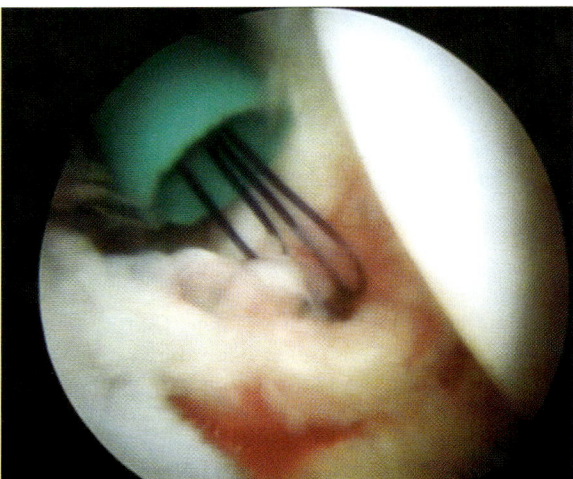

Abb. 2.**9** Verknoten der Fadenpaare vor dem refixierten Labrum.

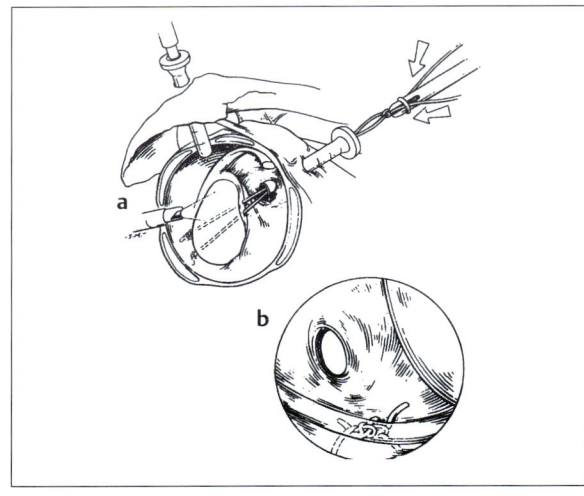

Abb. 2.**10** Schematische Darstellung des Ergebnisses der arthroskopischen Labrumrefixation mittels 3-Punkt-Knoten-Technik

Abb. 2.**11** Postoperatives Ergebnis der arthroskopischen Labrumrefixation.

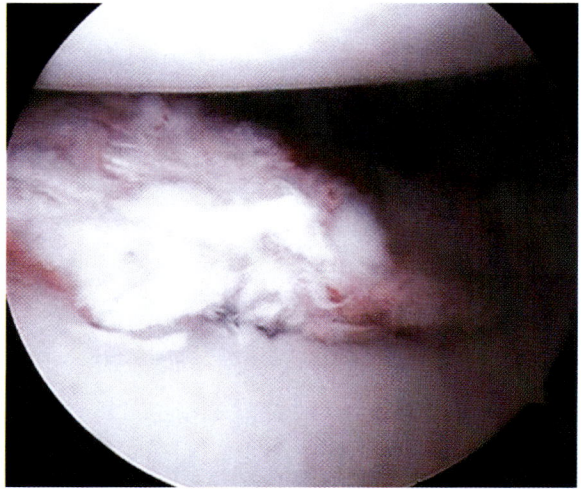

Resorbierbare Staples

Alternativ zu den Fadenankersystemen kommen als rein ventrale Verfahren auch die resorbierbaren Staples (z. B. SURETAK-Staple, Fa. Smith and Nephew) in Betracht. Hier wird – im Rahmen eines extraartikulären oder auch intraartikulären Vorgehens – der Labrum-Kapsel-Komplex mit einem resorbierbaren Staple am vorderen Pfannenrand fixiert.

Operationsspezifische Patientenaufklärung

Neben der allgemeinen Operationsaufklärung muss bei den transglenoidalen Nahttechniken auf die besondere Gefahr von Nervus-suprascapularis- und Nervus-axillaris-Läsionen hingewiesen werden. Bei Seitenlagerung des Patienten muss auch auf die Möglichkeit der Druckschädigung des N. medianus durch den Lateralzug hingewiesen werden.

Außerdem besteht besonders bei den transglenoidalen Nahttechniken die Gefahr von lokalen Fadenreaktionen (Granulom, Entzündung).

Bei Verwendung von Fadenankern muss auf einen lebenslangen Verbleib der Anker im Skapulaknochen (Ausnahme resorbierbare Fadenanker) eingegangen werden.

Darüber hinaus besteht bei diesen Systemen grundsätzlich die Gefahr der Ankerlockerung oder des intraoperativen Ankerverlusts und der daraus resultierenden Möglichkeit einer Ankerwanderung in den Schulterweichteilen.

Bei der Verwendung von resorbierbaren Materialien muss auf die Möglichkeit von lokalen oder auch systemischen Resorptionsreaktionen (z. B. Entzündung) hingewiesen werden.

Komplikationsmöglichkeiten

Die Komplikationsmöglichkeiten entsprechen den oben beschriebenen Risiken, auf die bei der Patientenaufklärung eingegangen wird.

Postoperative Betreuung/Rehabilitation

Die postoperative Nachbehandlung ruht im Wesentlichen auf drei Pfeilern, die eine postoperative Immobilisation, frühzeitige passive Bewegungsübungen und dosiert einsetzende aktive Belastung der Schulter umfasst. Dabei empfiehlt sich ein standardisiertes Vorgehen mit strengem zeitlichem Ablauf der einzelnen Belastungsstufen (Tab. 2.**2**). Die postoperative Ruhigstellung nach der Operation sollte dabei für mindestens 3 Wochen z. B. in einem Gilchrist-Verband erfolgen, passive Bewegungsübungen vor der Körperebene sollten jedoch schon etwa ab dem 2. postoperativen Tag erfolgen (Merk et al. 1996).

Eine Empfehlung für ein solches Nachbehandlungsschema ist in der Tab. 2.**2** aufgeführt.

Zusätzliche KG-Möglichkeiten:
- Haltungsschule,
- HWS-Training,
- dorsales Rückenmuskeltraining,
- Zugapparat bzw. Theraband.

Freizeithinweise:
kein Kampf- oder Kontaktsport für 3 Monate.

Tabelle 2.**2** Nachbehandlungskonzept nach arthroskopischer Labrumrefixation

Bewegungsebene	1.p.o.T.–2. Woche	3. Woche	4. Woche	5.–6. Woche	ab 6. Woche
Gilchrist bzw. PSI-Bandage	Tag u. Nacht	Tag u. Nacht	zur Nacht	zur Nacht	ohne
Anteversion	passiv bis 90° KG u. CPM	assistiv, aktiv bis 90° KG u. CPM	assistiv, aktiv bis 90° KG u. CPM	assistiv, aktiv bis 90° KG u. CPM	ohne Einschränkung
Retroversion	passiv bis 0° KG u. CPM	assistiv, aktiv bis 0° KG u. CPM	assistiv, aktiv bis 0° KG u. CPM	assistiv, aktiv bis 0° KG u. CPM	ohne Einschränkung, aber Meidung von Extrembeübung bis 12 Wo. p.o.
Abduktion	passiv bis 90° KG u. CPM	assistiv, aktiv bis 90° KG u. CPM	assistiv, aktiv bis 90° KG u. CPM	assistiv, aktiv bis 90° KG u. CPM	ohne Einschränkung
Adduktion	passiv bis 0° KG u. CPM	assistiv, aktiv bis 0° KG u. CPM	assistiv, aktiv bis 0° KG u. CPM	assistiv, aktiv bis 0° KG u. CPM	ohne Einschränkung
Außenrotation	passiv bis 0° KG u. CPM	passiv bis 0° KG u. CPM	passiv bis 0° KG u. CPM	passiv bis 0° KG u. CPM	langsam beginnend ohne Einschränkung, aber Meidung von Extrembeübung bis 12 Wo. p.o.
Innenrotation	passiv bis 90° KG u. CPM	passiv bis 90° KG u. CPM	assistiv, aktiv bis 90° KG u. CPM	assistiv, aktiv bis 90° KG u. CPM	ohne Einschränkung

2.2 Atraumatische rezidivierende Schulterinstabilität

J. Jerosch

Definition

Bei der atraumatischen rezidivierenden Schulterluxation handelt es sich um eine unwillkürliche Luxation des glenohumeralen Gelenks ohne adäquates Trauma, die jedoch auch durch den Patienten durch entsprechende Positionierung des Armes in die luxationsgefährdete Stellung provoziert werden kann (positionelle Instabilität).

Ätiologie

In der Regel handelt es sich um Patienten mit einer generellen Bindegewebslaxität. Die Extremfälle sind Marfan- oder Ehlers-Danlos-Syndrome. Daneben gibt es jedoch auch Patienten mit angeborenen Dys- oder Aplasien des Labrum glenoidale oder auch mit Dyplasien der Fossa glenoidalis, bei denen aufgrund der vorliegenden Normabweichung eine Luxation ohne Makrotrauma auftreten kann. Das weibliche Geschlecht ist eindeutig bevorzugt betroffen.

Anamnese

Meistens berichten die Patienten über ein Zufallsereignis, welches zur Erstluxation geführt hat. Die Reposition erfolgte spontan oder mit ärztlicher Hilfe, aber ohne Narkose.

Klinische Diagnostik

In der Regel bieten diese Patienten, meistens sind es Frauen, ein positives Sulkuszeichen als Ausdruck der hyperlaxen glenohumeralen Gelenkkapsel. Es liegt zumindest eine bidirektionale und meist auch eine multidirektionale Hypermobilität vor. Der vordere Apprehensionstest ist positiv. Als Ausdruck der generellen Bandlaxität finden sich auch weitere überstreckbare Gelenke an der oberen Extremität (Finger, Ellenbogen). Manche Patienten können die Luxation durch Positionierung des Armes in die luxationsträchtige Stellung demonstrieren (positionelle Instabilität).

Bildgebende Diagnostik

In der Bildgebung liegen in der Regel keine pathologischen Veränderungen vor. Aufgrund der meist sehr weiten Gelenkkapsel mit großem Kapselvolumen kann es zur Luxation des Humeruskopfes kommen, ohne

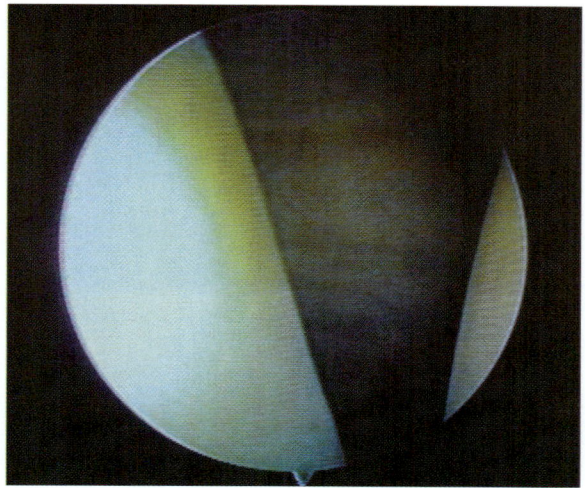

Abb. 2.**12** Fehlendes Labrum glenoidale bei atraumatischer Instabilität. Links: Glenoid; rechts: Humerus.

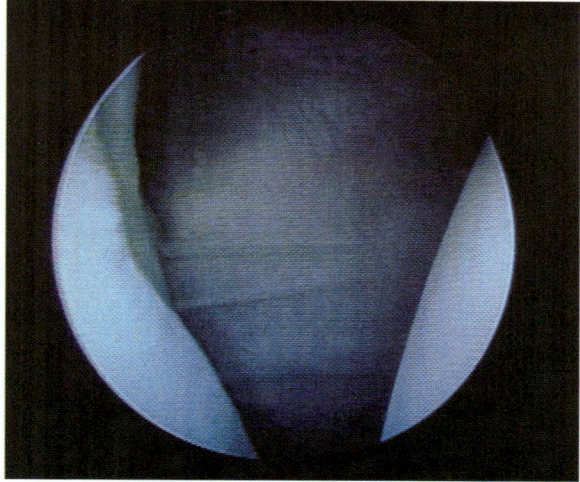

Abb. 2.**13** Fehlende anteriore glenohumerale Ligamente bei nur rudimentärem Labrum glenoidale. Links: Glenoid; rechts: Humerus.

dass weitere strukturelle Schäden entstehen. Lediglich in der dynamischen sonographischen Untersuchung kann eine Hypermobilität mit vermehrter antero-posteriorer als auch kraniokaudaler Translation dargestellt werden. Arthro-CT und Arthro-MRT zeigen eine weite Gelenkkapsel ohne strukturelle Bankart- oder Hill-Sachs-Läsionen.

2.2.1 Konservative/operative Therapiemöglichkeiten

Die Therapie der Wahl bei der atraumatischen rezidivierenden Schulterinstabilität ist die konservative Therapie. Die Kräftigung der Rotatorenmanschette und der skapulothorakalen Muskulatur ist hier das vordringliche Ziel. Gleichzeitig sollte großer Wert auf die Schulung der Koordination gelegt werden. Eine operative Therapie ist allenfalls bei Patienten mit Schmerzen und starker Behinderung im täglichen Leben in Erwägung zu ziehen. Das operative Ziel ist es dann eine Reduktion des Volumens der glenohumeralen Gelenkkapsel durch anteroinferiore Raffung des inferioren glenohumeralen Kapsel-Band-Komplexes nach kraniomedial zu erreichen (Kapsel-Shift).

2.2.2 Arthroskopische Befunde

Bei der arthroskopischen Inspektion fällt das große Kapselvolumen auf. Hierdurch ist die Evaluation des Gelenkbinnenraumes besonders gut möglich. Das ventrale Labrum ist oftmals atrophisch oder sogar überhaupt nicht angelegt (Abb. 2.**12**). Die ventralen Kapselbandstrukturen sind ebenfalls nur rudimentär vorhanden (Abb. 2.**13**). Posttraumatische Veränderun-

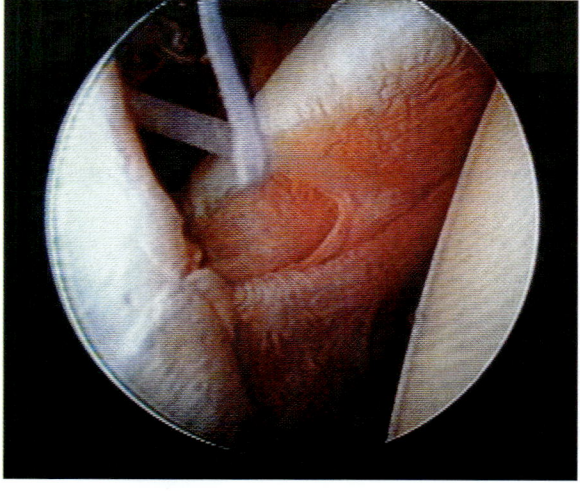

Abb. 2.**14** Deutliche anteriore Gefäßreaktion im Bereich der Subskapularissehne.

gen an der anteroinferioren Glenoidbegrenzung fehlen ebenso wie Impressionen am posterokranialen Humeruskopf. Gelegentlich finden sich Gefäßinjektionen der anterioren (Abb. 2.**14**) oder anterokranialen Synovialmembran (Abb. 2.**15**) oder auch im Bereich des Bizepssulkus als sekundäre Hinweise auf eine Hypermobilität. Aufgrund der weiten Gelenkkapsel ist oft auch schon das dorsale Labrum (Abb. 2.**16**) oder sogar die dorsale Kapseltasche über den posterioren Zugang einsehbar. Auch der inferiore Rezessus ist extrem weit (Abb. 2.**17**).

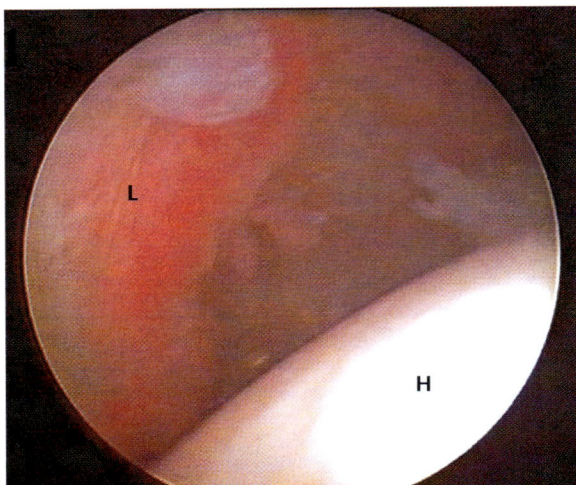

Abb. 2.**15** Deutliche ventrokraniale Gefäßreaktion im Bereich der Gelenkkapsel und des Labrum glenoidale (L = Labrum, H = Humerus).

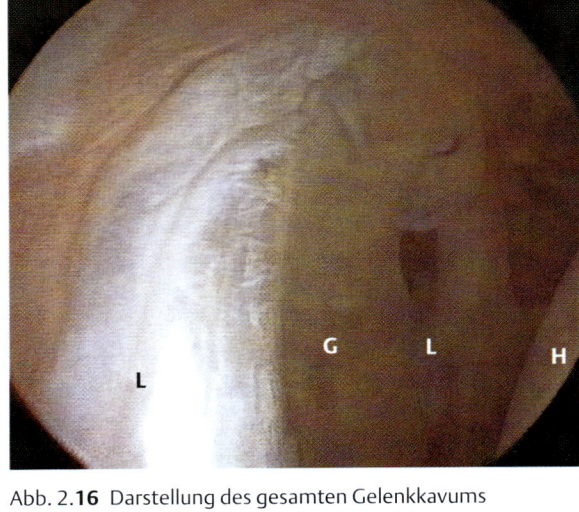

Abb. 2.**16** Darstellung des gesamten Gelenkkavums einschließlich des dorsalen Labrum glenoidale (L = Labrum, G = Glenoid, H = Humerus).

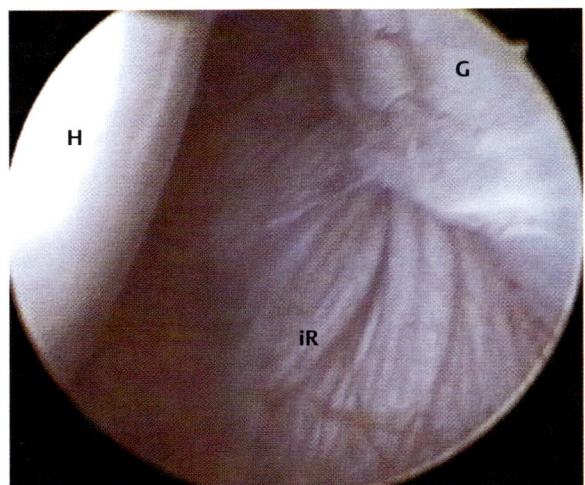

Abb. 2.**17** Extrem weiter inferiorer Rezessus (H = Humerusm, G = Glenoid, IR = inferiorer Rezessus).

Arthroskopische Therapie

Die arthroskopische Therapie ist zur Behandlung der atraumatischen Schulterinstabilität mit hyperlaxer Gelenkkapsel nicht die Methode der Wahl. Nur einige wenige Autoren berichten über arthroskopische Kapselshiftoperationen bei multidirektionaler Instabilität. Bei dieser Operationstechnik wird die Kapsel mit Glenoid vom ossären Pfannenrand manchmal bis in die 8-Uhr-Position abgelöst. Anschließend werden Nähte in das hintere untere glenohumerale Band, in das untere glenohumerale Band, in das vordere untere glenohumerale Band, in das mittlere und das obere glenohumerale Ligament gelegt. Hierfür werden in der Regel 10–12 Nähte nötig. Diese Nähte werden dann durch ein oder zwei Bohrlöcher durch den Glenoidhals gezogen. Somit wird dann nach Angaben der Autoren eine ausreichende Volumenreduzierung der Gelenkkapsel erreicht. Anstelle der transglenoidalen Bohrlöcher kann auch eine Fixierung mit Fadenankersystemen (s. Kap. 2.1) erfolgen.

Eine weitere, immer wieder diskutierte Methode stellt das so genannte Kapselshrinkage-Verfahren dar. Hier wird die vordere und untere Gelenkkapsel durch Laserapplikation koaguliert, wodurch diese durch sekundäre Narbenbildung verkleinert werden soll. Mittelfristige oder langfristige Ergebnisse nach diesem Verfahren liegen z. Z. noch nicht vor. Problematisch ist beim gegenwärtigen Verständnis der neurophysiologischen Zusammenhänge an der Schulter jedoch die Tatsache, dass klinisch relevante Mechanorezeptoren unmittelbar subsynovial angeordnet sind. Diese werden bei der Laserapplikation zwangsläufig zerstört.

Operationsspezifische Patientenaufklärung

Grundsätzlich sollten die Patienten bei jedweder operativen Therapie der atraumatischen rezividierenden Schulterinstabilität über eine hohe Rezidivrate aufgeklärt werden. Diese ist insbesondere bei arthroskopischen Techniken sicherlich mit Rezidivraten von über 40 % anzugeben. Beim inferioren Kapselshift muss der Patient sowohl über eine mögliche Verletzung des N. axillaris als auch über eine mindestens 6-wöchige postoperative Immobilisation aufgeklärt werden.

Komplikationsmöglichkeiten

Bei nicht exakter Präparation der inferioren Gelenkkapsel kann es zu Schädigungen des N. axillaris kommen. Eine zu ausgeprägte Volumenreduktion der Gelenkkapsel ist theoretisch zwar denkbar, tritt in der klinischen Praxis jedoch nicht auf. Mit den arthroskopischen Techniken ist der Kapselshift ohnehin nur grenzwertig ausreichend möglich; weiterhin ist die Bindegewebsstruktur dieser Patienten derartig angelegt, dass es bald wieder zu einer gewissen Verlängerung der Kollagenfasern kommt.

Postoperative Betreuung

Nach einer anteroinferioren Kapselshiftoperation wird der Patient in einer Gilchrist-Verbandanordnung in Innenrotation und Adduktion immobilisiert.

Rehabilitation

Eine postoperative Immobilisation des Gelenks in einem Gilchrist-Verband sollte für 6 Wochen folgen. In dieser Zeit der Immobilisierung können isometrische Anspannungsübungen im Bereich des Ellenbogengelenks und Handgelenks in Innenrotation geführt werden. Überkopf- und Kraftsportarten sollten für einen Zeitraum von mindestens 6 Monaten vermieden werden.

Vergleich arthroskopischer zu offener Operation

Unmittelbar vergleichende Untersuchungen liegen nicht vor. Die arthroskopische Technik ist z. Z. jedoch allenfalls in einigen wenigen Zentren sinnvoll und noch als experimentell zu betrachten.

2.3 Willkürliche Schulterinstabilität

J. Jerosch

Definition

Patienten mit willkürlicher Schulterinstabilität können die Luxation willkürlich am hängenden Arm ohne Positionsänderung des Oberarmes durch Fehlinnervation der Schultermuskulatur durchführen.

Ätiologie

EMG-Untersuchungen haben gezeigt, dass es sich hierbei um eine Fehlinnervation der schulterstabilisierenden Muskulatur handelt.

Anamnese

Ein adäquates Trauma findet sich bei diesen Patienten nicht. Die meisten der Patienten haben den schmerzfreien Luxationsvorgang bereits als Kind erlernt. Die hierdurch erzielte Aufmerksamkeit hat den Kindern und Jugendlichen nicht selten einen sekundären Krankheitsgewinn erbracht.

Klinische Diagnostik

Die Patienten, die meist im jugendlichen Alter erstmals wegen der Schulterauffälligkeit zum Arzt gebracht werden, können die Luxation hervorragend demonstrieren. Der Luxationsvorgang sowie die Reposition sind völlig schmerzfrei. Sowohl die Überprüfung der Gelenkbeweglichkeit als auch die Dokumentation der Kraft zeigen keinerlei Auffälligkeiten. Der Apprehensionstest ist in der Regel negativ. Ein Sulkuszeichen lässt sich meistens nur in geringem Ausmaß auslösen.

Bildgebende Diagnostik

In der bildgebenden Diagnostik findet sich typischerweise keinerlei pathologischer Befund. In speziellen EMG-Untersuchungen können fehlerhafte Innervationsmuster der periartikulären Schultermuskulatur nachgewiesen werden. Hierzu gehört jedoch eine spezielle Erfahrung des Untersuchers.

Konservative/operative Therapiemöglichkeiten

Eine operative Therapie der willkürlichen Schulterinstabilität ist absolut kontraindiziert. Die Patienten müssen einem krankengymnastischen Übungsprogramm unter Einbeziehung EMG-kontrollierter Biofeedback-Verfahren zugeführt werden.

Arthroskopische Therapie

Eine arthroskopische Therapie ist absolut kontraindiziert (s. o.).

Komplikationsmöglichkeiten

Komplikationen entstehen nur durch falsche Indikationsstellung und häufige Operationen. Hierdurch kommt es nicht selten zu einer erheblichen Schädigung des Gelenks. Der Spontanverlauf führt immer zur Ausheilung mit keinen oder nur minimalen strukturellen Schäden.

2.4   SLAP-Läsionen

M. Schröder

Definition

SLAP-Läsionen sind Defekte im Bereich des superioren Labrum glenoidale von anterior nach posterior unter möglicher Mitbeteiligung der Anheftungsstelle der langen Bizepssehne am Tuberculum supraglenoidale und des superioren glenohumeralen Ligaments (**S**uperior-**L**abrum-**A**nterior-to-**P**osterior).

Verschiedene Autoren in der Literatur haben Läsionen im Bereich des superioren Labrum glenoidale unter Mitbeteiligung der Anheftungsstelle der langen Bizepssehne im Sinne von SLAP-Läsionen beschrieben (Caspari u. Savoie 1991, Andrews et al. 1985). Eine spezifische Unterteilung von SLAP-Läsionen in 4 verschiedene Typen wurde von Snyder et al. durchgeführt. An dieser Unterteilung orientiert sich auch die typenspezifische Therapie der SLAP-Läsionen.

Arthroskopische Befunde

SLAP Typ I (Abb. 2.**18**): Degenerative Auffaserung des superioren Labrum glenoidale, jedoch noch feste Verankerung am Glenoid und der langen Bizepssehne.

SLAP Typ II (Abb. 2.**19**): Zusätzlich zur degenerativen Veränderung besteht eine Ablösung des Labrum glenoidale mit Ursprung der langen Bizepssehne vom Glenoidrand. Dies führt zur Instabilität des Kapsel-Labrum-Komplexes.

SLAP Typ III (Abb. 2.**20**): Einriss des Labrum glenoidale ähnlich eines Korbhenkelrisses ohne Ablösung der Bizepssehne an ihrem Ursprung.

SLAP Typ IV (Abb. 2.**21**): Korbhenkelriss des Labrums in Kombination mit Längsspaltung der Bizepssehne und teilweiser Dislokation mit dem rupturierten Anteil der Bizepssehne.

SLAP Typ V. Komplexe Kombinationsverletzung aus zwei der o. g. 4 (SLAP Typ I–IV) Verletzungstypen.

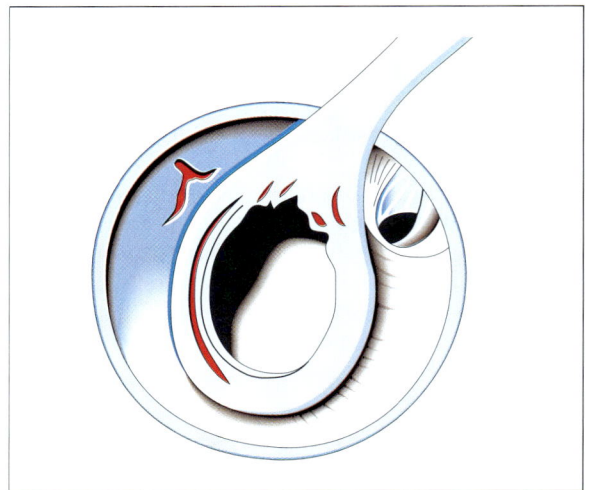

Abb. 2.**18** SLAP-Läsion Typ I.

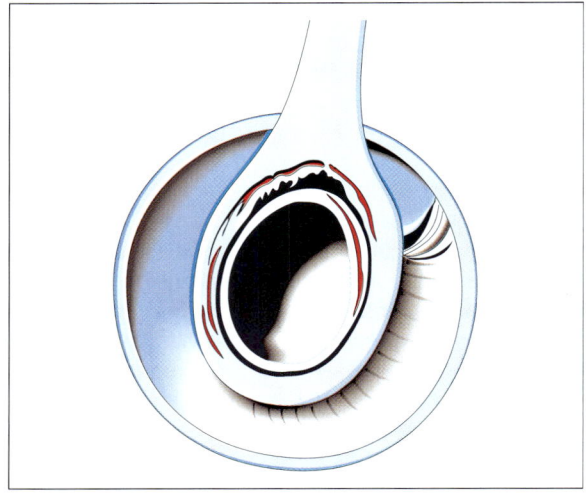

Abb. 2.**19** SLAP-Läsion Typ II.

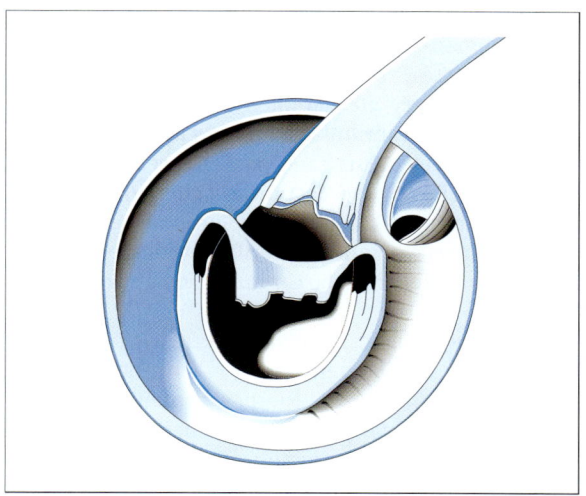

Abb. 2.**20** SLAP-Läsion Typ III.

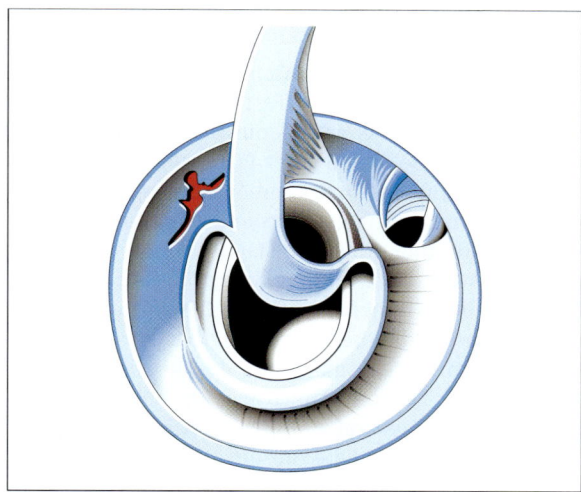

Abb. 2.**21** SLAP-Läsion Typ IV.

Ätiologie

In der Literatur werden verschiedene Unfallmechanismen, die zur Entstehung von SLAP-Läsionen führen, diskutiert. In einer Vielzahl von Fällen kommt es nach dem Sturz auf den ausgestreckten, abduzierten Arm zu einer Verletzung des superioren Labrumkomplexes. Aber auch akute, gewaltvolle Traktion bei supiniertem Unterarm sowie direkte Krafteinwirkung auf die laterale Schulter werden als möglicher Verletzungsmechanismus diskutiert (Field et al. 1993, Grauer 1992). Biomechanische Studien haben gezeigt, dass Belastungen am anterioren sowie posterioren Labrum glenoidale unter gleichzeitiger Anspannung des M. biceps brachii bei Abduktion signifikant größer sind als in Adduktion, insbesondere bei 90°-Abduktion. Eine weitere Erhöhung der Belastung auf das superiore Labrum glenoidale wird durch Außenrotationsbewegungen erreicht (Grauer 1992).

Weitere biomechanische Studien unterstreichen die Bedeutung des superioren Bizeps-Labrum-Komplexes in Hinsicht auf die Schultergelenkstabilität. Experimentelle Ablösung des superioren Labrums vom Glenoid führte zur anterioren Schulterinstabilität, insbesondere bei SLAP-Läsionen Typ II (Rodosky; Mc Ginty).

In anatomischen Studien wurden verschiedene Varianten an der Anheftung des superioren Labrum glenoidale sowie der Ursprungsstelle der langen Bizepssehne am Glenoid beschrieben (Esch).

Eine anatomische Variante des Labrum glenoidale ist das „sublabrale Loch", welches im Bereich der superioren Hälfte des anterioren Labrums nicht mit einer SLAP- oder Bankart-Läsion zu verwechseln ist. Diese anatomische Variante tritt in 10–19 % der Fälle auf (Esch).

Eine weitere anatomische Normvariante im Bereich des superioren Labrums ist der Buford-Komplex. Es handelt sich hierbei um ein strangartiges MGHL (mediales glenohumerales Ligament) und ein im superioren Bereich ablösbares Labrum in Kombination mit einem großen sublabralen Loch. Diese Variante ist in ca. 2 % der Fälle anzutreffen und bedarf keiner operativen Therapie (Snyder/Esch).

Anamnese

Ein Hinweis auf eine vorliegende SLAP-Läsion kann sich schon bei der Frage nach dem Unfallmechanismus ergeben. Als bedeutsame Unfallmechanismen eignen sich der Sturz auf den leicht abduzierten, antevertierten Arm in Kombination mit Blockierungserscheinungen, intraartikulärem Schnappen oder Subluxationserscheinungen. Auch die akute, gewaltvolle Traktion bei supiniertem Unterarm ist als geeignetes Trauma zur Entstehung einer SLAP-Läsion zu werten. Generelle Fragen über Patientenalter, Händigkeit, sportliche oder berufliche Tätigkeiten sowie spezielle Bewegungen, bei denen o. g. Phänomene auftreten, helfen bei der Erhärtung der Arbeitsdiagnose SLAP-Läsion.

Bezüglich der Schmerzintensität, -lokalisation und des Auftretens bei bestimmten Bewegungsabläufen sind die Angaben der Patienten unterschiedlich. Insgesamt bietet auch die genaueste Anamneseerhebung nur relativ unspezifische Anhaltspunkte für die Diagnostik einer bestehenden SLAP-Läsion.

Klinische Untersuchung

Auch bei der klinischen Untersuchung des Patienten findet sich kein spezifischer Test, um SLAP-Läsionen zu diagnostizieren. Häufig sind die Befunde kombiniert mit klinischen Befunden einer Bizepssehnentendinitis, einer Instabilität, Rotatorenmanschettenpathologien oder bei einer Impingementsymptomatik. Richtungweisend sind funktionelle Tests, bei denen in 90°-Abduktion unter axialer Kompression Rotationsbewegungen zwischen Humeruskopf und Glenoid ausgeführt werden und es hierbei reproduzierbar zu einem der o. g. Phänomene (Schnappen, Blockierung) kommt. Man versucht hiermit ähnlich wie am Kniegelenk mit dem MC Murray- oder Apley-Grinding-Test einen Stress auf das geschädigte Labrum glenoidale zu bewirken (Andrews 1985).

Dies kann auch schon in ausgeprägten Fällen bei der einfachen Überprüfung des aktiven und passiven Bewegungsausmaßes der Schulter hervorgerufen werden.

Kibler (1995) beschreibt den Anterior-Slide-Test zur speziellen klinischen Untersuchung und Aufdeckung von Läsionen des superioren Labrum glenoidale. Hierbei wird eine Translationsbewegung des Humeruskopfes nach anterior-superior ausgeführt. Dazu sitzt oder steht der Patient mit den Armen auf den Hüften aufgestützt und posterior gerichteten Daumen. Der Untersucher fixiert mit einer Hand die Schulter über dem Akromion, während die andere Hand einen Druck nach vorn oben auf das Ellenbogengelenk und den Oberarm der zur untersuchenden Seite ausübt. Gleichzeitig soll der Patient gegen diesen Druck Widerstand leisten. Als positives Ergebnis wird die Schmerzangabe des Patienten oder ein hörbares Klick-/Plopp-Zeichen gewertet. Auch die Angabe des Patienten, dass er genau die Schmerzsymptomatik verspürt, die sonst bei Überkopftätigkeit auftritt, wird als positiv bewertet.

Ein weiterer, möglicherweise klinisch auf eine SLAP-Läsion hinweisender Test ist der O'Brien-Test. Hierbei wird der Arm in 90°-Anteversion mit max. Pronation des Unterarmes gegen den Widerstand des Untersuchers gehalten. Auch hierbei gibt der Patient die bekannte Schmerzsymptomatik im Bereich des oberen Gelenkanteils an. Differenzialdiagnostisch ist dieser Test unter Schmerzangabe im Akromioklavikulargelenk positiv z. B. bei Gelenkarthritis des Akromioklavikulargelenks.

O'Brien selbst gibt hier eine Sensitivität von 88 % an, wogegen andere Autoren nur auf 50 % kommen (Jobe 1996).

Viele Patienten geben Beschwerden bei Mitbeteiligung anderer klinisch interessanter Strukturen an.

Bei Mitbeteiligung der langen Bizepssehne im Sinne einer sekundären Tendinitis führen die direkte Palpation im Sulcus bicipitalis sowie spezifische funktionelle Tests wie der Speed- oder Yergason-Test zu einem schmerzhaften Untersuchungsbefund.

Auch diverse funktionelle Tests im Rahmen einer Rotatorenmanschettenpathologie (subakromialer Painful Arc; Jobe-Test; Impingementtest nach Neer/Hawkins-Kennedy etc.) können beim Vorliegen einer intraartikulären Labrumläsion positiv ausfallen.

Durch diverse Tests (ant./post. Apprehensionstest; Sulcus Sign; Relocation-Test u.v.m.) können eine Instabilitätssymptomatik sowie damit verbundene mögliche Subluxationserscheinungen verifiziert werden und als Hinweis für eine mögliche Labrumläsion gewertet werden.

In seltenen Fällen bietet der LA-Test eine weitere Hilfestellung zur Differenzierung einer intra- oder extraartikulären Pathologie. Hierbei werden 5 ml Lokalanästhetikum intraartikulär injiziert und bei deutlicher temporärer Beschwerdelinderung oder Beschwerdefreiheit des Patienten spricht dies für eine intraartikuläre Pathologie, wie z. B. auch für eine Schädigung des Labrum glenoidale im Sinne einer SLAP-Läsion.

Bildgebende Diagnostik

Konventionelle Röntgendiagnostik

Die konventionelle radiologische Untersuchung des Schultergelenks zeigt knöcherne Veränderungen im Rahmen von degenerativen Erkrankungen und traumatischen Verletzungen, bei instabilen Schultergelenken und sekundär bei anderen Grunderkrankungen. Bei der Diagnostik von Läsionen des Labrum glenoidale jedoch sind durch konventionelle Röntgenaufnahmen wenig Hinweise auf SLAP-Läsionen zu erhalten. Lediglich bei knöcherner Frakturierung des superioren Glenoidrandes am Tuberculum supraglenoidale kann als Begleitverletzung eine Läsion des oberen Labrum glenoidale vermutet werden (Ianotti/Wang/MC Ginty).

Computertomographie (Nativ-CT/Arthro-CT)

Zur Beurteilung knöcherner Strukturen oder Defekte im Schultergelenk ist eine Untersuchung als Nativ-CT ausreichend. Sollen Weichteilstrukturen, z. B. der Kapsel-Labrum-Komplex, beurteilt werden, ist eine Untersuchung im Sinne einer Kontrastmittelauffüllung des Gelenkinnenraumes (Arthrographie) mit nachfolgender Computertomographie (Arthro-CT) notwendig. Der Nachteil gegenüber einer Kernspintomographie ergibt sich aus der Invasivität der Methode. Glenoidale Läsionen lassen sich hiermit ebenso darstellen wie subperiostale Kapselablösungen oder Labrumablösungen im anterioren Bereich des Glenoids. Eine sichere Beurteilung des Labrum glenoidale ist nicht immer möglich. Daher ist auch bei der CT-Untersuchung oft nur der Hinweis auf eine SLAP-Läsion zu finden.

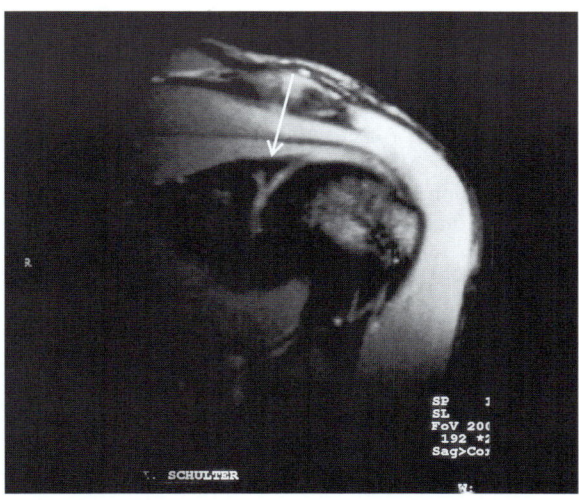

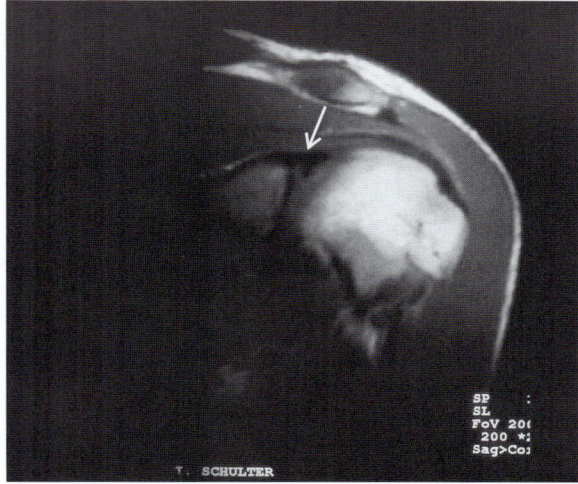

Abb. 2.**22** u. 2.**23** SLAP-Läsionen im Kernspintomogramm.

Abb. 2.**23**

Kernspintomographie (MRT/MRT-Arthrographie)

Durch die Kernspintomographie lassen sich alle klinisch interessierenden Weichteilstrukturen am Schultergelenk darstellen. Oft ist es jedoch auch hier schwierig das Labrum glenoidale und die Gelenkkapsel sicher zu beurteilen. Hier liegt auch die Schwierigkeit in der Darstellbarkeit und Beurteilung von SLAP-Läsionen (Abb. 2.**22**, 2.**23**).

In der neueren Literatur gibt es Studien, die das Verfahren der kernspintomographischen Untersuchung nach intraartikulärer Kontrastmittelinjektion (Gadolinium) als MRT-Arthrographie beschreiben. Mit dieser Untersuchungstechnik ist es möglich, SLAP-Läsionen darzustellen, jedoch eine alleinige Diagnostik von SLAP-Läsionen mit dieser Methode ist nicht zuverlässig.

Als ein weiterer Nachteil ist die Invasivität des Verfahrens anzusehen.

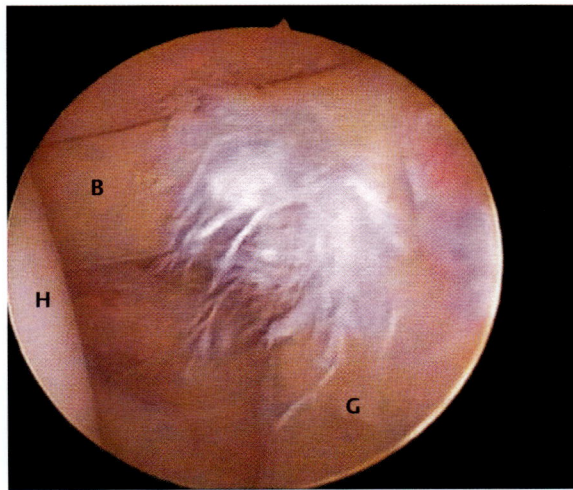

Abb. 2.**24** SLAP-Läsion Typ I (arthroskopischer Befund).

Insgesamt ist die Arbeitsdiagnose einer SLAP-Läsion nur mit der Arthroskopie exakt zu bestätigen und auch gleichzeitig zu therapieren. Durch sorgfältige Anamneseerhebung, klinische Untersuchung und durch additive bildgebende Verfahren lässt sich diese Arbeitsdiagnose erstellen, jedoch nur in wenigen Fällen beweisen.

Arthroskopie

Arthroskopische Therapie

SLAP Typ I (Abb. 2.**24**). Bei dieser Läsion sollten alle degenerativen und lockeren Anteile des Labrums reseziert werden. Dies kann mit motorgetriebenen Instrumenten oder auch mit Handinstrumenten (z. B. Duckbyte) ähnlich der Abglättung eines degenerativ aufgefaserten Meniskusschadens im Kniegelenk durchgeführt werden. Sicherzustellen ist jedoch, dass nach der Resektion das verbliebene Labrum und auch der Ursprung der langen Bizepssehne intakt ist und fest auf dem Glenoidrand haftet.

SLAP Typ II (Abb. 2.**25**). Da es sich hier um eine instabile Ablösung des superioren Labrum glenoidale in Kombination mit dem Bizepssehnenanker handelt, muss dieser Komplex an den Glenoidrand refixiert werden. Hierzu sind mehrere Möglichkeiten in der Literatur beschrieben. Grundsätzlich gibt es drei verschiedene Refixationsprinzipien, ähnlich der Refixation einer Bankart-Läsion: Staple- oder Schraubenrefixation und verschiedene Nahttechniken (z. B. Transglenoidalnaht oder Ankertechnik).

Allen Refixationstechniken voraus muss jedoch eine sorgfältige Anfrischung des knöchernen glenoidalen Randes mit der Kugelfräse (4,0; 4,5 mm) durchgeführt werden, um das Anheilen des abgelösten Labrums nach Refixation zu ermöglichen. Nach dem diagnostischen Rundgang im glenohumeralen Gelenk durch den dorsa-

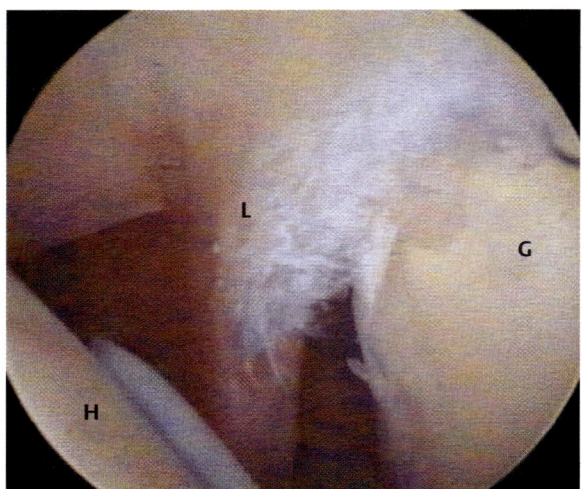

Abb. 2.**25** SLAP-Läsion Typ II (arthroskopischer Befund).

len Zugang wird hierzu in der Regel der mittlere ventrale Instrumentenzugang angelegt. Es kann auch ein individuell von der Position etwas unterschiedlicher Instrumentenzugang notwendig sein, welcher von der Lokalisation der Labrumablösung abhängt. Dementsprechend kann dieser Arbeitszugang auch im Hinblick auf die später gebräuchliche Refixationstechnik weiter superior ventral des Akromions, transakromial oder dorsal des Akromions positioniert werden.

SLAP-Läsion Typ III (Abb. 2.**26**). Bei dieser Läsion wird der abgelöste und ggf. eingeschlagene Anteil des Labrums ähnlich einem Korbhenkelriss im Kniegelenk reseziert. Nach der Resektion muss sowohl inspektorisch als auch palpatorisch mit dem Tasthaken sichergestellt werden, dass der verbleibende Anteil des Labrums sowie der Bizepsanker fest am Glenoidrand heften.

SLAP-Läsion Typ IV (Abb. 2.**27**). Je nach Defektgröße und -art kann hiermit eine der oben beschriebenen

Nahttechniken zur Refixation oder eine Resektion durchgeführt werden. Liegt ein instabiler Bizepssehnenanker vor und der Riss umfasst mehr als 30 % der Gesamtdicke der Bizepssehne, ist eine Resektion des eingeschlagenen Anteils und eine Bizepstenodese zu empfehlen.

SLAP-Läsion Typ V (Kombinationsverletzung). Häufig sind hier Kombinationen aus Typ II und Typ IV. In solchen Fällen muss primär die Refixation des Labrums durchgeführt werden. Im zweiten Schritt kann dann eine Resektion oder sogar eine notwendige Bizepssehnentenodese durchgeführt werden.

Operationsspezifische Aufklärung der Patienten

Im präoperativen Aufklärungsgespräch zwischen Operateur und Patient muss neben den allgemeinen Risiken bei arthroskopischen Gelenkeingriffen im Bereich des Schultergelenks bezüglich der Therapie der verschiedenen SLAP-Läsionen die je nach intraoperativem Befund einzuschlagende Technik erläutert werden. Weiterhin sollten, da nur kurz- bis mittelfristige Ergebnisse in der Literatur bzgl. der Therapie von SLAP-Läsionen vorliegen, auch die damit verbundenen und zu erwartenden Operationsergebnisse und die nachfolgende Rehabilitationsphase erörtert werden. Es sollte auch ein Wechsel zum offenen Operationsverfahren aufgeklärt werden (intraoperativer Befund, Komplikation).

Komplikationsmöglichkeiten

Hier sollten die allgemein möglichen Komplikationsmöglichkeiten und deren Lösung sowie Häufigkeit bei arthroskopischen Eingriffen (s. o.) erläutert werden.

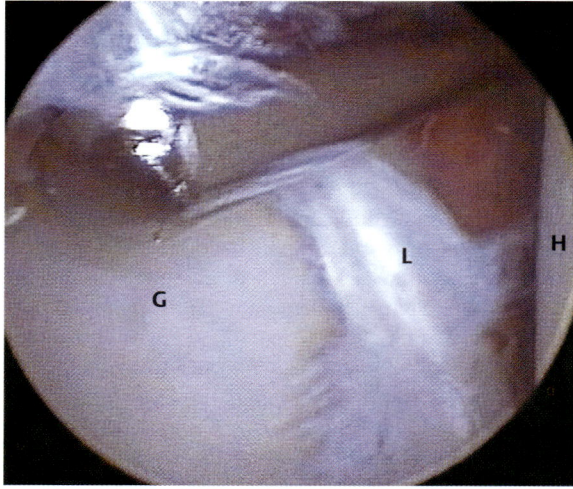

Abb. 2.**26** SLAP-Läsion Typ III (arthroskopischer Befund).

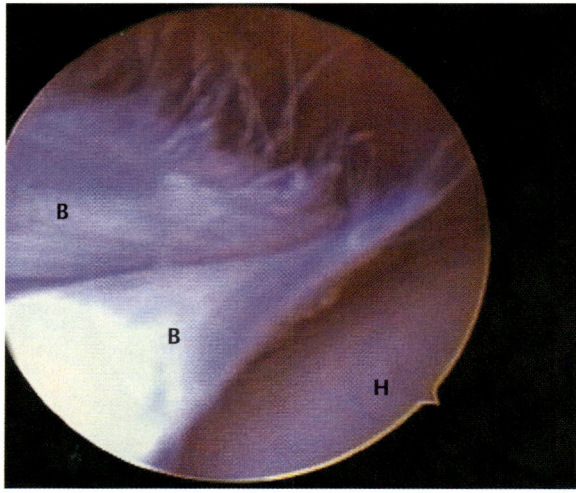

Abb. 2.**27** SLAP-Läsion Typ IV (arthroskopischer Befund).

Rehabilitation

Die Nachbehandlung entspricht bei Resektionen ohne Refixation oder Bizepstenodese der Nachbehandlung bei endoskopisch subakromialer Dekompression.

Bei durchgeführter Refixation wird das glenohumerale Gelenk für 6 Wochen im Gilchrist-Verband immobilisiert. Nur isometrische Übungen unter Ausschluss des M. biceps brachii sind erlaubt. Nach 6 Wochen erfolgt die Abnahme des Gilchrist-Verbandes und bei frei gegebener Beweglichkeit kann dann bis zur 12. Woche postoperativ aktiv und passiv bewegt werden. Ab der 12. Woche kann mit langsamer Gewichtsbelastung begonnen werden. Überkopfsportarten sind für 6 Monate und Kontaktsportarten für 12 Monate untersagt.

3 Arthroskopie bei degenerativen Veränderungen

3.1 Bursitis subacromialis/Rotatorenmanschettentendinitis

J. Jerosch, H. Merk

Definition

Bei der Bursitis subacromialis liegt eine extrinsisch (subakromiale Stenose) oder intrinsisch (Sehnendegeneration) bedingte entzündliche Reizung der Rotatorenmanschette und des subakromialen Raumes vor. Daneben kann auch eine rezidivierende Überlastung im Sinne einer Ansatztendinose zur Reizung der Rotatorenmanschette führen.

Ätiologie

Die Hauptursache der subakromialen Stenose ist die mechanisch bedingte Einengung des subakromialen Raumes (extrinsische Ursache). Hierdurch wird das physiologische Gleiten der Sehnen behindert. Die Behinderung kann durch das *Schulterdach*, die Rotatorenmanschette selber oder durch den Humeruskopf bedingt sein. Vom Schulterdach ausgehende Behinderungen sind Osteophyten an der Unterfläche des Akromions sowie der lateralen Klavikula, Ansatzosteophyten des Lig. coracoacromiale und Formvarianten des Akromions mit unterschiedlichen Krümmungen oder ventralen ossären hakenförmigen Vorsprüngen.

Die Sehnen der *Rotatorenmanschette* können durch trainings- oder überlastungsbedingte Volumenzunahme, chronische Entzündungen oder intratendinöse Kalkeinlagerungen zu einem Konfliktproblem führen (intrinsische Ursache). Bei partiellen oder kompletten Rotatorenmanschettenrupturen kann durch die fehlende Zentrierung eine Kranialisierung des *Humeruskopfes* mit entsprechendem Engpass-Syndrom resultieren. Auch ein nach einer Fraktur in Fehlstellung verheiltes *Tuberculum majus* kann durch die oft zu beobachtende Kranialisation zu einer subakromialen Stenose führen.

Überlastungen der Rotatorensehnen und insbesondere der Sehnen-Knochen-Übergänge durch rezidivierende kraftvolle Überkopfbewegungen wie beispielsweise bei Wurfsportarten oder bei hypermobilen Gelenken, die ständig durch die Muskulatur aktiv stabilisiert werden müssen, können zu *Ansatztendinosen* führen. Diese sind vergleichbar dem Krankheitsbild des Patellaspitzensyndroms. Häufig werden diese Ansatztendinosen auch mit dem leicht irreführenden Begriff des „Instabilitäts-Impingements" bezeichnet. Dieses Begriff impliziert bei manchen Therapeuten leider die Notwendigkeit zur subakromialen Dekompression.

Hierdurch wird die Beschwerdesymptomatik jedoch eher noch ausgeprägter.

Anamnese

Die Patienten klagen beim Vorliegen einer subakromialen Pathologie über einen bewegungsabhängigen Schmerz, der gelegentlich durch ein Bagatelltrauma ausgelöst wurde. Die Beschwerden sind oft chronischer Natur und können durch bestimmte Bewegungen (Abduktion, Retroversion oder Wurfbewegung) ausgelöst werden. Ganz typisch ist der Nachtschmerz sowie Schlafstörungen. Die Patienten projizieren die Schmerzen typischerweise auf den Ansatzbereich des M. deltoideus am proximalen lateralen Humerus. Bereits im Rahmen der Anamnese sollte nach einem möglichen mehrphasischen Verlauf wie er für die adhäsive Kapsulitis typisch ist, gefragt werden, da dieses Krankheitsbild in der Frühphase anderenfalls ein ähnliches Bild wie eine subakromiale Pathologie ergeben kann. Bei dislozierten Tuberculum-majus-Frakturen liegt eine entsprechende Unfallanamnese vor. Bei der Erfragung der bisherigen Therapie sollte auch die Anzahl der durchgeführten Injektionen unter besonderer Berücksichtigung der Injektionen mit Corticoidzusatz dokumentiert werden. Für die unmittelbar präoperative Planung ist die Frage nach Aspirineinnahme ebenso wichtig wie die Abklärung anderer Faktoren, welche die Gerinnung beeinflussen können. Aspirin sollte unbedingt zwei Wochen vor dem Eingriff abgesetzt werden. Viele Patienten mit degenerativen Schulterleiden befinden sich im fortgeschrittenen Alter. Es ergibt sich somit auch unbedingt die Frage nach einem Herzschrittmacher, da dieser in seiner Funktion durch das HF-Messer während der ASD erheblich beeinträchtigt werden kann.

Klinische Diagnostik

Im Rahmen der klinischen Untersuchung findet sich ein typischer *Druckschmerz am Tuberculum majus*. Gelegentlich ist auch die lange Bizepssehne im Sulcus intertubercularis mitbeteiligt. Bei den funktionellen Tests sind sowohl der *subakromiale schmerzhafte Bogen* als auch der *Jobe-Test* positiv. Die subakromiale Injektion von 3 ml Lokalanästhetikum führt zur deutlichen Schmerzreduk-

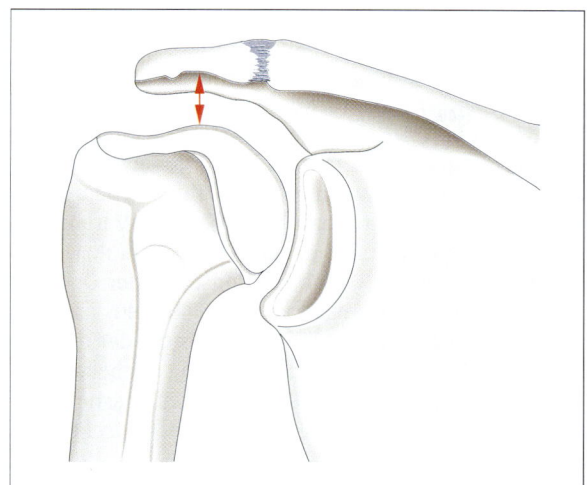

Abb. 3.**1** Akromiohumerales Intervall (AHI): Der Abstand zwischen der Unterfläche des Akromions und der Oberfläche des Humeruskopfes beträgt normalerweise 12–14 mm. Ist das AHI kleiner als 3 mm, handelt es sich um eine massive Ruptur.

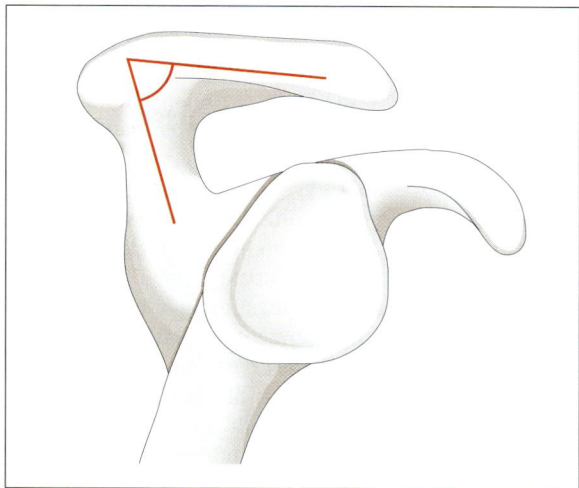

Abb. 3.**3** Eine Zunahme der Akromioninklination kann auch bei einem flachen Akromion zur Eineingung des subakromialen Raumes führen.

tion (*Lokalanästhesietest*). Bei anhaltenden Beschwerden nach der Injektion sollte differenzialdiagnostisch das Akromioklavikulargelenk angespritzt werden. Zur Differenzierung gegenüber einer Ansatztendinose (Instabilitäts-Impingements) dient der Relokationstest.

Bildgebende Diagnostik

Das native *Röntgenbild* ist in vielen Fällen unauffällig. Eventuell können als sekundäre Veränderungen kleinere sklerotische oder osteolytische Bereiche am Tuberculum majus vorhanden sein. Nur im fortgeschrittenen Stadium findet man den für die komplette Rotatorenmanschettenruptur pathognomonischen Humeruskopfhochstand. Das akromiohumerale Intervall (AHI) variiert in Abhängigkeit von der Röntgeneinstellung und beträgt normalerweise 12–14 mm (Abb. 3.**1**).

Auf der *Abduktionsaufnahme* achtet man auf inferiore Osteophyten am Schultereckgelenk. Die Akromionkonfiguration (flach, gebogen, mit ventraler Nase = Typ I–III) lässt sich am deutlichsten mit einer *Supraspinatustunnelaufnahme* darstellen (Abb. 3.**2**).

Auch bei flachem Akromion kann ein starker Inklinationswinkel des Akromions (Abb. 3.**3**) zur subakromialen Stenose führen. Selten bilden Ossifikationen des Lig. coracoacromiale eine subakromiale Enge.

Im *Sonogramm* findet sich eventuell eine leichte Begleitreaktion der Bursa subacromialis. Ausgeprägtere geometrische Veränderungen finden sich nur bei partiellen oder kompletten Rupturen der Rotatorenmanschette. Besteht keine Möglichkeit der sonographischen Abklärung, kann auch mithilfe der Arthrographie der Status der Rotatorenmanschette evaluiert werden. Weitergehende bildgebende Verfahren sind bei diesem Krankheitsbild nur selten indiziert.

Abb. 3.**2** Klassifikation der unterschiedlichen Akromiontypen nach Bigliani.
Typ I: flach
Typ II: gebogen
Typ III: anteriorer Haken.

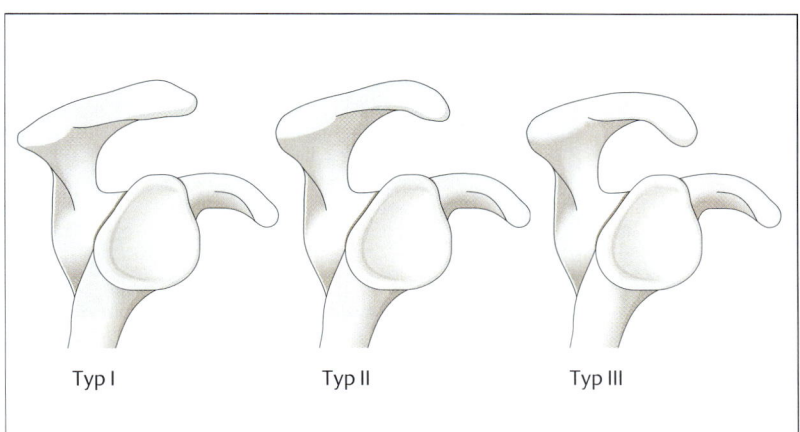

Typ I   Typ II   Typ III

Konservative/operative Therapiemöglichkeiten

Therapieform der Wahl in der Behandlung der Bursitis subacromialis sowie der Rotatorenmanschettentendinitis ist zweifelsfrei die *konservative Therapie*. Zunächst erfolgt eine symptomatische lokale, evtl. auch systemische Schmerztherapie. Weiterhin bietet sich eine Iontophorese sowie im chronischen Stadium auch eine tiefe Querfriktion an. Eine manuelle Traktion sowie Dehnübungen entlasten die subakromialen Strukturen. Bei den praktischen Bewegungsübungen der Schultermuskulatur ist darauf zu achten, dass neben den Adduktoren und Rotatoren zur dynamischen Distalisierung des Humeruskopfes auch die Skapulastabilisatoren trainiert werden. Dieses gilt ganz besonders bei hypermobilen Gelenken. Überkopfbewegungen sollten vermieden werden.

Erst bei *frustraner konservativer Therapie über mindestens sechs Monate* sollte bei einer subakromialen Stenose die Indikation zur subakromialen Dekompression oder bei einem hypermobilen Schultergelenk die Indikation zur operativen Stabilisation gestellt werden.

Bei einer subakromialen Stenose aufgrund einer *dislozierten Tuberkulumfraktur* ist bis zu einem Überstand von 3 mm eine subakromiale Dekompression indiziert. In den Fällen mit Fehlstellungen über 3 mm sollte eher eine Korrekturosteotomie angestrebt werden.

Die subakromiale Dekompression stellt bei Patienten mit einer subakromialen Stenose inzwischen ein Standardverfahren mit reproduzierbaren Ergebnissen dar. Die klassische Indikation ergibt sich bei einer klinischen Supraspinatuspathologie mit Druckschmerz am Tuberculum majus, positivem schmerzhaftem Jobe-Test, positivem subakromialem schmerzhaftem Bogen, passiv freier Beweglichkeit sowie positivem LA-Test

(Lokalanästhesietest) sowie einer entsprechenden Akromionmorphologie im Röntgenbild (Typ II/III Akromion, inferiore Osteophyten). Hierbei kann sowohl in *arthroskopischer* (arthroskopische subakromiale Dekompression, ASD) als auch in *offener Technik* vorgegangen werden. Im mittelfristigen Ergebnis zeigt sich kein Unterschied zwischen den beiden Operationsverfahren. Der unmittelbare postoperative Verlauf gestaltet sich bei der arthroskopischen Technik jedoch angenehmer für den Patienten. Vonseiten der Operationstechnik kann der Ansatz des M. deltoideus arthroskopisch einfacher geschont werden als bei der offenen Dekompression. Unter Berücksichtigung der bekannten Daten ist somit bei entsprechenden technischen und operativen Voraussetzungen die arthroskopische subakromiale Dekompression vorzuziehen.

Arthroskopische Befunde

Glenohumerale Veränderungen: Bei degenerativ-entzündlichen Veränderungen der Rotatorenmanschette zeigt sich eine deutliche Gefäßinjektion an der Unterseite der Rotatorenmanschette. Gelegentlich finden sich auch lokalisierte Synoviahypertrophien in diesem Bereich (Abb. 3.**4**).

Eine Mitreaktion der langen Bizepssehne ist in vielen Fällen gegeben (Abb. 3.**5**). Sind die synovialen Reaktionen der Gelenkkapsel mehr im ventralen oder ventrokranialen Abschnitten lokalisiert, ist die Diagnose einer subakromialen Pathologie zunächst infrage zu stellen und die Differenzialdiagnose einer Instabilität mit in Betracht zu ziehen (s. Kap. 2.2).

Subakromiale Veränderungen: Die normale Bursa subacromialis zeigt sich als gefäßarmer Schleimbeutel,

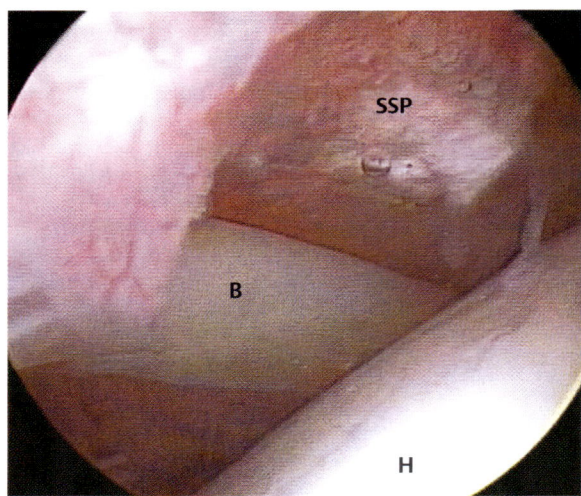

Abb. 3.**4** Deutliche synoviale Gefäßreaktion im Bereich des Schulterdaches (H = Humerus, SSP = Supraspinatus, B = Bizepssehne).

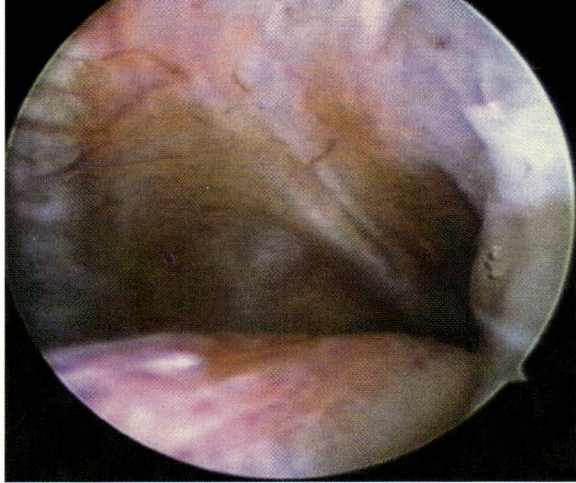

Abb. 3.**5** Deutliche Gefäßinjektion der langen Bizepssehne.

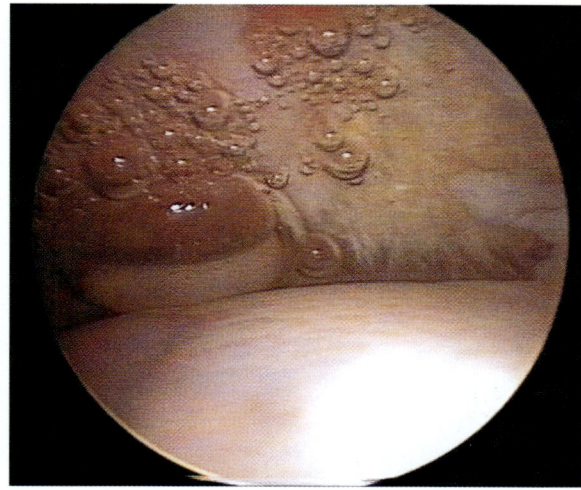

Abb. 3.**6** Reizlose subakromiale Bursa.

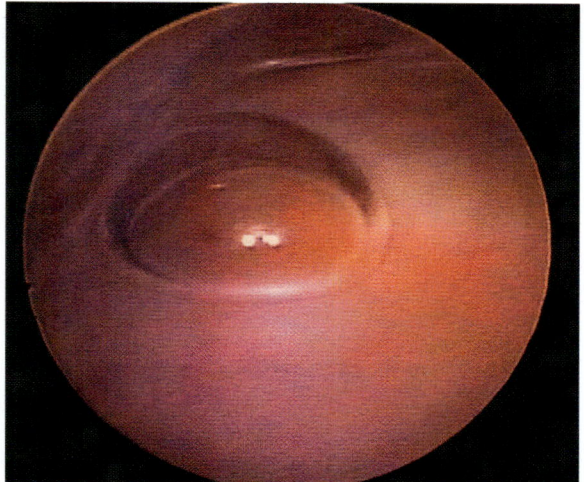

Abb. 3.**7** Deutliche Bursitis subacromialis.

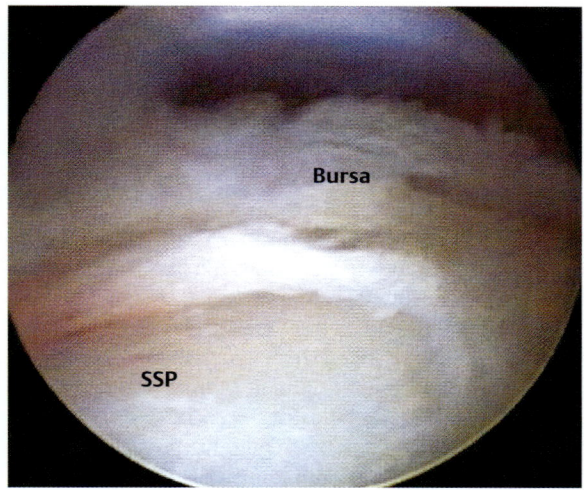

Abb. 3.**8** Fibrotisches subakromiales Bursablatt.

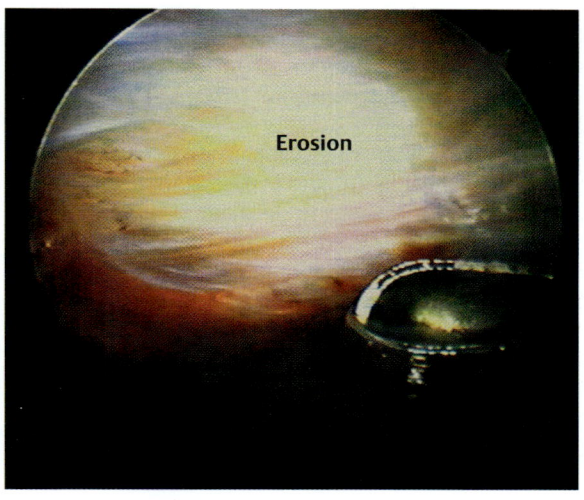

Abb. 3.**9** Erosion des akromialen Ansatzes des Lig. coracoacromiale.

der eine homogene und weißliche Wandstruktur besitzt (Abb. 3.**6**). Das Ausmaß dieser Bursa zeigt große Variationen. Bei Reizungen dieses Schleimbeutels kann es zu massiver Gefäßinjektion mit Synoviahypertrophien kommen (Abb. 3.**7**). Beim Vorliegen von chronischen Reizzuständen können auch durchaus bereits fibröse Verwachsungen (Abb. 3.**8**) das Bursalumen obliterieren. In derartig veränderten Schleimbeuteln gelingt die Übersicht erst nach partieller Resektion des pathologischen Gewebes. Aber auch direkt unterhalb des Akromions sowie im Bereich des korakoakromialen Ligaments können sich Veränderungen zeigen. Diese können von Erosionen des subakromial inserierenden Lig. coarcoacromiale (Abb. 3.**9**) bis hin zum völligen Freiliegen des subakromialen Knochens reichen (Abb. 3.**10**). Im Bereich des Akromioklavikularligamentes können leichte (Abb. 3.**11**) bis massive (Abb. 3.**12**) Gefäßreaktionen vorliegen.

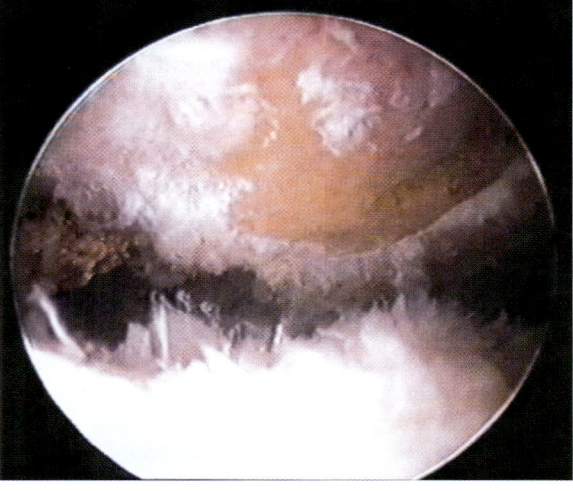

Abb. 3.**10** Freiliegende inferiore Begrenzung des Akromions.

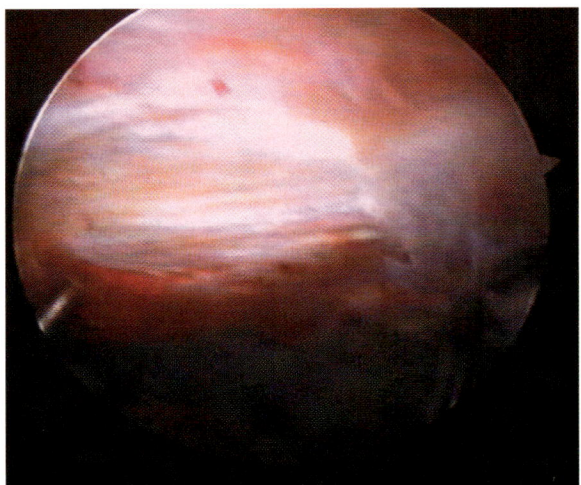

Abb. 3.**11** Leichte Synovitis im Bereich des Lig. coracoacromiale.

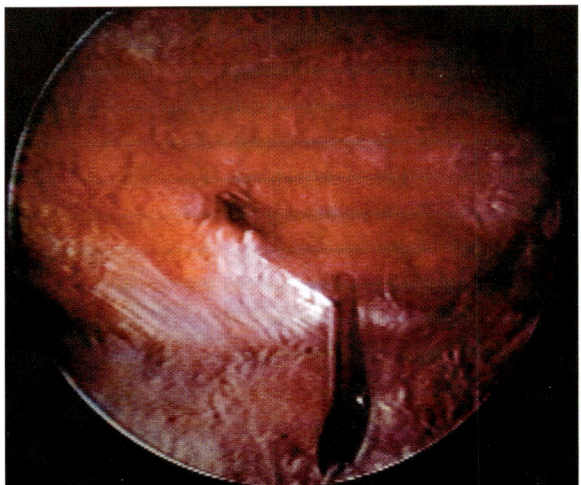

Abb. 3.**12** Ausgeprägte Synovitis im Bereich des Lig.coracoacromiale.

Arthroskopische Therapie – Arthroskopische Subakromiale Dekompression (ASD)

Bei der **a**rthroskopischen **s**ubakromialen **D**ekompression (**ASD**) wird durch eine Erweiterung des subakromialen Raumes wieder ein normaler Gleitvorgang der Rotatorenmanschette ermöglicht. Hierbei erfolgt wie bei einer offenen Akromionplastik eine Resektion des Lig. coracoacromiale und eine partielle vordere Resektion des Akromions.

Operationsvorbereitung und glenohumerale Inspektion: Der Patient wird in der vom Operateur bevorzugten Position gelagert (Seitenlage oder Beach-Chair). Die knöchernen Landmarken Akromion, Processus coracoideus und Klavikula werden präoperativ mit einem sterilen Stift markiert. Bei jeder ASD erfolgt die arthroskopische Inspektion des glenohumeralen Gelenks über das dorsale superiore Portal. Hierbei werden begleitende Pathologien wie partielle inferiore Rotatorenmanschettenrupturen, freie Gelenkkörper oder Labrumdefekte aufgedeckt. Bei therapeutischer Relevanz können diese dann gleichzeitig arthroskopisch behandelt werden.

Bursoskopie: Anschließend wird das Arthroskop langsam wieder aus dem Gelenk entfernt. Hierbei verspürt man mit gewisser Übung den Durchtritt durch die Infraspinatussehne und somit das Verlassen des Gelenks. Anschließend wird der Arthroskopschaft mit stumpfem Trokar in den subakromialen Raum redirigiert und vorgeschoben. Hierzu wird mit dem stumpfen Trokar zunächst die Hinterkante des Akromions lokalisiert, indem der Ober- und Unterrand palpiert werden. Nun wird das Arthroskop unter das Akromion geschoben. Hierbei stützt der Operateur die Schulter von ventral. Idealerweise ist der plötzlich nachlassende Widerstand nach Passieren der Bursawand deutlich fühlbar.

Intrabursale Adhäsionen oder fibröse Stränge werden durch vorsichtige horizontale Bewegungen des Arthroskopschaftes gelöst und so das Bursalumen für die spätere Auffüllung vorbereitet. Hierbei sollte auf zu starkes Kratzen an der Akromionunterkante verzichtet werden, da so eventuell vorhandene diagnostisch relevante sekundäre Veränderungen an der Akromionunterseite verwischt werden und die Beurteilung der Weichteilsituation nicht mehr möglich ist.

Gelingt keine ausreichende Darstellung der Bursawände, kann dies zwei Ursachen haben. Zum einen sind viele subakromiale Bursen beim Vorliegen einer subakromialen Pathologie fibrotisch oder entzündlich verändert. Dieses kann zur Obliteration des Bursalumens führen. Zum anderen kann es jedoch auch sein, dass der Arthroskopschaft die dorsale Bursawand noch nicht durchstoßen hat. Hierbei ist immer darauf zu achten, dass die subakromiale Bursa oft nur unter dem ersten Drittel des Akromions liegt.

Weichteilresektion: Als Nächstes wird ein Synovialresektor über das anterolaterale Portal in die Bursa eingebracht. Dieses liegt unmittelbar an der anterolateralen Akromionbegrenzung in lateraler Verlängerung der ventralen Akromionkante. Der Zugang wird in der Outside-in-Technik angelegt. Sobald die das Portal markierende Punktionsnadel identifiziert ist, wird durch Kranial- und Kaudalbewegungen der Nadel die Orientierung überprüft. Bei partiell verlöteter Bursa kann das Auffinden der Nadel erschwert sein. In solchen Fällen empfiehlt es sich, mit der Nadel zunächst den Kontakt zum Arthroskopschaft zu suchen und dann zur Spitze des Schaftes zu gleiten. Zeigt die Bursa hingegen keinerlei Veränderungen, sollte die Diagnose hinterfragt werden.

Das Portal wird mit dem Messer, welches parallel zur Nadel geführt wird, etabliert. Um das Flüssigkeitsextravasat zu limitieren, kann eine Arbeitskanüle mit

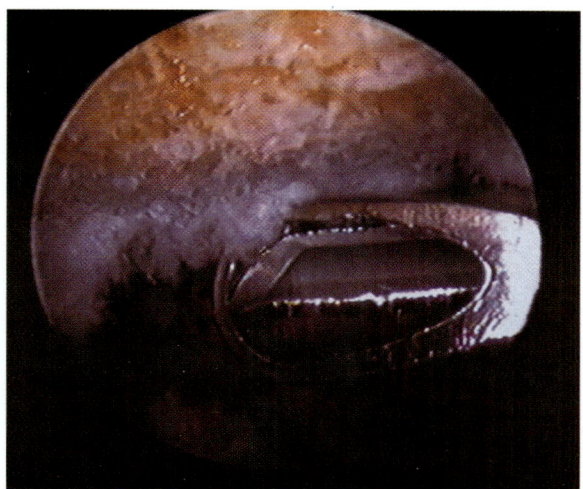

Abb. 3.**13** Weichteilresektor im subakromialen Raum.

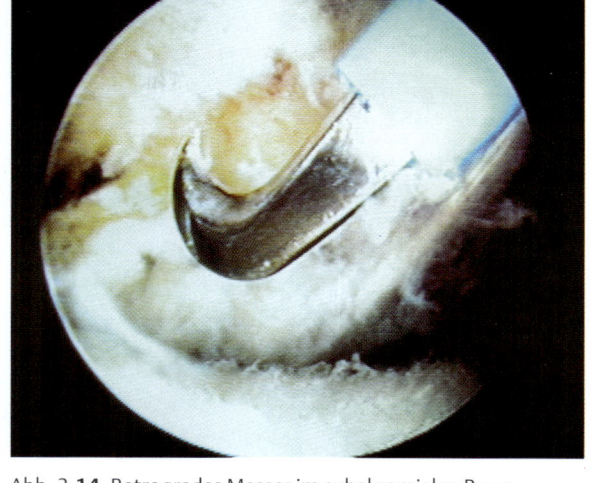

Abb. 3.**14** Retrogrades Messer im subakromialen Raum.

Kunststoffventil eingebracht werden. Dieses ist jedoch nicht unbedingt erforderlich. Nach Einbringen des Synovialresektors (5,5 mm) wird mit dem offenen Shaverfenster nach oben gegen das Akromion gerichtet das *superfizielle Blatt der meist hypertrophen Bursa subacromialis* reseziert (Abb. 3.**13**).

Bei der Bursaresektion muss die Öffnung des Shavers initial unbedingt immer nach kranial in Richtung Akromionunterfläche zeigen, um eine iatrogene Verletzung der Rotatorenmanschette zu vermeiden. In den Fällen, in denen die Einsicht aufgrund von Verwachsungen nicht möglich ist, werden zunächst die beiden Spitzen von Arthroskop und Shaver palpatorisch zusammengebracht. Man überzeugt sich, dass die Shaveröffnung nach kranial gerichtet ist und beginnt vorsichtig mit der Resektion von Adhäsionen. Hierbei muss unbedingt darauf geachtet werden, dass es nicht zu einer Beschädigung der Instrumente kommt. Insbesondere die Linse des Arthroskops ist hierbei in Gefahr.

Nach Erreichen des ersten Überblicks und nach Resektion des superfizialen Bursablattes kann optional von posterolateral eine Inflow-Kanüle in den subakromialen Raum eingebracht werden, um hierdurch eine bessere Distension zu erreichen. Bei gutem Überdruck (durch Schwerkraft oder Pumpe) oder der Verwendung eines High-Flow-Schaftes (6 mm) ist dieses zusätzliche Portal jedoch nicht notwendig. Falls es notwendig ist, sollte die Kanüle so konstruiert sein, dass nur ein endständiges Austrittsloch vorhanden ist. Seitliche Löcher liegen oftmals nicht vollständig innerhalb der Bursa und führen dann nur zum Extravasat in die umgebenden Weichteile.

Ist die sichere kraniokaudale Orientierung erreicht, wird der subakromial anheftende Anteil des *Lig. coracoacromiale* bis zur Unterfläche des Akromions mit dem Synovialresektor abgetragen. Dieses derbe fibröse Gewebe kann auch mit einem retrograden Messer (Abb. 3.**14**), mit Küretten (Abb. 3.**15**) oder mit dem HF-

Messer zuvor längs und quer schachbrettartig zerteilt werden, sodass es dem Synovialresektor eine bessere Angriffsfläche bietet. Die Akromionunterfläche kann nun zunächst nach ventral und lateral bis zur jeweiligen Begrenzung des Akromions gesäubert werden. Erst anschließend erfolgt die *Resektion der subakromialen Weichteile* nach dorsal und nach medial.

Bei der Präparation nach medial sollte der kleine Fettkörper unterhalb des Akromioklavikulargelenks unbedingt beachtet werden. Zum einen kann es bei der Resektion von Fettkörpergewebe zu Blutungen kommen, welche die Sicht erheblich beeinträchtigen, und zum anderen sollte die inferiore Kapsel des Akromioklavikulargelenks geschont und das Schultereckgelenk möglichst unversehrt belassen werden. Ebenso sollten alle Bursaanteile medial des Muskel-Sehnen-Übergangs belassen werden, da es auch aus diesen Anteilen stark bluten kann.

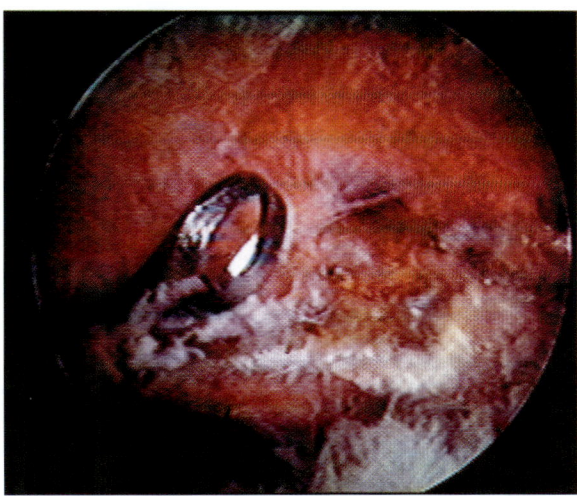

Abb. 3.**15** Kürette im subakromialen Raum.

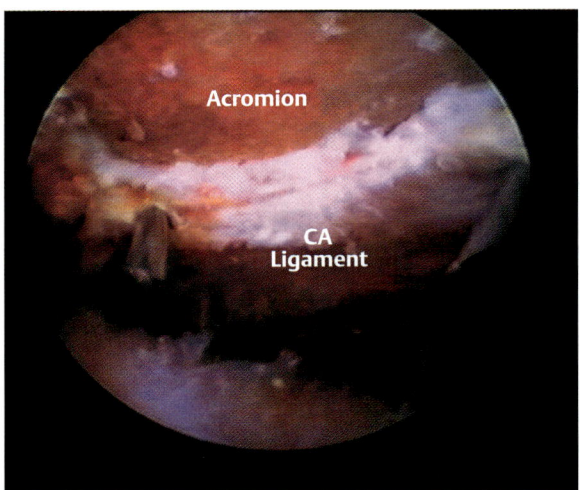

Abb. 3.**16** Markieren der Begrenzung des Lig. coracoacromiale (CA) mit zwei Nadeln.

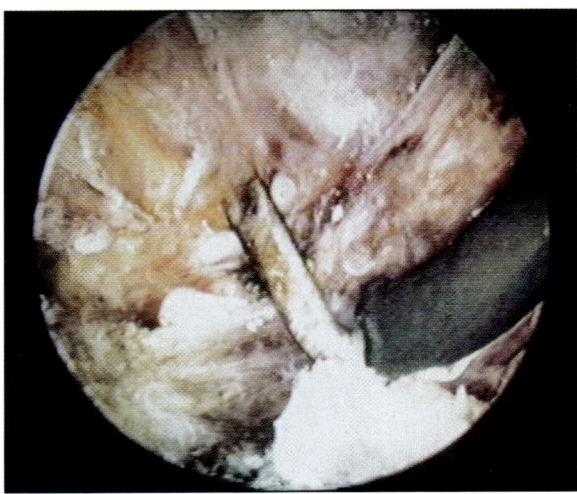

Abb. 3.**17** Durchtrennung des Lig. coracoacromiale mit dem Hochfrequenzmesser.

Kommt es zu Schwierigkeiten bei der arthroskopischen Orientierung, hilft oft ein kurzer Blick von außen auf die Schulter und die Relation der Instrumente zueinander.

Mithilfe von *zwei Markierungsnadeln* werden die Begrenzungen des ventral noch anheftenden Anteils des Lig. coracoacromiale sowie die Begrenzungen des Akromions dargestellt (Abb. 3.**16**). Hierzu wird eine Nadel an der anterolateralen Akromionbegrenzung und eine zweite unmittelbar ventral des Akromioklavikulargelenks eingebracht. Beide Nadeln verlaufen etwa parallel. Über das anterolaterale Instrumentenportal wird das HF-Messer eingeführt und hiermit die Restfasern des *Lig. coracoacromiale* von medial nach lateral vom Akromion schichtweise abgelöst (Abb. 3.**17**, Abb. 3.**18**). Hierbei wird das Arthroskop ganz nahe an das Operationsgebiet herangeschoben, sodass eine eventuell auftretende Blutung aus dem dem Ligament kranial aufliegenden R. acromialis der A. thoracoacromialis unverzüglich mit dem HF-Messer

gestillt werden kann, bevor durch die arterielle Blutung die gesamte Sicht unmöglich wird (Abb. 3.**19**).

Bei Ablösung des Ligaments eng am Akromion sind Blutungen aus der Arterie seltener. Gleichzeitig sollte darauf geachtet werden, dass die Inzision nur das Lig. coracoacromiale betrifft und nicht auch zur Kontinuitätsunterbrechung der deltotrapezoidalen Faszie führt. Anschließend werden das Ligament sowie das anheftende oberflächliche Bursablatt t-förmig nach kaudal inzidiert. Nach der Ablösung des Ligaments werden die freien Enden mit dem Full Radius Resector leicht nachreseziert, um eine postoperative Narbenbildung mit Verklebung der Resektionsenden zu verhindern.

Ist auch eine Resektion des *inferioren Bursablattes* notwendig, wird dieses mit Shaver tangential vorsichtig unter Sog abgetragen, sodass keine Verletzung der Sehnen der Rotatorenmanschette resultiert. Kleinere Blutungen können und sollten auch mit dem HF-Messer koaguliert werden. Dies gilt insbesondere für Blutungen, die bei ver-

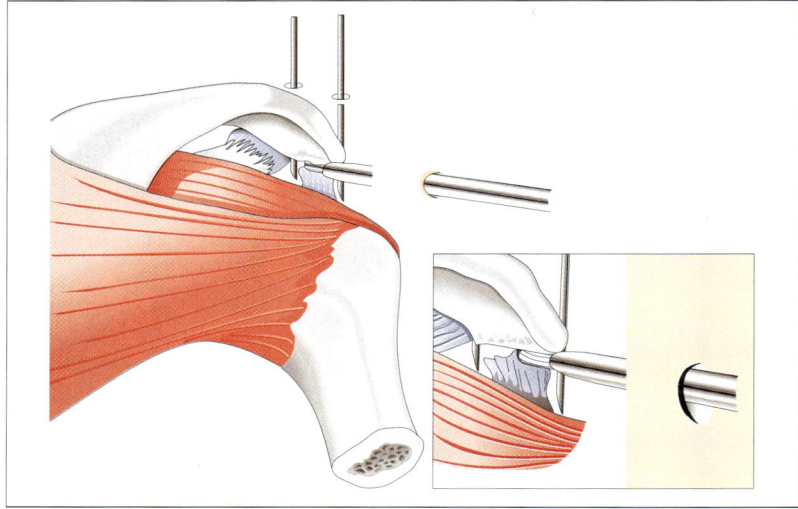

Abb. 3.**18** Schematische Darstellung der Durchtrennung des korakoakromialen Ligaments.

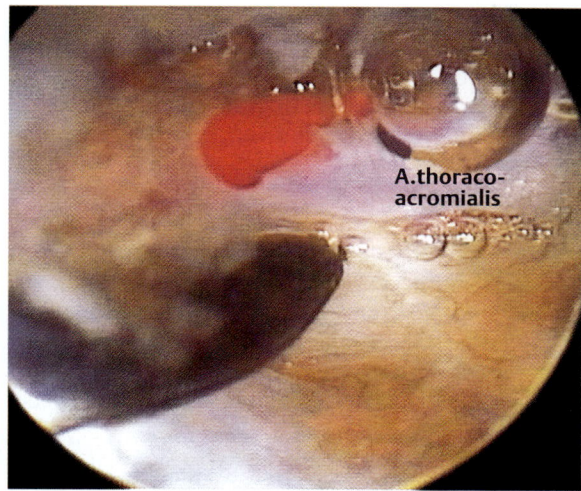

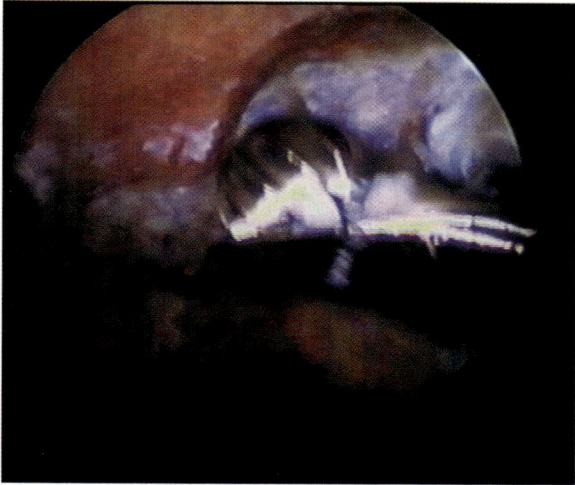

Abb. 3.**19** Blutung aus der A. thoracoacromialis.

Abb. 3.**20** Resektion der anteroinferioren Akromionbegrenzung mit der Kugelfräse.

sehentlicher Verletzung des medialen Fettkörpers entstehen, da im Übrigen die Sicht deutlich reduziert ist und
eine optimale Operation nicht mehr möglich ist.

Die sorgfältige Inspektion der Rotatorenmanschette
schließt bursaseitige Rupturen aus.

Knochenresektion: Nun beginnt mit der motorgetriebenen Kugelfräse oder der walzenförmigen Spezialfräse,
dem Acromionizer, die *Resektion des anteroinferioren Anteils des Akromions* (Abb. 3.**20**). Hierbei ist ganz besonders darauf zu achten, dass der systolische Blutdruck des
Patienten durch den Anästhesisten gezielt reduziert wird
(s. Kap. 1.8), da sonst unmittelbar nach Eröffnung der
Spongiosa der Akromionunterfläche diffuse Blutungen
auftreten können, die auch durch Elektrokoagulation
nicht beherrscht werden können. Eine gute Alternative
hierzu ist die Erhöhung des Pumpendrucks, der durchaus
auch Werte von über 200 mmHg erreichen kann.

Die Resektion muss unbedingt unmittelbar an der
anterolateralen Akromionbegrenzung beginnen. Um einen Eindruck über die Tiefe der Resektion zu gewinnen,
wird zuerst mit der Fräse an der anterolateralen Akromionbegrenzung eine suffiziente Resektionstiefe erreicht. Diese wird zuvor am präoperativen Röntgenbild
festgelegt und kann zwischen 2 und 10 mm liegen. Die
Resektionstiefe kann anhand der Schaftbreite des
Shaveraufsatzes, welche ca. 5 mm beträgt, abgeschätzt
werden. Mit Walzenfräsen (Abb. 3.**21**) kann ebenfalls
eine glatte Unterfläche erreicht werden.

Anschließend wird die anteriore Akromionbegrenzung bis zur inferioren Akromioklavikulargelenkkapsel
nach medial abgefräst. Hierbei muss darauf geachtet
werden, dass der fibröse *deltotrapezoidale Komplex*, der
die funktionelle Integrität des Deltoidansatzes gewährleistet, erhalten bleibt (Abb. 3.**22**).

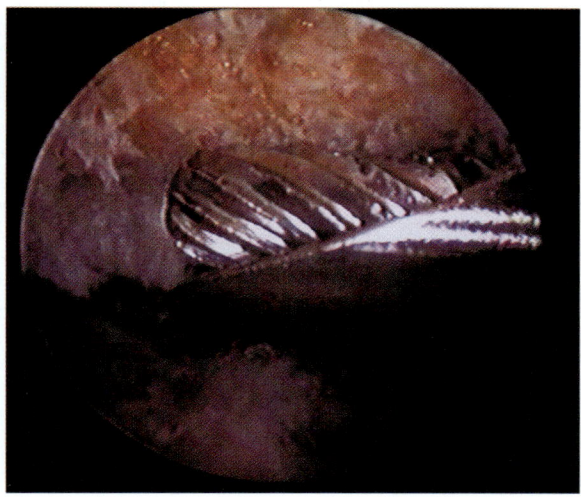

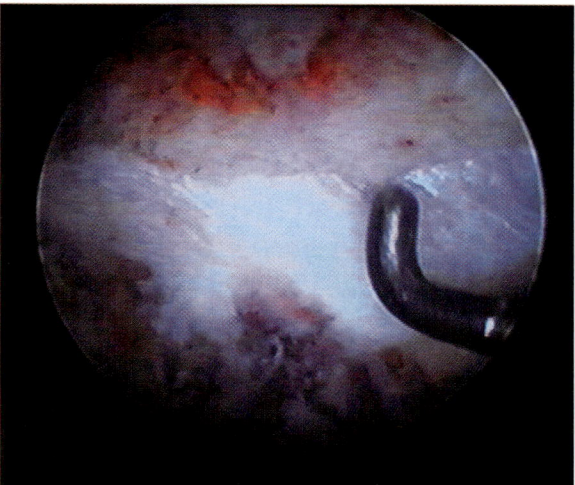

Abb. 3.**21** Spezielle Resektionswalze (Acromionizer)
zur Resektion der Akromionunterfläche.

Abb. 3.**22** Deltotrapezoidaler Komplex: Darstellung
des deltotrapezoidalen Komplexes, der möglichst im Rahmen
der Resektion unversehrt bleiben sollte.

Nach dorsal wird die Resektion abgeglichen und läuft nach etwa 2–2,5 cm flach und ohne Stufen aus (Abb. 3.**23**). Das Ziel ist es hierbei, ein gebogenes Akromion des Typs II oder III nach Bigliani in ein flaches Akromion vom Typ I zu überführen. Zum Abschluss der Knochenresektion wird die ventrale Akromionkante wiederum unter Respektierung der deltotrapezoidalen Faszie abgerundet.

Liegen auch *inferiore Osteophyten des Akromioklavikulargelenks* vor, müssen diese ebenfalls reseziert werden. Hierbei kann es dann durchaus zu Verletzungen der Kapsel kommen (Abb. 3.**24**).

Kontrolle des Resektionsausmaßes: Eine intraoperative Abschätzung des Resektionsausmaßes ist dadurch möglich, dass der fibröse deltotrapezoidale Komplex bei der arthroskopischen Akromionplastik unversehrt belassen wird. Die Höhe des ventral verbliebenen weißen fibrösen Gewebes zeigt sehr schön das Ausmaß der Resektion an (Abb. 3.**22**) Eine intraoperative Kontrolle der Resektionsfläche ist auch möglich, indem Arthroskop und Instrument umgesteckt werden. Nun kann mithilfe des anterolateral eingebrachtes Arthroskops beurteilt werden, ob sich der Schaft der von dorsal eingebrachte Tasthaken (Abb. 3.**25**) flach der Akromionunterfläche anlegt und somit eine gerade Resektionsebene vorliegt.

Abschluss der Operation: Nach ausreichender Knochenresektion wird der subakromiale Raum ausgiebig

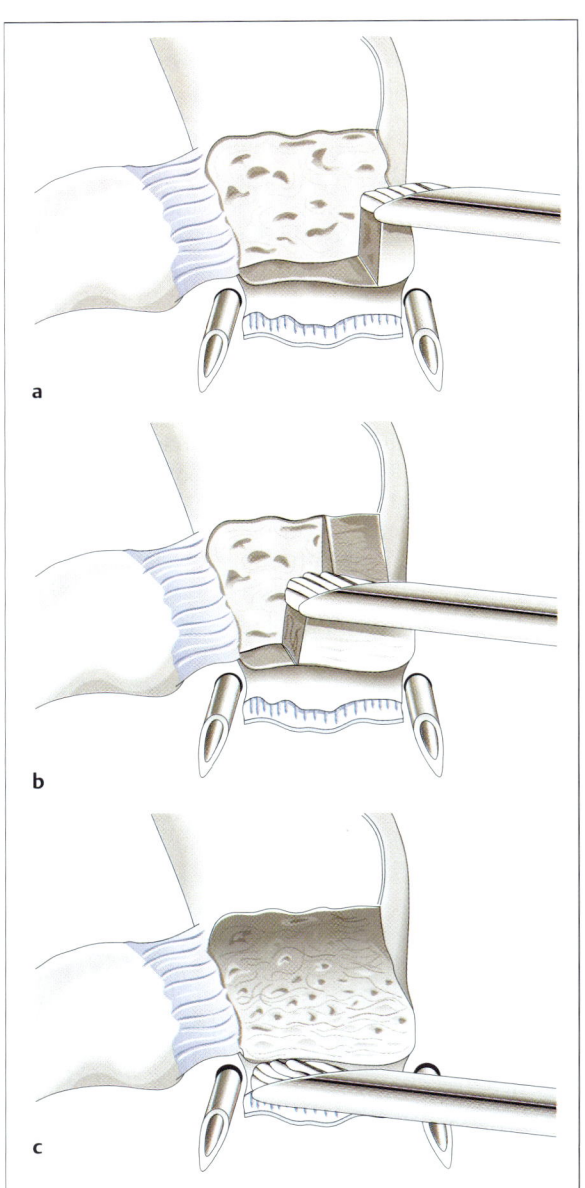

Abb. 3.**23** Schematische Darstellung des Ausmaßes der Knochenresektion.

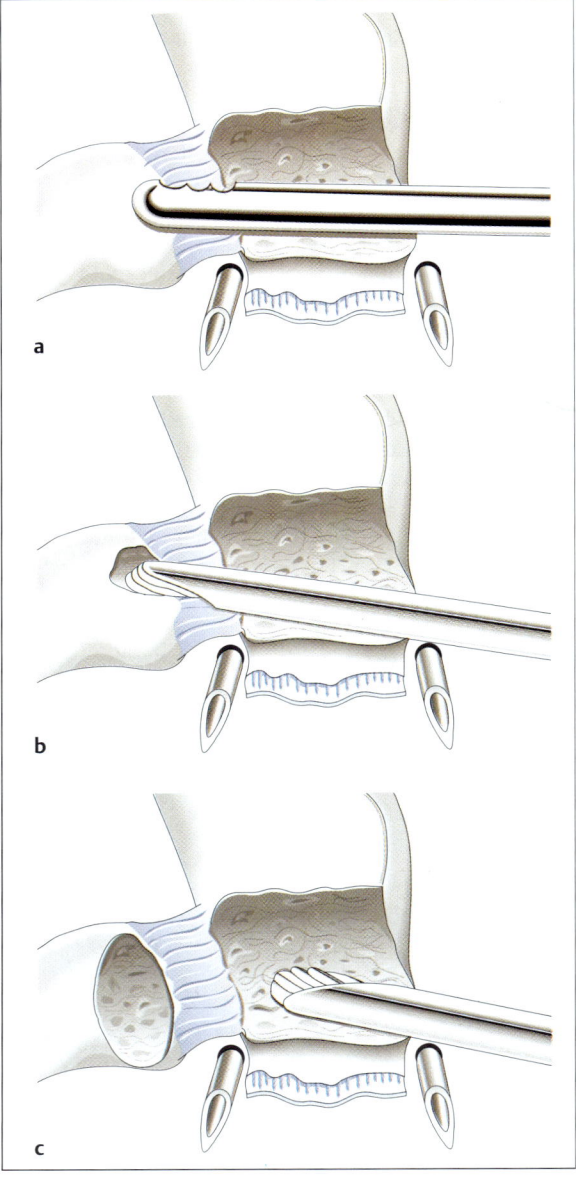

Abb. 3.**24** Schematische Darstellung der Resektion von Akromioklavikulargelenk-Osteophyten.

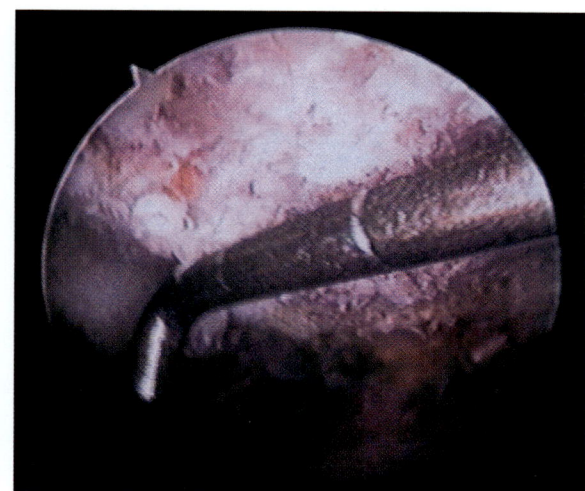

Abb. 3.**25** Der Tasthaken lässt die Überprüfung einer glatten Knochensektion zu.

gespült, um alle Knochenreste zu entfernen. Über den Arthroskopschaft wird ein Redon-Drain eingelegt und über diesen Redon-Drain etwa 20 ml Carbostesin mit Adrenalinzusatz (1:200.000) instilliert. Die Redon-Saugflasche bleibt für 20 Minuten abgeklemmt und wird erst dann eröffnet. Je nach Ausmaß der Stichinzisionen für die einzelnen Portale können diese so belassen bleiben oder werden mit Einzelknopfnähten verschlossen. Oft ist das anterolaterale Portal, über das die Kugelfräse eingeführt wurde, doch so groß, dass es mit einer Naht adaptiert werden sollte. Der erste Operationsverband enthält ausreichend Kompressen, welche die in den ersten Stunden aus den Weichteilen austretende Spülflüssigkeit aufnehmen. Eine spezielle Verbandanordnung (z. B. Gilchrist-Verband) zur Immobilisation ist nicht erforderlich.

Operationsspezifische Patientenaufklärung: Spezifische Risiken für Nervenverletzungen sind bei der ASD praktisch nicht gegeben. Ein ausgeprägtes *postoperatives Ödem* aufgrund der in das umgebende Gewebe eingedrungenen Spülflüssigkeit ist nahezu die Regel und ist völlig komplikations- und gefahrlos oft bereits am 1. postoperativen Tag wieder resorbiert. Hierbei werden Mannit-Lösungen, wie sie für die Elektrochirurgie oft verwendet werden, langsamer resorbiert und verursachen auch mehr Schmerzen als Ringer- oder physiologische Kochsalzlösung. Bei zu ausgiebiger Akromionplastik kann eine Resektion der gesamten Höhe des Akromions resultieren. Dieses kann bei nicht exakter Definition der ventralen Akromionbegrenzung zu einer *sekundären Fraktur des Akromions* im Bereich der zu weit dorsal durchgeführten Akromionresektion führen.

Die ASD stellt ein minimal traumatisierendes Operationsverfahren dar, welches allerdings in hohem *Maße von den Sichtverhältnissen im subakromialen Raum sowie von der Orientierung des Operateurs abhängt.* Gelingt es ihm nicht, hier ausreichende Sicht zu schaffen,

so muss eventuell auf die offene Technik gewechselt werden. Dies muss dem Patienten mitgeteilt werden.

Komplikationen und ihre Prävention: Die Komplikationsrate wird für die ASD in der Literatur mit Werten zwischen 1 und 8 % angegeben. Hierbei sind bereits Instrumentenbrüche, Neuropraxien und Blutungen eingeschlossen. Infektionen oder neurovaskuläre Komplikationen sind bei der ASD wie bei anderen arthroskopischen Eingriffen an der Schulter glücklicherweise selten.

Neben den allgemeinen Maßnahmen zur Reduktion von Blutungen (s. Kap. 2.7) empfiehlt es sich bei der subakromialen Resektion der Bursa, den unter dem Akromioklavikulargelenk liegenden Fettkörper unbedingt zu vermeiden, da es hieraus diffus bluten kann und die Sicht unmöglich wird.

Die sichere Orientierung hilft, nicht adäquate oder falsche Knochenresektionen zu vermeiden. Deshalb sollte auch der erfahrene Operateur sich intraoperativ immer wieder durch das Platzieren von Markierungsnadeln an der ventralen Akromionbegrenzung über die exakte Lokalisation der zu resezierenden Knochenanteile vergewissern.

Schlechte Ergebnisse können zwar durch operationstechnische Probleme resultieren (zu geringe, zu weite knöcherne Resektion; iatrogene Akromionfraktur), sind jedoch unserer Erfahrung nach häufiger die Folge einer nicht adäquaten Patientenselektion. Hier stellen Patienten mit einer hypermobilen Situation eine besondere Problemgruppe dar.

Postoperative Betreuung: Bereits unmittelbar postoperativ kann eine Kryotherapie zur Analgesie und Ödembehandlung durchgeführt werden. Zusätzlich ist ein Antiphlogistikum sinnvoll. Hierbei ist jedoch auf eine eventuell vorliegende Magenanamnese zu achten. Bereits am Nachmittag des Operationstages führt der Krankengymnast erste passive Bewegungen durch. Am ersten postoperativen Tag wird der Redon-Drain entfernt und der Patient beginnt mit aktiven Übungen. Eine Ruhigstellung in einer Schlinge oder einem Gilchrist-Verband ist nicht erforderlich und eher sogar hinderlich.

Rehabilitation: Normalerweise ist innerhalb der ersten 2–3 Wochen eine deutliche Schmerzreduktion zu verzeichnen. Es müssen jedoch bereits unmittelbar postoperativ beginnend konsequente passive Bewegungsübungen durchgeführt werden, um subakromiale Verwachsungen zu vermeiden. Während der ersten 4–6 postoperativen Wochen wird eine gezielte Krankengymnastik durchgeführt, um die Rotatoren und Adduktoren zu schulen. Nach 6 Wochen kommt es in der Regel auch zu einer deutlichen Verbesserung der Anteflexion. Es dauert etwa 3 Monate, bis sich im Bereich der eröffneten Knochenflächen wieder bursaähnliche Strukturen gebildet haben.

Leichte Schreibtischarbeit ist bereits 2–3 Tage, leichte Überkopfarbeit 2–4 Wochen und schwere körperliche Arbeit 6–12 Wochen nach dem Eingriff möglich.

Mit sportlichen Aktivitäten kann nach 6 Wochen langsam begonnen werden. Die volle Sportfähigkeit ist jedoch nicht vor dem dritten postoperativen Monat gegeben.

Eine eingeschränkte postoperative Beweglichkeit kann ihre Ursache in einem postoperativen Reizzustand der Gelenkkapsel oder einer präoperativ falsch eingeschätzten adhäsiven Kapsulitis haben. In beiden Fällen ist es wichtig unter Verwendung von NSAID (Non-steroidal anti-inflammatory Drugs) gezielte Bewegungsübungen durchzuführen.

Ergebnisse und Vergleich arthroskopischer und offener Operationen: Die ASD hat prinzipiell den Vorteil, dass der Ursprung des M. deltoideus am Akromion besser erhalten bleibt als bei der konventionellen offenen Technik. Mit vorsichtiger subperiostaler Präparation mit Erhalt der deltotrapezoidalen Faszie kann jedoch auch bei der offenen Operation der Ursprung des M. deltoideus weitestgehend geschont werden. Offene und arthroskopische Operationstechniken haben vergleichbare mittel- und langfristige Ergebnisse. In beiden Gruppen ist mit Erfolgsquoten von 85 % zu rechnen. Während der frühen postoperativen Phase ist der Schmerzmittelverbrauch bei der arthroskopischen Technik geringer und bei isokinetischen Kraftmessungen scheinen Patienten nach ASD bessere Kraftwerte zu entwickeln. Was die Schmerzen und die Funktionalität der Schulter im Alltag betrifft, finden sich jedoch keinerlei Unterschiede.

3.2   Tendinitis calcarea

G. Pap, H. Merk

Definition

Bei der Tendinitis calcarea handelt es sich um ein eigenständiges Krankheitsbild mit Manifestationsalter im mittleren Lebensabschnitt, das mit röntgenologisch nachweisbaren Verkalkungen vorzugsweise im Bereich der Supraspinatussehne, seltener im Bereich der Infraspinatussehne einhergeht. Charakteristisch für diese Erkrankung ist der bei Entleerung der Kalkdepots in die Bursa subacromialis auftretende, anfallsartige sehr starke Schmerz, der lage- und bewegungsabhängig häufig im Ansatzbereich des M. deltoideus verspürt wird und bis in die Finger ausstrahlen kann. Spontanheilungen der Tendinitis calcarea sind die Regel.

Ätiologie

Obwohl es eine Reihe von Theorien zur Entstehung der Tendinitis calcarea gibt, ist ihre Ätiologie bisher nicht eindeutig geklärt. Im Wesentlichen stehen sich zwei Theorien der Entstehung der Tendinitis calcarea gegenüber, zum einen die der degenerativen Ätiologie und zum anderen die der so genannten aktiven Kalzifizierung und Spontanresorption.

Bei der Theorie der degenerativen Entstehung wir im Allgemeinen davon ausgegangen, dass durch einen Stimulus in Form mechanischer Reizungen (Trauma, subakromiale Enge) oder einer lokalen Minderdurchblutung es zu einer Hypoxie im Sehnenbereich des M. supraspinatus mit sukzessiven degenerativen Veränderungen im Sehnenbereich und anschließender Nekrosenbildung kommt. Diese Nekrosenbildung führt dann bei jüngeren Menschen zu sekundären Verkalkungen in Form der Tendinitis calcarea, während sie sich bei älteren Menschen auch zu einer Rotatorenmanschettenruptur entwickeln kann.

Gegen die degenerative Theorie spricht einerseits der Umstand, dass die Tendinitis calcarea in hohem Maße eine Selbstheilungstendenz besitzt, die mit irreversiblen degenerativen Prozessen nicht vereinbar ist, und anderseits die Beobachtung, dass eine Tendinitis calcarea nur selten mit einer Rotatorenmanschettenruptur vergesellschaftet ist. Eine traumatische Genese der Tendinitis calcarea konnte bisher nicht überzeugend nachgewiesen werden, genauso wenig wie eine andere mechanische Ursache.

Diese Überlegungen führten Uhthoff zu der Theorie der aktiven Kalzifizierung, die erstmals auch die Spontanresorption berücksichtigte. Diese Theorie geht von einem phasenhaften Verlauf der Erkrankung aus, wonach es initial im Sehnenbereich zu einer Metaplasie von Sehnenzellen zu Chondrozyten kommt (Transformationsphase). In der die Chondrozyten umgebenden Interzellulärsubstanz kommt es dann zur Entstehung von Hydroxylapatitkristallen in sog. Matrixvesikeln (Kalzifizierungsphase), woran sich dann meist nach mehreren Jahren eine Hyperämie mit anschließender Phagozytose der Kristalle anschließt (Resorptionsphase). Im letzten Stadium wird dann durch Fibroblasten ein neues gefäßreiches Bindegewebe aufgebaut, sodass letztendlich eine intakte, strapazierfähige Sehne resultiert (Reparationsphase). Die Ursache (Stimulus) für die initiale Metaplasie ist jedoch auch in dieser Theorie nicht vollständig geklärt, genauso wenig wie der Grund für die nach längerer Zeit einsetzende Hyperämisierung der betroffenen Bereiche. Hinsichtlich des initialen Stimulus wird, zumindest teilweise, eine biochemische Ursache in Form einer der Gicht vergleichbaren Stoffwechselerkrankung vermutet. Die Vermutung einer genetischen Ursache der Tendinitis calcarea mit HLA-A1-Häufung konnte nicht bestätigt werden.

Gemeinsamer Punkt in der Pathogenese der Tendinitis calcarea ist die Bildung von Hydroxylapatit

[Ca$_5$(PO$_4$)$_3$OH] in ähnlicher Kristallgröße, wie es auch im Knochen vorkommt. Im Gegensatz zum Knochen tritt jedoch keine vollständige Mineralisation und Verknöcherung ein, sodass das Hydroxylapatitdepot (Synonym Kalkdepot) in der Kalzifizierungsphase makroskopisch als krümelige weißliche Masse imponiert, während es in der Resorptionsphase einer milchigen Emulsion ähnelt. Die in der Sehne gebildeten Kalkdepots können in die Bursa subacromialis durchbrechen und dort dann zu einer akuten Entzündungsreaktion mit der bekannten akuten, hyperalgischen Phase der Tendinitis calcarea führen, während die umschlossenen Kalkdepots in der Rotatorenmanschette zu chronischen Schmerzen führen oder aber sogar symptomlos sind.

Anamnese

Typisch für die Anamnese bei Tendinitis calcarea ist, dass die Patienten über Schmerzen wechselnder Intensität in der betroffenen Schulter berichten, sodass schließlich zwei verschiede Phasen unterschieden werden können.

In der *akuten Phase*, die sich in der Regel über mehrere Tage erstreckt, treten anfallsartig beginnende, heftigste, lage- und bewegungsabhängige Schmerzen auf, die sowohl im Akromionbereich als auch im Ansatzbereich des M. deltoideus als besonders stark empfunden werden und bis in die Finger ausstrahlen können. Diese Schmerzen sind lage- und bewegungsabhängig und treten häufig erstmalig in der Nacht beim Liegen auf der betroffenen Schulter auf, sodass die Patienten vor Schmerzen aufwachen und nach dieser vor Schmerzen schlaflosen Nacht den Arzt zum ersten Mal konsultieren. Die Schmerzen werden oft als stechend, pochend oder klopfend empfunden und können zusammen mit einer extremen Druck- und Berührungsempfindlichkeit zur so genannten hyperalgischen Schulter führen. Teilweise berichten die Patienten auch über zeitweise Überwärmung, Schwellung und Rötung der Schulter in der Phase dieser akuten Schmerzen.

Nach dem spontanen oder durch entsprechende analgetische und antiphlogistische Therapie bewirkten Abklingen der Schmerzen können sich in der *chronischen Phase* Intervalle völliger oder zumindest relativer Beschwerdefreiheit mit anschließenden wochen- oder monatelangen Abschnitten mäßiger bis starker Schmerzen abwechseln. Diese Schmerzen treten häufig bei bestimmten Bewegungen (Abduktion) auf und imponieren teilweise als Impingementsyndrom.

Bei vielen Patienten treten jedoch nach den akuten Phasen chronische Schulterschmerzen unterschiedlicher Stärke auf, die dann auch als Blockierungen der Gelenkbeweglichkeit, besonders der Abduktion, imponieren können.

Tabelle 3.1 Lokalisation von 235 Kalkdepots in einer retrospektiven Röntgenstudie Gärtner u. Heyer 1995)

Kalklokalisation	n (%)
Supraspinatus	74 (31,5)
Infraspinatus	13 (5,5)
Subskapularis	0
Supraspinatus und Infraspinatus	92 (39,2)
Supraspinatus und Subskapularis	20 (8,5)
Supra-, Infraspinatus und Subskapularis	36 (15,3)

Inzidenz der Erkrankung

Die Angaben zur Häufigkeit der Tendinitis calcarea schwanken in der Literatur in breiten Grenzen und reichen bei so genannten Schultergesunden von 2,7–20 % und 6,8–54 % bei Patienten mit Schultererkrankungen (Gärtner u. Heyer 1995). Ein bilateraler Befall bei einseitigem Schulterschmerz tritt in etwa einem Viertel der Fälle auf (Keitel 1993), mit einer Streubreite der Literaturangaben von 8,8–40 % (Gärtner u. Heyer 1995).

Die Kalkdepots sind am häufigsten in der Supraspinatussehne lokalisiert, z. T. auch in Kombination mit anderen Lokalisationen (Tab. 3.**1**)

Das Haupterkrankungsalter liegt zwischen dem 30. und 50. Lebensjahr, Frauen scheinen etwas häufiger betroffen zu sein als Männer.

Klinische Diagnostik

Bei der klinischen Diagnostik steht zunächst die Anamnese des Patienten mit den charakteristischen anfallsartigen starken Beschwerden in der Akutphase und der oben genannten Schmerzcharakteristik in der chronischen Phase im Vordergrund.

In der *akuten Phase* besteht schmerzbedingt eine stark eingeschränkte, wenn nicht gar völlig aufgehobene Schultergelenkbeweglichkeit, häufig wird der Arm der betroffenen Schulter in Innenrotationshaltung an den Körper gepresst und nur unter Zuhilfenahme des gegenseitigen Armes bewegt. Gleichzeitig besteht besonders im Bereich des Akromions eine extreme Druckschmerzhaftigkeit (lokaler Druckpunkt), die bereits bei der kleinsten Berührung und besonders dann auch bei der palpatorischen Untersuchung der Schulter zutage tritt. Die Schultergegend ist in der akuten Phase häufig überwärmt und kann auch gerötet und etwas geschwollen sein, sodass alle Zeichen einer (reaktiven) Entzündung sichtbar werden. Darüber hinaus entspricht der Befund im Wesentlichen dem der chronischen Phase, wobei die Tests deutlich positiver ausfallen.

In der *chronischen Phase* zeigt sich die Schulter bei der klinischen Untersuchung meist unauffällig. Es besteht der typische Befund einer Sehnentendinose mit Schmerzprojektion bevorzugt auf den distalen Anteil des Dermatoms C5. Die Schultergelenkbeweglichkeit

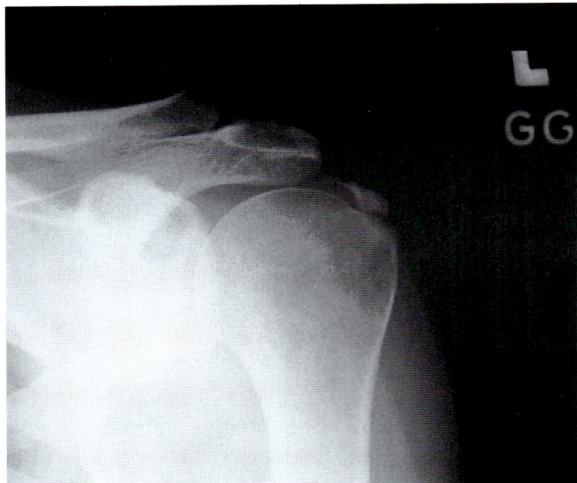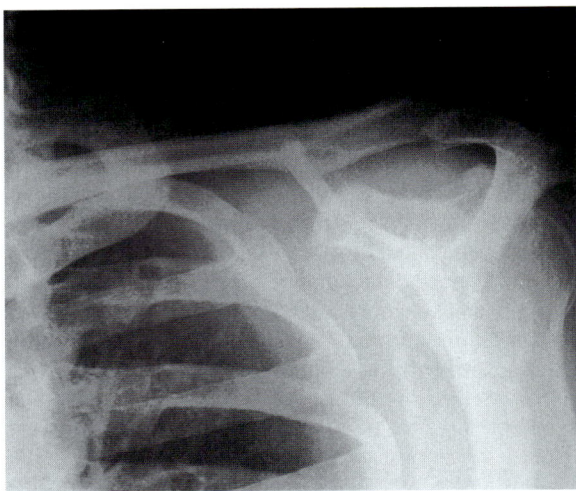

Abb. 3.**26 a** u. **b** Röntgenaufnahme der Schulter a.-p. (**a**), und Outlet-View (**b**) mit Darstellung eines subakromialem Kalkherdes.

ist oft in der Außenrotation und Abduktion eingeschränkt, kann aber auch völlig frei sein. Häufig findet sich ein schmerzhafter Bogen bei einer Abduktion zwischen 60° und 120°. Die Impingementzeichen fallen meist positiv aus, die isometrischen Widerstandstests sind gleichfalls meist positiv, wobei eine Schwäche durch Schmerzüberlagerung teilweise vorgetäuscht werden kann.

Insgesamt zeigt die Tendinitis eine Reihe von positiven klinischen Tests, die jedoch sehr vom Reizzustand zum Zeitpunkt der Untersuchung abhängen. Einen typischen klinischen Untersuchungsbefund, der für die Tendinitis calcarea beweisend wäre, gibt es nicht.

Bildgebende Diagnostik

Die bildgebenden Verfahren spielen eine entscheidende Rolle bei der Diagnosestellung der Tendinitis calcarea, indem mit ihrer Hilfe die Darstellung der Kalkdepots und deren genaue Lokalisation einerseits möglich ist und darüber hinaus auch eine über die Form und Entwicklung dieser Kalkdepots eine Aussage über das Krankheitsstadium und den weiteren Verlauf der Erkrankung möglich ist.

Das zurzeit wichtigste bildgebende Verfahren ist das *konventionelle Röntgen*, wobei hier eine Reihe von Einstellungen zur genauen Lokalisation des Kalkherdes möglich sind. Da, wie oben beschrieben, sowohl die anamnestischen Angaben des Patienten als auch die Ergebnisse der klinischen Untersuchung häufig unspezifisch sind, werden die Röntgenaufnahmen zweckmäßigerweise zunächst die gleichen sein wie bei der Grunddiagnostik anderer Schultererkrankungen auch. Empfehlenswert ist somit die Anfertigung einer a.-p. Aufnahme (Abb. 3.**26 a**) und einer „Outlet-View"-Aufnahme der Schulter (Abb. 3.**26 b**) ggf. auch einer axialen Aufnahme. Bei der a.-p. Aufnahme lassen sich

bei entsprechendem Verdacht durch verschiedene Rotationsstellungen (Außenrotation/Innenrotation) die Kalkdepots genau beurteilen und lokalisieren, während im Axialbild der Subskapularisansatz frei erkennbar ist. Mit dem „outlet view" lässt sich der Subakromialraum überlagerungsfrei darstellen und so Kalkdepots im Supraspinatus besonders gut beurteilen. Mithilfe der Röntgendiagnostik ist anhand der Morphologie der Kalkdepots teilweise eine Beurteilung des Erkrankungsstadiums und somit unter Umständen auch des zu erwartenden Krankheitsverlaufs möglich.

Während in der formativen Phase der Tendinitis calcarea (chronisches Stadium) die Kalkdepots häufig scharfrandig, relativ homogen und dicht aussehen (Abb. 3.**27**) imponieren die Kalkdepots in der resorptivenPhase der Erkrankung (akutes Stadium) transpa-

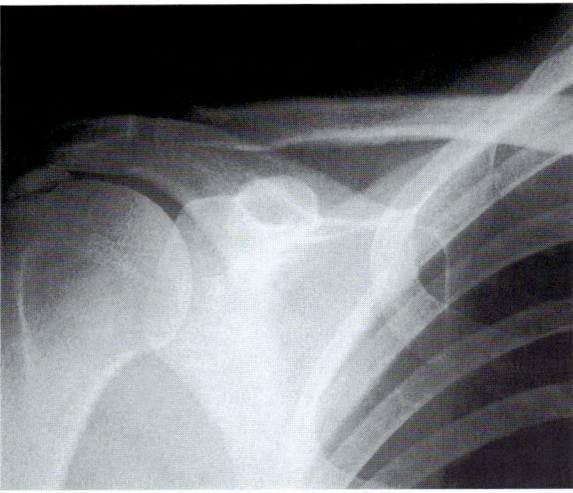

Abb. 3.**27** Röntgenaufnahme der Schulter a.-p. mit scharf begrenztem, homogenem, dichtem Kalkherd im Ansatzbereich der Supraspinatussehne.

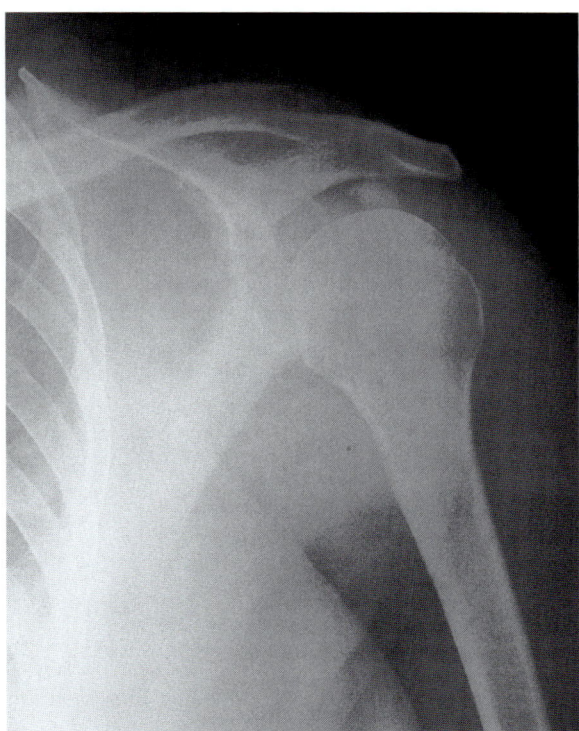

Abb. 3.**28** Röntgenaufnahme der Schulter a.-p. mit unscharf begrenztem, wolkigem Kalkherd im Ansatzbereich der Supraspinatussehne im Seitenvergleich.

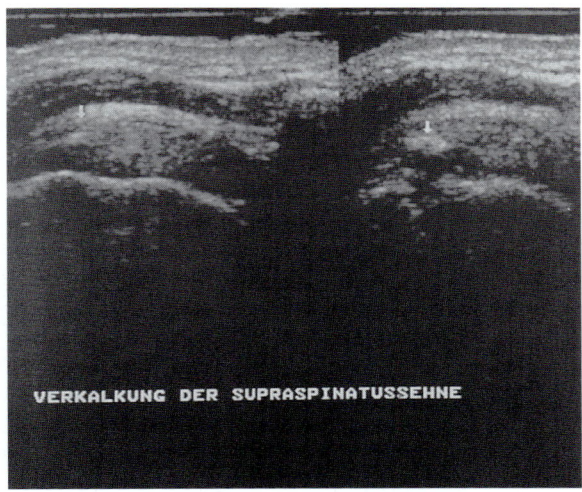

Abb. 3.**29** Sonographische Darstellung eines Kalkherdes mit Schallschatten in der Supraspinatussehne.

renter, unscharf begrenzt und z. T. inhomogen-wolkig (Abb. 3.**28**).

Auch ein Durchbrechen von Kalk in die Bursa subacromialis bzw. Bursa subdeltoidea lässt sich in diesem Stadium teilweise beobachten. Entsprechend dieser unterschiedlichen Kalkmorphologie unterscheidet De-Palma mit Korrelation zum klinischen Bild 2 Röntgentypen der Kalkdepots, die Gärtner u. Heyer jedoch wegen des beobachteten Auftretens von Mischformen um einen dritten Röntgentyp (Typ II) erweitert wurden (Tab. 3.**2**)

Differenzialdiagnostisch müssen von den beschriebenen Verkalkungen im Rahmen der Tendinitis calcarea auch Fibroostosen oder degenerative Verknöcherungen am Tuberculum majus z. B. bei veralteter Rotatorenmanschettenruptur abgegrenzt werden, was radiologisch unter Umständen einige Probleme bereiten kann. Hinweisgebend kann hier die genaue Betrachtung der Lokalisation der Verkalkungen sein, die bei der Tendinitis calcarea typischerweise etwa 1 cm vom Ansatz der Supraspinatussehne entfernt liegen, während sie bei Fibroostose oder degenerativen Verkalkungen meist unmittelbar am Tuberculum majus liegen. Ausnahmen bestimmen jedoch auch hier, wie so oft, die Regel.

Das zweite wichtige bildgebende Verfahren zur Diagnose einer Tendinitis calcarea ist die Sonographie (Abb. 3.**29**).

In der Regel genügt die Anwendung eines 5-MHz-Linearschallkopfes, bei kleineren Depots lässt sich mit einem 7,5-MHz-Schallkopf die Darstellbarkeit häufig verbessern. Die Abbildung von Kalkdepots ist in Abhängigkeit von der Dichte der Kalkdepots unterschiedlich gut möglich. Dichte und größere Kalkdepots sind sonographisch gut sichtbar und stellen sich als echoreiche sichelförmige Struktur innerhalb der Supraspinatussehne (ggf. auch Infraspinatussehne) dar. Sie führen bei orthogradem Auftreffen der Schallwellen zu einer nachfolgenden Schallauslöschung (Schallschatten) im Bereich des Humeruskopfes. Mit abnehmender Dichte der Kalkdepots nimmt die Darstellbarkeit ab. Hier zeigt sich häufig ein inhomogenes Echomuster innerhalb der Rotatorenmanschette ohne entsprechenden Schallschatten, teilweise sind die Kalkdepots gar nicht mehr zu erkennen. Insgesamt ist die sonographische Untersuchung nicht als Alternativverfahren zum Röntgen, sondern als wertvolle Ergänzung zu sehen. Bei entsprechender Darstellbarkeit kann eine genaue Lokalisation der Kalkdepots erfolgen, die nicht nur zur Diagnostik,

Tabelle 3.**2** Röntgentypeneinteilung der Tendinitis calcarea (Gärtner u. Heyer 1993)

Röntgenmorphologie	Spontanverlauf	DePalma	Gärtner u. Heyer
scharfrandig und dicht	formative oder ruhende Phase	II	I
scharfrandig und transparent *oder* unscharf und dicht	keine eindeutige Zuordnung möglich		II
unscharf und transparent	resorptive Phase	I	III

sondern auch bei bestimmten Therapieverfahren (Needling der Kalkherde) sehr hilfreich sein kann. Darüber hinaus sind mithilfe der Sonographie auch zusätzliche Aussagen bezüglich einer Bursitis subacromialis und einer evtl. begleitenden Rotatorenmanschettenruptur möglich. Andere bildgebende Verfahren wie das CT, das MRT, die Arthrographie oder die Bursographie bringen keine wesentlichen Mehrinformationen gegenüber dem Röntgen und der Sonographie und sind so in der Diagnostik der Tendinitis calcarea nicht zwingend notwendig. Bei speziellen Fragestellungen (z. B. fraglicher begleitender Rotatorenmanschettenruptur) kann das MRT unter Umständen nützlich sein.

Konservative Therapiemöglichkeiten

Zur konservativen Therapie wird eine Reihe von verschiedenen Behandlungsmöglichkeiten angegeben, deren Wirksamkeit in weiten Bereichen schwankt (Tab. 3.**3**).

Ziel der konservativen Therapie ist die Beseitigung bzw. Linderung der Schmerzen der Patienten. Der Nachweis einer Auflösung oder Beseitigung der Kalkdepots konnte bei keiner der oben aufgeführten konservativen Therapieverfahren geführt werden, genauso wenig wie ein positiver Einfluss auf den Spontanverlauf nachgewiesen werden konnte.

Bei der Verordnung von konservativen Therapiemaßnahmen sollte zwischen chronischer und akuter Phase der Erkrankung unterschieden werden.

Bei den starken Schmerzen in der *akuten Phase* bringen besonders subakromiale Injektionen von 10 ml Bupivacain in Kombination mit 10 mg Prednisolon schnelle Linderung, wobei die Injektionen in 1- bis 2-wöchigem Abstand etwa 2- bis 3-mal wiederholt werden können. Zusätzliche Beschwerdelinderung bringt häufig die Lagerung des Armes auf einem Abduktionskissen für die Zeit des akuten Anfalls und die Applikation von Eis zur Bekämpfung der akuten Entzündungsreaktion. Orale nichtsteroidale Antirheumatika (NSAR) (z. B. Diclofenac-Na) können bei Bedarf zusätzlich genommen werden.

In der *chronischen Phase* kann oben genannte Injektionsbehandlung gleichfalls durchgeführt werden, ebenso wie die Verordnung von NSAR. Darüber hinaus ist besonders die krankengymnastische Behandlung (keine Bewegungen im schmerzhaften Sektor) häufig erfolgversprechend, genauso wie Iontophorese und Ultraschallbehandlung.

In den letzten Jahren ist in Form der Stoßwellentherapie ein zusätzliches therapeutisches Verfahren in das Zentrum des Interesses gerückt, wobei der endgültige wissenschaftliche Nachweis des Erfolgs einer solchen Behandlung noch aussteht.

Operative Therapiemöglichkeiten

Die operativen Therapiemöglichkeiten umfassen im Wesentlichen 3 Verfahren:

- Arthroskopische Kalkentfernung,
- offene Kalkentfernung,
- Needling.

Die Indikation zum operativen Eingriff sollte in jedem Fall erst nach Scheitern der konservativen Therapie gestellt werden, wobei eine genaue Zeitangabe für die Dauer der präoperativen konservativen Therapie nicht möglich ist.

Die ausführliche Darstellung der arthroskopischen Kalkentfernung erfolgt unten. Die Differenzialindika-

Tabelle 3.**3** Konservative Therapiemaßnahmen und Beschwerdebesserung bei Patienten mit Tendinitis calcarea (Kuhlenkampff u. Reichelt 1989)

Therapiemaßnahme	Anzahl an Patienten (n = 103)	Positiver Effekt	
		n	[%]
Steroidinjektionen	51	40	78
Krankengymnastik	60	43	72
Bewegungsbad	27	19	70
Eis	65	44	68
Antiphlogistika	36	22	61
Wärme	52	29	56
Massage	61	32	52
Ultraschall	35	17	49
Interferenzstrom	38	16	42
Iontophorese	19	7	37
Hochfrequenztherapie	23	8	35
Röntgenbestrahlung	18	6	33
Salben	41	10	24

tion zur offenen Kalkentfernung sehen wir im Wesentlichen in sehr großen, arthroskopisch nicht oder nur sehr schwer vollständig zu entfernenden Kalkdepots. Bezüglich der genauen technischen Durchführung sei an dieser Stelle auf die einschlägigen Bücher der Schulterchirurgie verwiesen.

Arthroskopische Befunde

Ausgangspunkt für die arthroskopische Diagnostik und Therapie bei Tendinitis calcarea sind die gleichen Standardzugänge wie in den vorangegangenen Kapiteln bereits ausführlich beschrieben. Zunächst sollte in jedem Fall eine Arthroskopie des Glenohumeralgelenks erfolgen, um einerseits eine genaue Beurteilung des gelenkseitigen Anteils der Rotatorenmanschette vornehmen zu können und um andererseits mögliche Begleitpathologien erkennen zu können und nach Abschluss der Arthroskopie eine genaue Beurteilung des Schulterbefundes geben zu können.

Glenohumerale Veränderungen: Bereits bei der gelenkseitigen Inspektion der Rotatorenmanschette können auf Kalkdepots suspekte Regionen durch eine vermehrte Gefäßinjektion und evtl. bestehende Vorwölbung erkannt werden. Teilweise können sich in diesen oder den benachbarten Bereichen auch lokalisierte Synovialhypertrophien und Zottenbildungen zeigen, eine synovialitische Reizung der langen Bizepssehne kann gleichfalls vorkommen.

Subakromiale Veränderungen: Die nach der Inspektion des Glenohumeralgelenks folgende Inspektion des Subakromialraumes zeigt in der Regel eine mäßiggradig bis stark ausgeprägte Bursitis, die die Orientierung und Inspektion zunächst erschwert oder gar unmöglich macht. Nach Resektion der Bursa (s. u.) lassen sich dann auf der Rotatorenmanschette Vorwölbungen und Verhärtungen sehen bzw. ertasten. Häufig schimmert das Kalkdepot bereits gelblich unter der Oberfläche der Rotatorenmanschette hervor oder imponiert beim Abtasten der Rotatorenmanschette als verhärtetes Areal. Gefäßinjizierte Herde sind auch hier häufig wegweisend für das Auffinden. Teilweise kann das Kalkdepot (oder die Kalkdepots) auf diese Weise nicht lokalisiert werden. Für diese Fälle empfiehlt es sich, die Rotatorenmanschette rasterförmig mit einem spitzen Tasthaken oder einer Kanüle abzutasten, um in das Kalkdepot zu stechen, das sich dann in den Subakromialraum entleert.

Arthroskopische Therapie

Die Operationsvorbereitung zur arthroskopischen Kalkexstirpation erfolgt in Analogie zu den anderen arthroskopischen Operationsverfahren (z. B. arthroskopische subakromiale Dekompression) mit Lagerung des Patienten entweder in Seitenlage oder in Beach-Chair-Position. Zunächst erfolgt die Inspektion des Glenohumeralgelenks in der bereits beschriebenen Art und Weise.

Hier besteht bereits die Möglichkeit, nicht nur Kalkdepots im gelenkseitigen Anteil der Rotatorenmanschette zu sehen, sondern diese Bereiche auch mit einer Nadel zu durchstoßen und ggf. durch Vorschieben eines Trokars bereits ein Entleeren der Kalkherde zu bewirken. Dieses Vorgehen ist unserer Erfahrung nach jedoch eher selten möglich, das Vorgehen vom Subakromialraum aus wir dadurch in keinem Fall überflüssig. Bei der Inspektion des Glenohumeralgelenks ergibt sich jedoch teilweise die Gelegenheit, durchschimmernde Kalkdepots mit einer Nadel oder auch durch Durchziehen eines Fadens zu markieren und so das Auffinden im Subakromialraum wesentlich zu erleichtern.

Nach der Inspektion des Glenohumeralgelenks erfolgt die Bursoskopie. Diese wir in Analogie zum bereits beschriebenen Vorgehen durchgeführt. Nach dem Lösen der größeren intrabursalen Adhäsionen bei der Punktion des Subakromialraumes wir mit einem Weichteilshaver eine partielle Bursektomie – besonders der Bursa über der Rotatorenmanschette – durchgeführt. Hier ist wiederum darauf zu achten, dass die Shaveröffnung initial nach kranial, beim Gleiten über die rotatorenmanschettenseitige Bursa dann rechtwinklig zur Rotatorenmanschettenoberfläche zu halten ist. Ein direktes Gleiten mit der Shaveröffnung über die Rotatorenmanschette sollte, zumindest bei noch nicht so großer Erfahrung, vermieden werden, um die Rotatorenmanschette nicht zu verletzen.

Bereits beim Gleiten mit dem Shaver über die rotatorenmanschettenseitige Bursa lassen sich Vorwölbungen und Verhärtungen im Bereich der Rotatorenmanschette ertasten. Teilweise schimmern nach Entfernung der Bursa über die Rotatorenmanschette die Kalkherde auch gelblich durch die Sehnen/Muskelplatte der Rotatorenmanschette durch. Gelingt die Lokalisation des Kalkherdes auf diese Art und Weise nicht, so empfiehlt es sich, im Anschluss an die Bursektomie die Oberfläche der Rotatorenmanschette mit einem Tasthaken abzutasten. Hier ist besonders ein spitzer Tasthaken gut geeignet, da so alle Bereiche des Subakromialraumes gut zugänglich sind, eine Kanüle erfüllt zum Teil ähnliche Dienste. Durch rasterförmiges Abtasten und Einstechen in die Rotatorenmanschette können Kalkdepots lokalisiert werden, wobei sich der Kalk entweder spontan nach dem Einstechen entleert oder anschließend durch die Spülflüssigkeit herausgespült wird.

Hat man einen größeren Kalkherd gefunden, kann die entsprechende Stelle mit einem Hakenmesser in

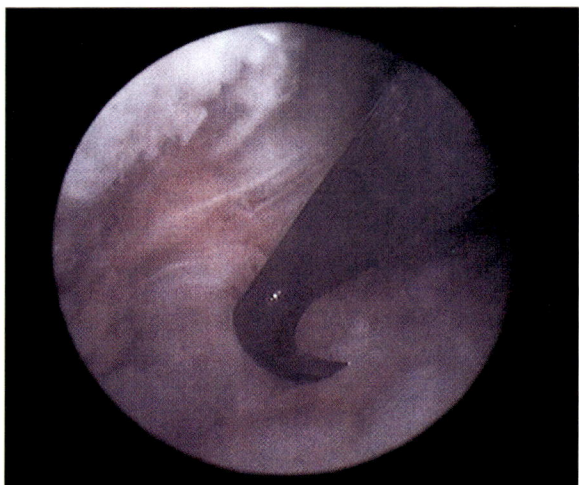

Abb. 3.**30** Eröffnung eines Kalkdepots mit einem Haken-messer.

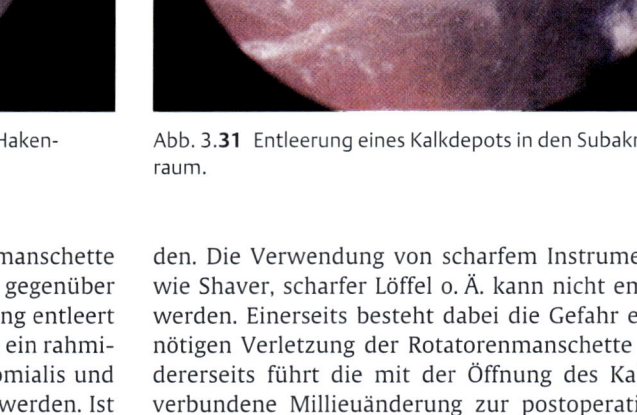

Abb. 3.**31** Entleerung eines Kalkdepots in den Subakromial-raum.

Längsrichtung des Verlaufs der Rotatorenmanschette geschlitzt werden (Abb. 3.**30**) Durch diese gegenüber einem einfachen Einstich vergrößerte Öffnung entleert sich bei Überdruck im Kalkdepot dann meist ein rahmi-ger, pastenartiger Kalk in die Bursa subacromialis und kann mit der Spülflüssigkeit herausgespült werden. Ist der Kalk fester und von eher bröckeliger Konsistenz, quillt er nicht sofort hervor, sondern wird meist durch die Spülflüssigkeit nach und nach in den Subakromial-raum gespült (Abb. 3.**31**). Bei besonders großen Kalk-herden von sehr fester Konsistenz kann unter Umstän-den auch das Herausziehen des Kalkherdes mithilfe einer Fasszange hilfreich sein (Abb. 3.**32**).

Nach dem ersten Entleeren des Kalks in die Bursa subacromialis sollte der verbleibende Kalk aus dem Kalkdepot mit einem stumpfen Tasthaken gelöst wer-den. Die Verwendung von scharfem Instrumentarium wie Shaver, scharfer Löffel o. Ä. kann nicht empfohlen werden. Einerseits besteht dabei die Gefahr einer un-nötigen Verletzung der Rotatorenmanschette und an-dererseits führt die mit der Öffnung des Kalkdepots verbundene Millieuänderung zur postoperativen Re-sorption des Restkalks, sodass eine völlige Entfernung aller Kalkpartikel nicht notwendig ist.

Die gelegentlich diskutierte Notwendigkeit eines Verschlusses der Dehiszenz im Bereich der Rotatoren-manschette nach der Kalkentfernung besteht unserer Meinung nach nicht. Zum einen sind die bei der Kalk-exstirpation entstehenden Defekte selbst bei Verwen-dung eines Hakenmessers nur sehr klein und funktio-nell unbedeutend, zum anderen würde durch einen Verschluss unter Umständen auch die Entleerung und Resorption des verbleibenden Restkalks be- oder ver-hindert werden.

Die Notwendigkeit zur gleichzeitigen Durchführung einer Akromionplastik besteht in der Regel nicht. Eine Indikation dazu sehen wir beim gleichzeitigen Vorlie-gen eines Hakenakromions oder beim Vorhandensein von Impingement- Zeichen an der Unterseite des Akro-mions („Impingemen-Läsion"), unter Umständen auch beim Vorhandensein von zahlreichen, flächig verteilten kleineren Kalkherden (Habermeyer).

Nach Abschluss der Operation erfolgt ein ausgiebi-ges Spülen des Subakromialraumes, um so viele Kalk-partikel wie möglich herauszuspülen. Zum Schluss wird über den Arthroskopieschaft ein Redon-Drain ein-gelegt. Mit der Instillation einer Bupivacain-/Lipotalon-Lösung über den Redon-Drain haben wir gute Erfah-rungen gemacht, wobei hierzu die Redon-Saugflasche nach der Instillation für 20 Minuten abgeklemmt blei-ben und erst anschließend geöffnet werden sollte. Nach dem Nahtverschluss der Arthroskopiezugänge erfolgt der Wundverband mit reichlich Operationskompres-

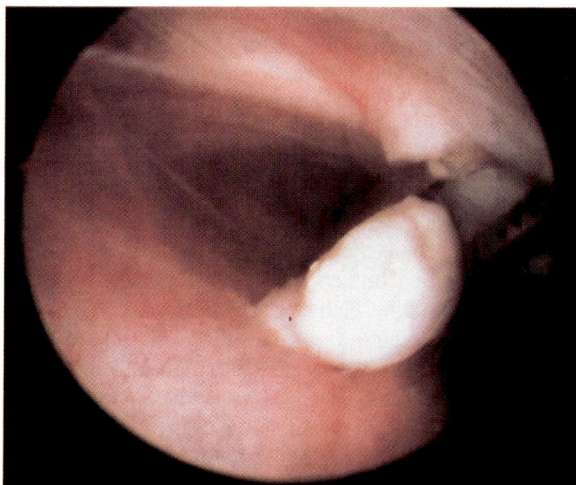

Abb. 3.**32** Entfernung eines Kalkdepots aus der Supraspinatus-sehne mit einer Fasszange nach vorheriger Inzision der Sehne.

sen, welche die in den ersten postoperativen Stunden noch austretende Spülflüssigkeit aufnehmen. Eine besonders postoperative Ruhigstellung ist nicht erforderlich.

Operationsspezifische Patientenaufklärung

Die in der Patientenaufklärung zu nennenden spezifischen Risiken sind im Wesentlichen die gleichen wie die bei den anderen arthroskopischen Operationen im Glenohumeralgelenk und im Subakromialraum.

Im Rahmen der Patientenaufklärung sollte in jedem Fall die Möglichkeit einer Verletzung der Rotatorenmanschette Erwähnung finden. Darüber hinaus besteht postoperativ auch die Möglichkeit, dass durch die postoperative Resorption von verbleibendem Restkalk es zu einer Reizentzündung im Subakromialraum kommt.

Insgesamt ist die arthroskopische Kalkexstirpation ein minimalinvasives Verfahren zur Entfernung von Kalkdepots im Ansatzbereich der Rotatorenmanschette, doch hängt der Erfolg der Operation auch wesentlich von der Möglichkeit der Lokalisation der Kalkherde ab. Können die Kalkdepots – aus welchen Gründen auch immer – arthroskopisch nicht gefunden werden, besteht die Möglichkeit, im Rahmen einer offenen Kalkexstirpation den Kalkherd zu finden und auszuräumen. Über eine offene Kalkexstirpation sollte der Patient aufgeklärt werden.

Darüber hinaus besteht die Möglichkeit eines Rezidivs, das nicht notwendigerweise auf das Verbleiben von Restkalk in der Rotatorenmanschette zurückzuführen ist. Darüber sollte der Patient gleichfalls aufgeklärt werden.

Komplikationen und Prävention

Hier sind im Wesentlichen die gleichen Punkte wie in den vorangegangenen Kapiteln zu nennen. Bei allzu forscher Bursektomie besteht die Möglichkeit, dass bereits vor der eigentlichen Kalkexstirpation Läsionen im Bereich der Rotatorenmanschette iatrogen gesetzt werden, weshalb auch an dieser Stelle nochmals die sachgerechte Benutzung des Shavers nahegelegt werden soll. Im Rahmen der Kalkexstirpation kann es vor allem bursaseitig durch die z. T. notwendige Längsspaltung der Rotatorenmanschette zu einer Partialruptur der Rotatorenmanschette im weiteren Sinne kommen. Diese iatrogenen Längsrisse der Rotatorenmanschette sind wegen ihres Verlaufs und ihrer sehr geringen Ausdehnung funktionell ohne Bedeutung. Bei degenerativ vorgeschädigten Rotatorenmanschetten besteht jedoch, zumindest theoretisch, die Möglichkeit, dass es – auch im Rahmen der Rehabilitation – zu einer ausgedehnteren Ruptur kommt.

Postoperative Betreuung

Die postoperative Betreuung ist die gleiche wie nach einer arthroskopischen subakromialen Dekompression.

Rehabilitation

Auch hier gelten die gleichen Richtlinien wie nach der arthroskopischen SAD mit einem frühfunktionellen Behandlungskonzept zur Kräftigung der Rotatoren und Adduktoren. Gleichzeitig sind physikalische Therapiemaßnahmen zur Linderung des teilweise postoperativ durch die Resorption von Restkalk noch bestehenden Schmerzen häufig sinnvoll.

Eine anfängliche Exklusion von Überkopfarbeiten ist in der Regel nicht erforderlich und sollte nur auf die (seltenen) Fälle beschränkt bleiben, in denen eine Akromionplastik durchgeführt wurde.

Falls intraoperativ eine größere Partialruptur der Rotatorenmanschette sichtbar geworden oder durch die Kalkexstirpation entstanden ist und ggf. durch Naht versorgt wurde, sollten aktive Übungen gegen Widerstand oder mit Gewichten für 4 Wochen p.o. nicht erfolgen.

Ergebnisse und Vergleich offener zu arthroskopischer Therapie

Die postoperativen Ergebnisse nach arthroskopischer Kalkexstirpation entsprechen denen der offenen Operationen (Ark et al. 1992). Im Vergleich zur offenen Operation besteht der Vorteil, dass das arthroskopische Vorgehen weit weniger invasiv ist und eine gute Darstellung des Glenohumeralgelenks zur Darstellung evtl. vorhandener Schultergelenkpathologien während dieses Eingriffs ebenfalls möglich ist. Nachteilig ist die teilweise schlechtere Lokalisierung vor allem tief intratendinös liegender Kalkdepots. Falls eine ausgedehntere Spaltung der Rotatorenmanschette zur Entfernung von tief liegenden oder ausgedehnten Kalkherden notwendig ist, so lässt sich eine anschließend notwendige Sehnennaht häufig, vor allem für den in den entsprechenden arthroskopischen Techniken nicht so Erfahrenen, im Rahmen einer offenen Operation leichter durchführen.

3.3 Partielle Rotatorenmanschettenrupturen

J. Jerosch

Definition

Bei der partiellen Rotatorenmanschettenruptur handelt es sich um eine traumatische (selten) oder degenerative (häufig) Teilruptur von Anteilen der Sehnenplatte der Rotatorenmanschette. Meist ist die Supraspinatussehne betroffen.

Ätiologie und Klassifikation

Eine traumatische Teilruptur ist selten und tritt in der Regel nur bei Vehemenztraumata ein. Meistens bestehen ausgeprägte *degenerative Vorschäden*. Inkomplette Rupturen beginnen in der Mehrzahl der Fälle an der Unterseite der Sehnenplatte, dicht am Ansatz der Sehne am Tuberculum majus. Diese gelenkseitigen Rupturen werden als *Typ-A-Rupturen* (**a**rtikulärseitig) bezeichnet und sind nahezu immer degenerativer Natur. Seltener sind inkomplette Rupturen an der Oberfläche der Sehne. Hierbei handelt es sich um so genannte *Typ-B-Rupturen* (**b**ursaseitig). Diese sind in der Regel mechanisch durch einen Friktionsmechanismus an der Akromionunterfläche bedingt. Bei beiden Rupturtypen ist jedoch zu berücksichtigen, dass nahezu regelhaft intratendinöse Degenerationen vorliegen, die ebenfalls

Ursprungsort von Beschwerden sein können. In Abhängigkeit von der Tiefe der Sehnenverletzung unterteilt man 3 verschiedene Schweregrade (Abb. 3.**33**).

Grad I: Es sind nur oberflächliche Fasern betroffen. Die Rupturtiefe ist geringer als 3 mm oder weniger als $1/4$ der Sehnendicke und kann mit einem Tasthaken oder der Shaverspitze abgeschätzt werden.

Grad II: Die Rupturtiefe überschreitet nicht die 50 % der Sehnendicke (> 6 mm).

Grad III: Mehr als 50 % der Ansatzzone ist abgelöst.

Weiterhin wird anhand der Rupturlänge und des Retraktionsgrades die Defektzone in Quadratmillimeter angegeben.

Die Inzidenz derartiger Veränderungen nimmt mit zunehmendem Alter zu.

Anamnese

Die Anamnese entspricht der des Patienten mit einer subakromialen Pathologie bei Rotatorenmanschettentendinitis. Die Patienten berichten über Nachtschmerz und Bewegungsschmerz, insbesondere bei der Retroversion des Armes sowie bei Überkopfbewegungen.

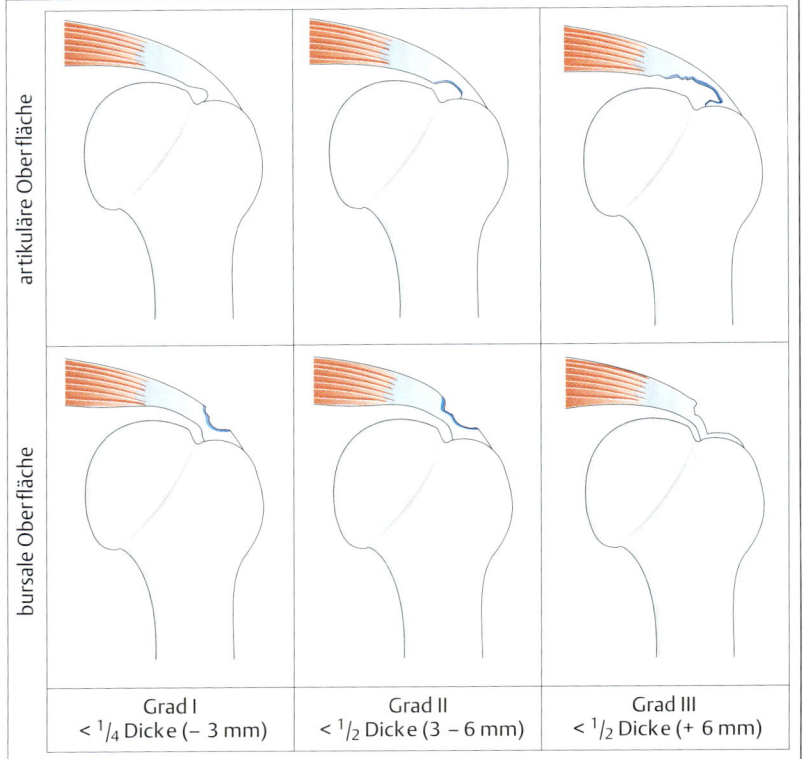

Abb. 3.**33** Klassifikation der Rotatorenmanschettenpartialrupturen, basierend auf der Defekttiefe.

artikuläre Oberfläche

bursale Oberfläche

Grad I	Grad II	Grad III
< $1/4$ Dicke (– 3 mm)	< $1/2$ Dicke (3 – 6 mm)	< $1/2$ Dicke (+ 6 mm)

Nicht wenige der Patienten klagen über seit Monaten anhaltende Schlafstörungen.

Klinische Diagnostik

Palpatorisch findet sich ein *Druckschmerz am Tuberculum majus* im Ansatzbereich der Supraspinatussehne. Bei den funktionellen Tests findet sich ein *subakromialer schmerzhafter Bogen* sowie ein *positiver Jobe-Test*. Die subakromiale Injektion von Lokalanästhetikum (LA-Test) führt bei *Typ-B-Rupturen* zur temporären Beschwerdelinderung. Bei *Typ-A-Rupturen* kann eine intraartikuläre Injektion von Lokalanästhetikum eine temporäre Beschwerdelinderung erzielt werden.

Bildgebende Diagnostik

Das Röntgenbild kann noch völlig unauffällig sein, zeigt jedoch häufig bereits leichte degenerative Veränderungen (Sklerose-, Lysezonen am Tuberculum majus). Es ist nur selten konkordant mit dem klinischen Befund. Das akromiohumerale Intervall (AHI) kann weniger als 12 mm betragen. Die Sonographie kann ebenso wie die Kernspintomographie Partialrupturen prinzipiell darstellen. Beide Verfahren haben jedoch bei der Frage nach Teilrupturen für den klinischen Alltag nur einen beschränkten Aussagewert. Gleiches gilt für die Arthrographie. Hier können nur Typ-A-Partialrupturen nachgewiesen werden. Typ-B-Rupturen sind nur durch eine Bursographie nachweisbar.

Konservative/operative Therapiemöglichkeiten

Neben der *üblichen symptomatischen balneophysikalischen*, systemischen Applikation von NSAD und *Injektionstherapie* sollte gleichzeitig eine *krankengymnastische Behandlung* zur Kräftigung der Schultermuskulatur für die Rotatoren und Adduktoren erfolgen. Hierdurch soll das dynamische Gleichgewicht zwischen M. deltoideus und Rotatorenmanschette wiederhergestellt werden, um eine Kranialisation des Humeruskopfes zu vermeiden. Gleichzeitig müssen die Skapulastabilisatoren trainiert werden.

Bei frustraner konservativer Therapie ist eine subakromiale Dekompression indiziert, welche bei *Typ-B-Rupturen* ausreichend ist. Bei dieser friktionsbedingten Rotatorenmanschettenläsion kann allein durch eine ASD in vielen Fällen den Patienten rasch und nachhaltig geholfen werden. Iatrogene Typ-B-Partialrupturen in Faserrichtung des Sehnengewebes nach Entfernung eines Kalkdepots brauchen nicht genäht zu werden und heilen in aller Regel spontan auch ohne Akromionplastik aus.

Anders verhält es sich jedoch bei den *Typ-A-Rupturen*. Da häufig die zugrunde liegende Sehnendegenera-

tion gleichzeitig auch Schmerzauslöser ist, wird nach erfolgreicher ASD der postoperative Verlauf oftmals sehr protrahiert sein. Nicht selten haben die Patienten noch über Wochen und Monate Probleme; bei manchen Patienten kommt es leider überhaupt nicht zu einer Besserung des Schmerzbildes.

Arthroskopisch kann bei mechanisch nicht wirksamen inferioren Typ-A-Partialrupturen, bei denen die Sehnensubstanz noch zu mehr als 50 % intakt ist, eine Débridement durchgeführt werden.

Sollte sich bei der Arthroskopie zeigen, dass eine *Typ-A-Ruptur mit mehr als 50 % der Sehnendicke* vorliegt, sind die Ausschneidung des veränderten Gewebes sowie die Refixation zu empfehlen. Hierbei sollte die Indikationsschwelle auch vom Alter des Patienten abhängig gemacht werden. Bei jüngeren Patienten (unter 50 Jahren) wird man sich viel eher zum Ausschneiden und zur Refixation entschließen. Das Ausschneiden und Refixieren ist arthroskopisch mit den zur Zeit zur Verfügung stehenden Techniken nicht als Standardmethode, sondern eher noch als klinisch experimentell anzusehen (s. Kap. 3.4.). Deshalb kann in diesen Fällen auf eine offenen konventionelle Rekonstruktion zurückgegriffen werden.

Arthroskopische Befunde

Die typischen degenerativen inferioren Partialrupturen der Rotatorenmanschette beginnen in der Supraspinatussehne im Ansatzbereich am Tuberculum majus. Hier zeigen sich zunächst einige degenerative Auffaserungen (Abb. 3.34), gelegentlich auch leichte Knorpelarrosionen am Humeruskopf (Abb. 3.35). Später lösen sich mehr und mehr Fasern, sodass während der Arthroskopie das Bild der *inferioren gelenkseitigen Partialruptur* entsteht (Abb. 3.36). Über das wahre Ausmaß dieser Ruptur kann nur die Palpation mit dem Tasthaken Aus-

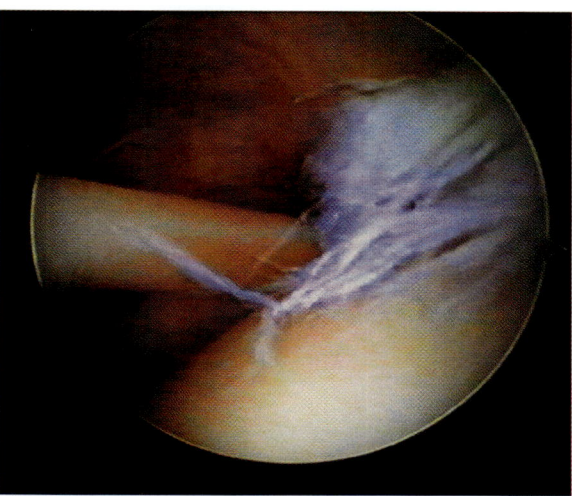

Abb. 3.**34** Leichte gelenkseitige Partialruptur der Supraspinatussehne

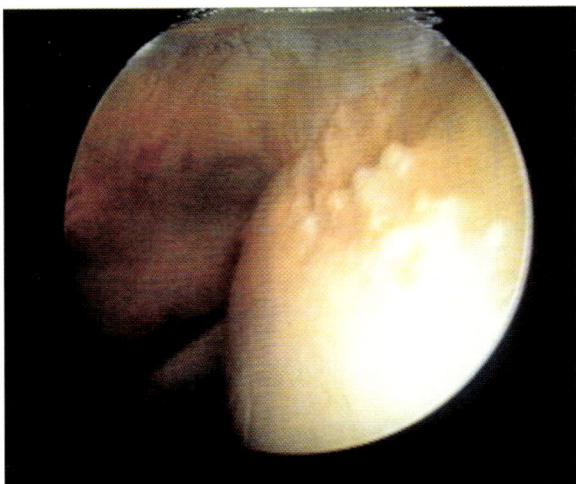

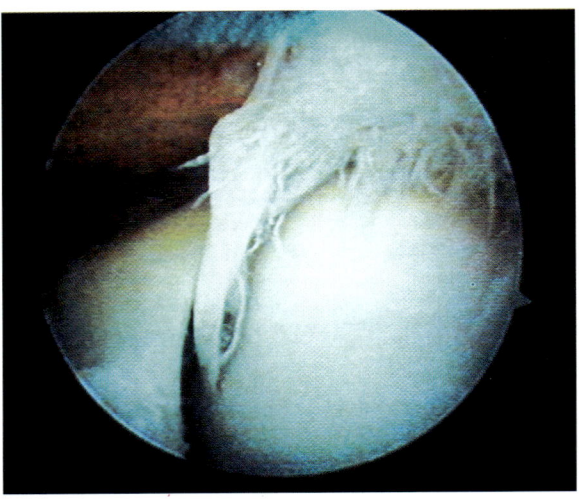

Abb. 3.**35** Arrosion des Humeruskopfes im Ansatzbereich der SSP-Sehne.

Abb. 3.**36** Größere gelenkseitige SSP-Partialruptur.

kunft geben. Weitaus am häufigsten sind diese Rupturen im Bereich der Supraspinatussehne und nur selten an der Subskapularis- oder Infraspinatussehne. Partielle Subskapularisrupturen finden sich meist in Zusammenhang mit einer erlittenen anterioren Luxation.

Bursaseitig lassen sich die *Typ-B-Partialrupturen* an der Oberfläche der Rotatorenmanschette darstellen (Abb. 3.**37**). Sie sind jedoch viel seltener als Typ-A-Partialrupturen. Um die gesamte Oberfläche zu inspizieren, ist es wichtig, den Humeruskopf zu rotieren und auffällige Bereiche mit dem Tasthaken zu überprüfen.

Arthroskopische Therapie

Möglichkeiten der arthroskopischen Therapie sind: arthroskopische subakromiale Dekompression (ASD), Débridement, Refixation. Zur ASD vgl. Kap. 16.2.18

Débridement

Beim gleichzeitigen Débridement werden die mechanisch irritierenden und ins Gelenk einschlagenden Sehnenfasern mit dem Full Radius Resector vorsichtig abgetragen. Hierbei sollte auch ein moderates Débridement der intratendinösen degenerativen Bereiche durchgeführt werden. Durch diese Anfrischung erhofft man sich einen positiven Stimulus auf die Heilungspotenz des Sehnengewebes. Eine lokale Begleitsynovialitis kann ebenfalls entfernt werden.

Reinsertion der Rotatorenmanschette

Ist bei unsicherem Befund (Abb. 3.**38**) oder über 50%igem Verlust der Sehnenfasern eine Reinsertion indiziert, kann bei Typ-A-Partialrupturen in das korrespondierende bursaseitige Sehnenareal über eine Nadel

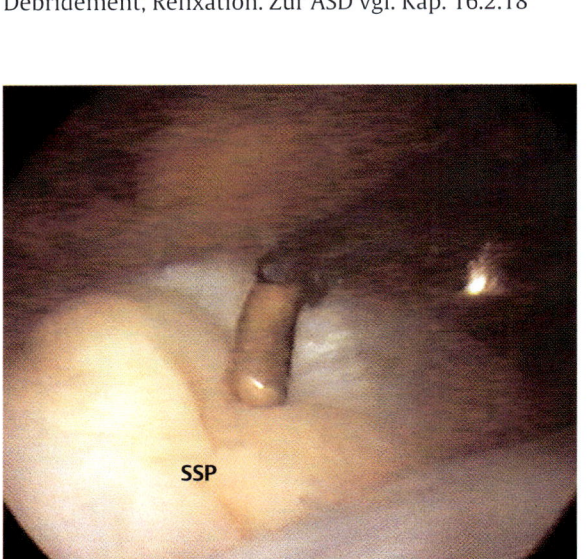

Abb. 3.**37** Bursaseitige Partialruptur.

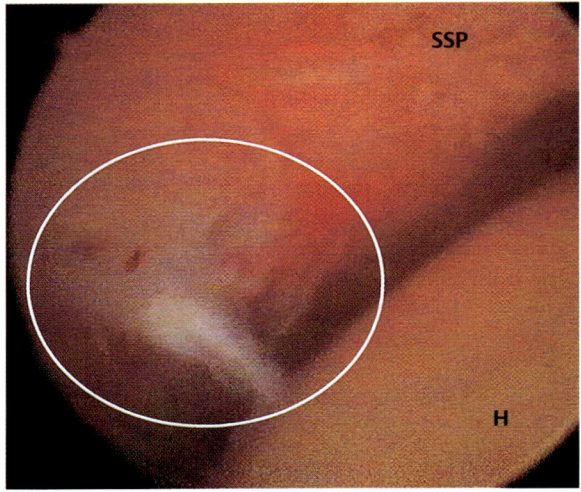

Abb. 3.**38** Inspektorisch unsicherer Befund der SSP-Sehne.

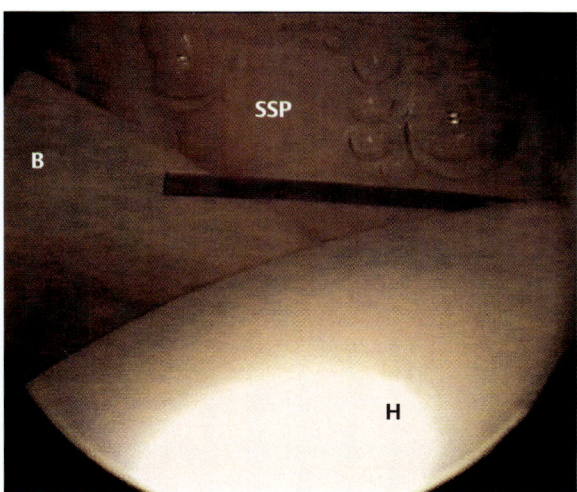

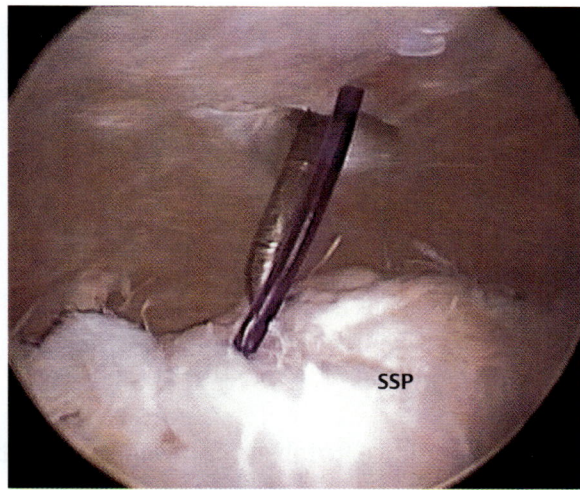

Abb. 3.**39** Fadenmarkierung
einer gelenkseitigen Partialruptur.

Abb. 3.**40** Palpation der SSP-Sehne
an der bursaseitigen Oberfläche.

von kranial ein Faden in die Partialruptur gelegt werden (Abb. 3.**39**). Hierbei ist die Verwendung von resorbierbarem Nahtmaterial empfehlenswert, damit, falls der Faden über die Nadel oder ein anderes Instrument abgeschert wird, kein Fremdmaterial auf Dauer im Gelenk verbleibt. Von subakromial kann dann die Oberfläche des fraglichen Sehnenbereichs besser lokalisiert und beurteilt werden (Abb. 3.**40**). Ist eine offene Revision notwendig, kann mithilfe dieses liegenden Fadens eine rasche und gezielte Präparation über eine so gennante Miniarthrotomie erfolgen (s. Kap. 3.4). Die Indikation zur offenen oder geschlossenen Rekonstruktion der Sehne hängt von der körperlichen Aktivität des Patienten ab. Bei biologisch jungen und/oder aktiven Patienten ist die Indikationsschwelle tiefer als bei älteren und körperlich inaktiven Patienten.

Abschluss der Operation

Nach alleinigem Débridement der Rotatorenmanschette wird über den Arthroskopschaft ein Redon-Drain eingelegt und über diesen Redon-Drain etwa 20 ml Carbostesin mit Adrenalinzusatz (1:200.000) instilliert. Die Saugflasche bleibt für 20 Minuten abgeklemmt und wird erst dann eröffnet. Die Stichinzisionen für die Portale können in der Regel ohne Naht so belassen bleiben. Der erste Operationsverband enthält ausreichend Kompressen, welche die in den ersten Stunden aus den Weichteilen austretende Spülflüssigkeit aufnehmen. Eine spezielle Verbandanordung (z. B. Gilchrist-Verband) zur Immobilisation ist nicht erforderlich.

Operationsspezifische Patientenaufklärung

Siehe ASD. Wird bereits präoperativ eine partielle Ruptur vermutet, muss der Patient auch über die eventuelle Notwendigkeit des offenen Débridements sowie gleichzeitiger Naht aufgeklärt werden. Dieses verlängert die Rehabilitationsphase erheblich. Nach dem Débridement der inferioren Partialrupturen sind der weitere Verlauf und die Rehabilitation oft sehr protrahiert. Auch ist immer mit einem Voranschreiten der Degeneration mit konsekutiver Totalruptur zu rechnen. Eventuell wird dann noch eine offene Rotatorenmanschettenrekonstruktion notwendig.

Komplikationsmöglichkeiten

Bei Débridement einer Partialruptur kann es passieren, dass eine Partialruptur iatrogen in eine Komplettruptur umgewandelt wird. Diese ist jedoch in der Regel leicht zu versorgen. Die Rekonstruktion kann in arthroskopischer Technik oder mit einem so genannten Mini-Repair durchgeführt werden (s. Kap. 3.4).

Postoperative Betreuung

Für Typ-B-Rupturen erfolgt dieselbe postoperative Betreuung wie nach einer ASD (s. S. 50). Beim Anfrischen von ausgeprägteren Typ-A-Rupturen sowie bei Rotatorenmanschettenrekonstruktionen ist ein Gilchrist-Verband angezeigt, der je nach Ausmaß der Läsion zwischen 3 und 6 Wochen belassen wird.

Rehabilitation

Für Typ-B-Rupturen erfolgt dasselbe Vorgehen wie nach einer ASD. Nach dem Anfrischen von ausgeprägteren Typ-A-Rupturen sind aktive Übungen gegen Widerstand oder mit Gewichten für die ersten 4 Wochen nicht angezeigt. Hierdurch soll verhindert werden, dass es in der postoperativ geschwächten Sehne zu einer

Totalruptur kommt. Nach Rekonstruktion und Reinsertion der Rotatorenmanschette gilt ein anderes Rehabilitationsschema (s. Kap. 3.4).

Ergebnisse und Vergleich arthroskopischer zu offener Operation

Gelenkseitige Typ-A-Partialrupturen sind in der offenen Chirurgie in der Regel kaum angehbar. Die exakte Beurteilung und Diagnostik der Rotatorenmanschettenunterfläche wurde erst durch die Arthroskopie möglich. Gleiches gilt für das Débridement von gelenkseitigen Partialrupturen. Obgleich das Débridement bei dem einen oder anderen Patienten eine Besserung erbringt, gibt es noch keine größeren Erfahrungen, die sichere prognostische Aussagen bei einem ausreichenden Patientenkollektiv erlauben. Gleiches gilt für die Indikationsschwelle zur Refixation der Sehne bei mehr als 50%iger Partialruptur. Auch dieser Wert stammt mehr aus dem subjektiven Gefühl und der klinischen Erfahrung und kann nur als vorläufig angesehen werden. Je jünger der Patient ist, desto niedriger sollte man jedoch die Indikationsschwelle für die operative Intervention sehen.

3.4   Komplette Rotatorenmanschettenrupturen

J. Jerosch

Definition

Bei der kompletten Rotatorenmanschettenruptur liegt eine vollständige Kontinuitätsunterbrechung einer oder mehrerer Sehnen vor. Hierbei ist die Supraspinatussehne am häufigsten betroffen.

Ätiologie und Klassifikation

Die Ursache ist in der überwiegenden Anzahl der Fälle eine degenerative Vorschädigung, bei der eine Typ-A-Partialruptur im Rahmen eines Bagatelltraumas in eine vollständige Ruptur überführt wird. Rein traumatische Rupturen sind sehr selten und gehen dann mit einem Vehemenztrauma einher. Bei der Beschreibung derartiger Rupturen werden zum einen die betroffenen Sehnenanteile erfasst, zum anderen werden Form, Ausmaß sowie die Retraktion beschrieben.

Für die arthroskopische Beschreibung bietet sich eine 4-Stadien-Klassifikation an:

Grad 1: Komplettruptur nur im Supraspinatusbereich.
Grad 2: Ruptur von Supraspinatus und Teilen des Infraspinatus.
Grad 3: Ruptur aller drei Hauptsehnen (Supra-, Infraspinatus, Subskapularis).
Grad 4: Rotatorenmanschettendefekt-Arthropathie.

Die zusätzliche Erfassung der Länge und Retraktion der Ruptur ergibt das Defektausmaß in cm^2.

Anamnese

In der Anamnese geben die Patienten oft ein Bagatelltrauma an. Dies kann ein Anstoßen der Schulter an einen harten Gegenstand, der Sturz auf den Arm oder auch nur das Anheben eines schweren Gegenstandes sein. Oft beklagen die Patienten weniger die Schwäche, den Arm anzuheben, als vielmehr den ausgesprochenen Nachtschmerz.

Klinische Diagnostik

Im Rahmen der klinischen Untersuchung fällt bei chronischen Rupturen bereits eine Atrophie im Bereich der Supra- oder Infraspinatusgrube auf. Der Patient hat Schwierigkeiten, den Arm anzuheben, und gibt einen Druckschmerz am Ansatzbereich der Rotatorenmanschette am Humeruskopf an. Bei Supraspinatussehnenrupturen findet sich eine Schwäche beim Jobe-Test, bei Subskapularisrupturen ein positiver Lift-off-Test und bei Infraspinatusläsionen eine Außenrotationsschwäche.

Bildgebende Diagnostik

Das Röntgenbild zeigt erst sekundäre Spätveränderungen wie Humeruskopfhochstand und Zeichen der Arthrose im glenohumeralen Gelenk. Das akromiohumerale Intervall (AHI) beträgt häufig weniger als 7 mm (Abb. 3.**1**). Die Sonographie zeigt vollständige Rupturen der Rotatorenmanschette mit hoher diagnostischer Sicherheit und hat somit die Arthrographie in weiten Bereichen abgelöst. Eine Kernspintomographie ist zum Nachweis der Komplettruptur – nicht zuletzt aus Kostengründen – nicht notwendig, vermag jedoch auch mit hoher diagnostischer Sicherheit die Ruptur nachzuweisen.

Konservative und operative Therapiemöglichkeiten

Beim körperlich aktiven Patienten sollte eine komplette Ruptur unbedingt wieder operativ rekonstruiert werden. Hierbei ist weniger das kalendarische als das organische Alter relevant. Beim älteren multimorbiden

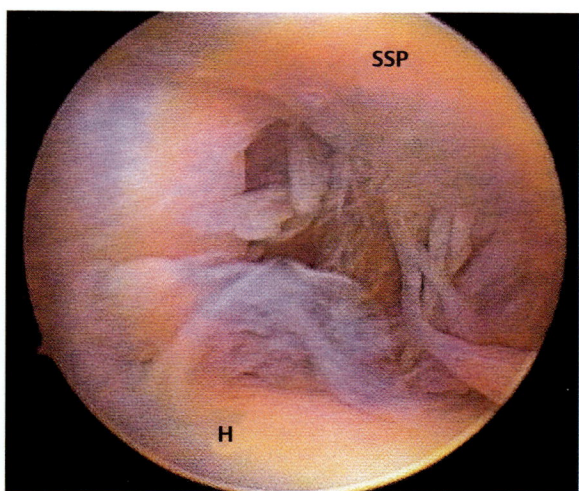

Abb. 3.**41** Kleine Komplettruptur der SSP-Sehne.

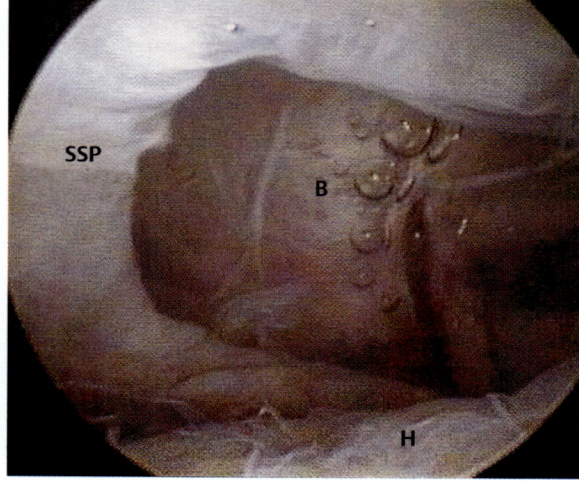

Abb. 3.**42** Große Komplettruptur der SSP-Sehne.

Patienten kann jedoch durchaus auch ein konservatives Therapiekonzept zur Anwendung kommen. Hierbei steht die Schmerztherapie im Vordergrund. Diese kann systemisch, aber auch lokal in Form von Injektionen erfolgen. Die Injektion von Lokalanästhetikum nimmt die akuten Beschwerden, und der gelegentliche Zusatz eines Corticoids kann die entzündliche Komponente dämpfen.

Bei der operativen Therapie gilt es in der präoperativen Planung einige Überlegungen miteinzubeziehen. Bereits die offene Rotatorenmanschettennaht stellt einige entscheidende operative Vorbedingungen (Rissgröße, Retraktion des Sehnenstumpfes, Muskelstruktur, Alter des Patienten, Aktivitätsniveau des Patienten, Rissalter etc.). Bei der zurzeit technisch äußerst anspruchsvollen arthroskopischen Nahttechnik sind diese Punkte besonders zu beachten. In den allermeisten Fällen wird eine weite Retraktion der Rupturenden eine arthroskopische Naht unmöglich machen. Die beste Indikation für die arthroskopische Naht stellt zweifellos die frische traumatische Ruptur dar. Diese Situation ist jedoch, wie oben dargestellt, in den allerwenigsten Fällen gegeben.

Bei ausgeprägten Rupturen mit starker Retraktion kann bei funktionell anspruchslosen Patienten als reine Schmerztherapie in Einzelfällen auch ein alleiniges Débridement indiziert sein.

Arthroskopische Befunde

Im Falle einer massiven Sehnenruptur kann bereits beim Anlegen des Arthroskopieportals der fehlende Widerstand beim Penetrieren der Gelenkkapsel mit dem stumpfen Troikar auffallen. Man gelangt unmittelbar nach Durchstoßen des M. deltoideus zwischen die beiden Gelenkpartner. Bei kleinen (Abb. 3.**41**) und mittleren (Abb. 3.**42**) Rupturen fällt bei der Inspektion die

Verbindung zwischen glenohumeralem Gelenk und subakromialem Raum auf. Gelegentlich kann das Arthroskop auch bis in die Bursa vorgeschoben werden (Abb. 3.**43**). Bei kleinen Rupturen kann eine zusätzliche Palpation über einen ventralen Arbeitszugang notwendig werden, um sich über das Ausmaß des Defekts einen Eindruck zu verschaffen. Gelegentlich prolabiert Gewebe der Bursa subacromialis in das Gelenklumen (Abb. 3.**44**). Gleichzeitig ist es notwendig, die Konsistenz sowie Mobilisierbarkeit der Rupturenden abzuschätzen. Oft findet sich auch eine Mitbeteilung der langen Bizepssehne (Abb. 3.**45**). Vor der Bursaseite kann ebenfalls die Verbindung zum Gelenk dargestellt werden (Abb. 3.**46**). Gelegentlich ist über diesen Einblick auch die lange Bizepssehne erkennbar (Abb. 3.**47**). Besonders deutlich kommt bei der arthroskopischen Inspektion der kulissenartige Charakter mit einer zentralen Defektzone der Ruptur zur Darstellung.

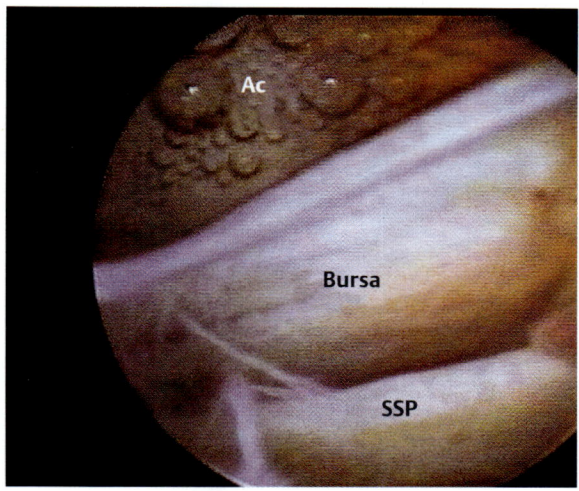

Abb. 3.**43** Komplettruptur der SSP-Sehne mit Darstellung des subakromialen Bursablattes.

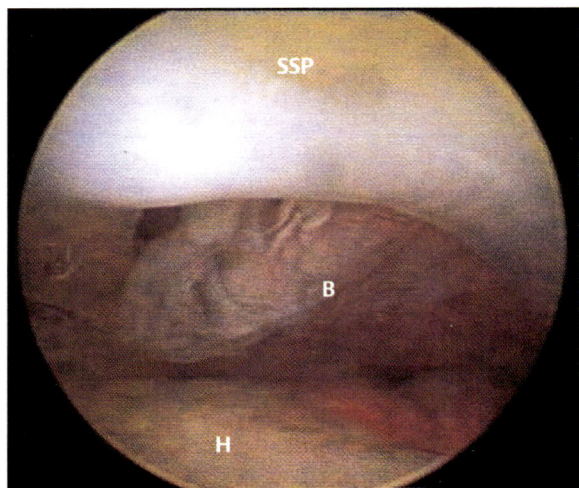

Abb. 3.**44** In das glenohumerale Gelenk vorgefallenes Bursagewebe.

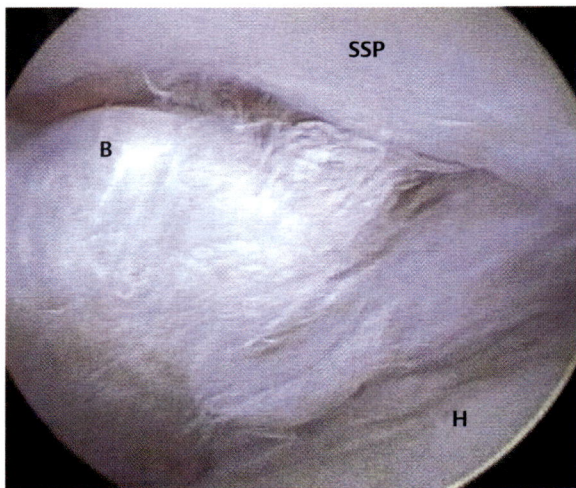

Abb. 3.**45** Begleitende Ruptur der langen Bizepssehen.

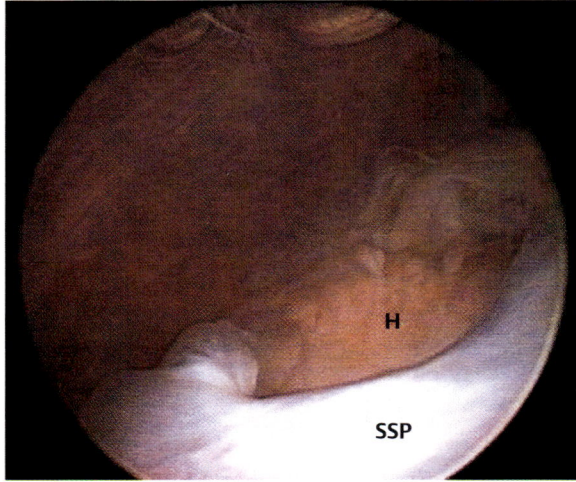

Abb. 3.**46** Bursaseitige Darstellung einer kompletten SSP-Ruptur.

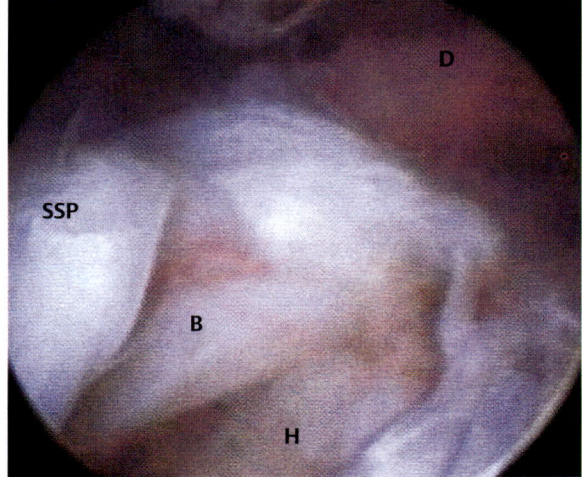

Abb. 3.**47** Bursaseitige Darstellung der langen Bizepssehne durch die rupturierte SSP-Sehne.

(Abb. 3.**48** u. 3.**49**). Bei einer Rotatorenmanschettendefekt-Arthropathie sieht man sehr deutlich die Knorpelschäden (Abb. 3.**50**).

Arthroskopische Therapie

Zunächst wird eine standardisierte arthroskopische subakromiale Dekompression (ASD) durchgeführt. Bei ausgeprägten Massenrupturen sollte die Resektion im Bereich des Schulterdaches nur sparsam durchgeführt oder sogar ganz unterlassen werden, um dem Humeruskopf das kraniale Widerlager nicht zu nehmen. Nun wird über den anterolateralen Zugang mit dem Synovialresektor ein vorsichtiges Débridement der Rupturenden durchgeführt. Hierdurch ist oft erst das gesamte Ausmaß der Ruptur evaluierbar. Als Nächstes erfolgt, wie auch bei der offenen Technik, die sorgfältige Mobi-

lisation der Rotatorenmanschette. Hier können je nach Retraktionsgrad *drei Schritte* notwendig werden.

Im *ersten Schritt* erfolgt die extraartikuläre Mobilisation der Sehnen. Hierbei ist die extraartikuläre Mobilisation der Supra- und Infraspinatussehne unkritisch. Im Bereich der Subskapularissehne muss man jedoch darauf achten, nicht mehr als 2–3 cm nach medial zu gelangen. Die Mobilisation kann mit kleinen Raspatorien oder speziell angefertigten Sehnenmobilizern (Fa. Arthrex) durchgeführt werden.

Reicht diese Mobilisation nicht aus, erfolgt im *zweiten Schritt* die kontrollierte Durchtrennung des Lig. coracohumerale. Hierbei muss darauf geachtet werden, dass das Ligament möglichst nah an der Basis des Korakoids gelöst wird. Dieser Schritt kann mit dem HF-Messer oder einem mechanischen Instrument erfolgen.

Reicht diese Mobilisation ebenfalls noch nicht aus, um die Sehnenränder in anatomischer Position zu rein-

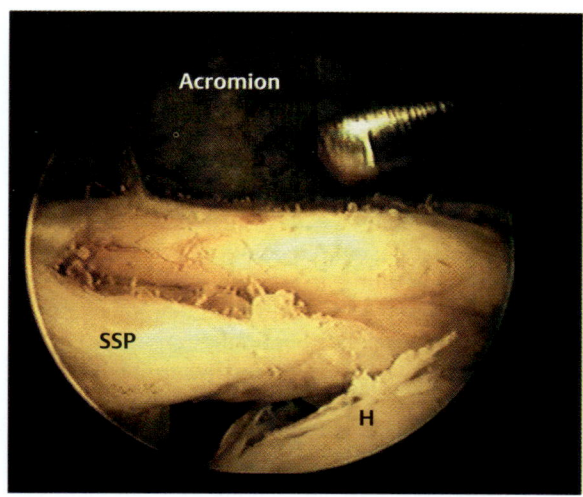

Abb. 3.**48** Kulissenartige Ruptur der SSP-Sehne.

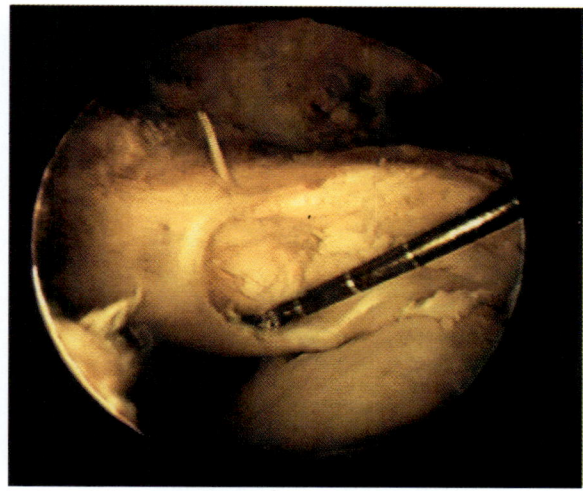

Abb. 3.**49** Kulissenartige Ruptur der SSP-Sehne.

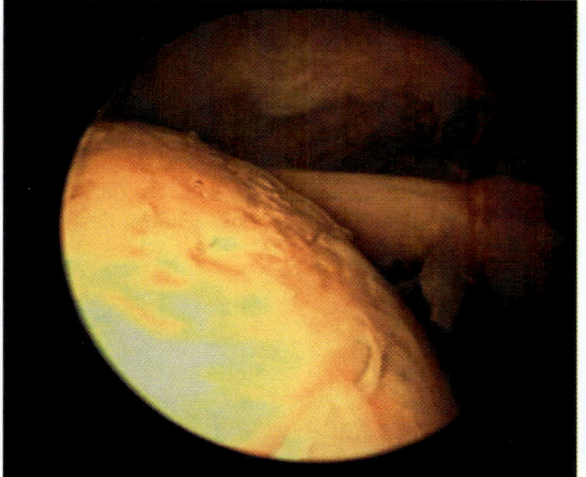

Abb. 3.**50** Rotatorenmanschettendefekt-Arthropathie.

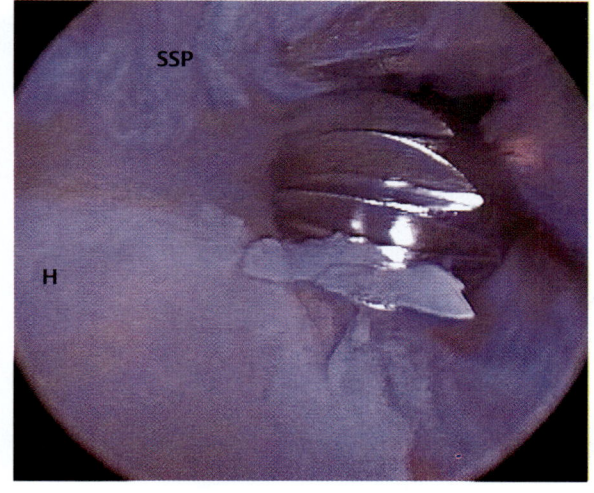

Abb. 3.**51** Etablierung einer Knochenrinne.

serieren, erfolgt eine intraartikuläre Mobilisation. Hierbei wird die Kapsel knapp neben dem Labrum glenoidale inzidiert. Dieses kann wiederum mit dem HF-Messer oder einem mechanischen Instrument erfolgen. Das Labrum bleibt hierbei am Glenoid haften. Sollte auch hierdurch keine ausreichende Mobilität der Rotatorenmanschette erreicht werden, ist ein weiteres arthroskopisches Vorgehen nicht sinnvoll.

Nach ausgiebiger und ausreichender Mobilisation wird mit der großen Kugelkopffräse eine 4–5 mm breite Knochennut direkt an der Knorpel-Knochen-Grenze des Humeruskopfes am Übergang zum Tuberculum majus gefräst (Abb. 3.**51**). Hierbei wird nur die Kortikalis leicht eröffnet. Eine tiefe Nut sollte unbedingt vermieden werden. Die Länge der Nut wird durch die jeweilige Sehnenruptur vorgegeben.

Unterschiedliche Operationstechniken

Cork-Screw-Technik

Bei der Cork-Screw-Technik wird die Rotatorenmanschette mit einer speziellen Nahtzange, die durch das laterale Portal eingebracht wird, ergriffen und die Rupturzone wird nach lateral über die Knochennut gezogen. Das nach oben gerichtete bewegliche Maulteil der Nahtzange ist mit einem runden Fenster ausgestattet und ermöglicht dadurch die Platzierung eines Cork-Screw-Fadenankers perkutan direkt durch die Rotatorenmanschette in den Knochen. Mit einer Punktionsnadel kann der Eintrittswinkel der Cork-Screw durch das reponierte Sehnenende getestet werden (Abb. 3.**52**). Ziel ist es hierbei, die Cork-Screw in einem Winkel von 45° zum Humerusschaft in die vorgefräste Knochenrinne einzubringen (Abb. 3.**53**). Ist die Platzierung der Cork-Screw durch das Fenster der Nahtzange in einem

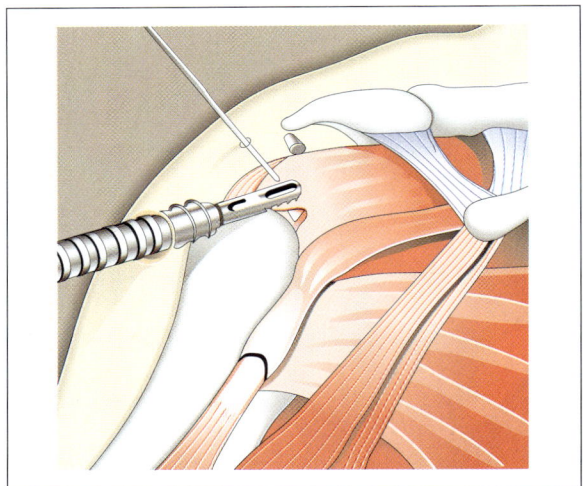

Abb. 3.**52** Sondierung der adäquaten Platzierungsrichtung mit einer Nadel.

korrekten Eintrittswinkel gewährleistet, erfolgt üblicherweise an der Punktionsstelle eine Stichinzision der Haut. Anschließend wird eine 5-mm-Cork-Screw, welche mit grünem und weißem nichtresorbierbarem Faden der Stärke II belegt ist, durch die laterale Stichinzision über das Fenster der Nahtzange durch die Sehne direkt in den Knochen eingedreht (Abb. 3.54). Die Platzierung der Cork-Screw erfolgt hierbei im Bereich der Knochenrinne. Der schmale Kern der Cork-Screw

(2 mm) sowie die flach angelegten Gewindegänge penetrieren die Sehne, ohne eine zusätzliche iatrogene Schädigung zu hinterlassen. Die Tiefe der Platzierung kann anhand von 2 Markierungen am Ende des Eindrehers abgeschätzt werden. Hat das Maulteil der Zange direkten Kontakt zum Tuberculum majus, wird die Cork-Screw manuell so weit eingedreht, bis die zweite Markierung am Eindreher des Fensters die Nahtzange erreicht hat. Hat das hintere Maulteil keinen knöchernen Kontakt, wird unter arthroskopischer Kontrolle der andere bis zur ersten Markierung in den Knochen gedreht. Nach Herausziehen des Eindrehers zeigen sich 4 mit 2 Farben codierte Farbenfadenenden, die durch das Sehnenende verlaufen. Diese werden durch das Lösen und Herausziehen der Zange gleichzeitig aus dem lateralen Portal geleitet (Abb. 3.55).

Bei kleineren Rissen kann jetzt bereits die Naht beginnen. Hierzu werden mit einem Rundhaken oder dem Fadenhalter jeweils ein grünes und ein weißes Fadenende unterhalb der Sehne separiert, eingehakt bzw. gefasst und aus dem lateralen Zugang herausgezogen (Abb. 3.56). Es verlaufen nunmehr jeweils eines der beiden weißen und grünen Fadenende aus der Knochenrinne durch die Sehne nach außen und die anderen Enden unterhalb der Sehne aus der Rinne direkt nach lateral. Die Länge der zugehörigen Fadenenden können durch Ziehen balanciert werden, da das abgerundete Öhr der Cork-Screw das Gleiten der Fäden erlaubt.

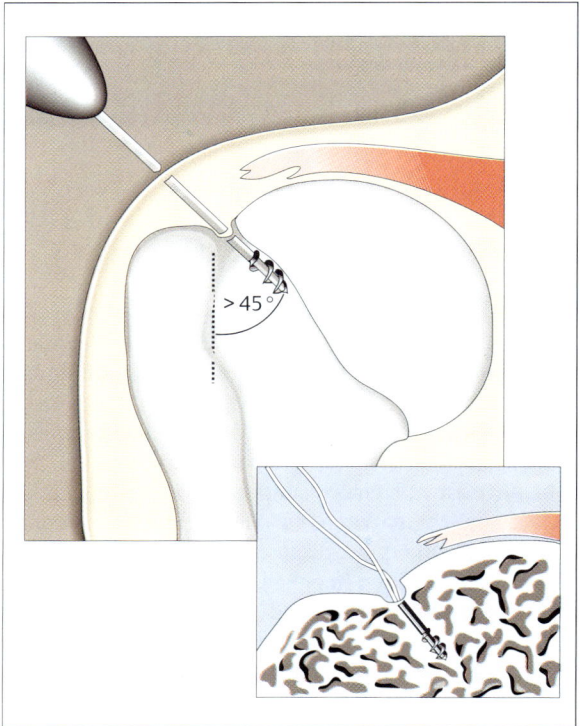

Abb. 3.**53** Platzierung der Cork-Screw in einem Winkel von 45°.

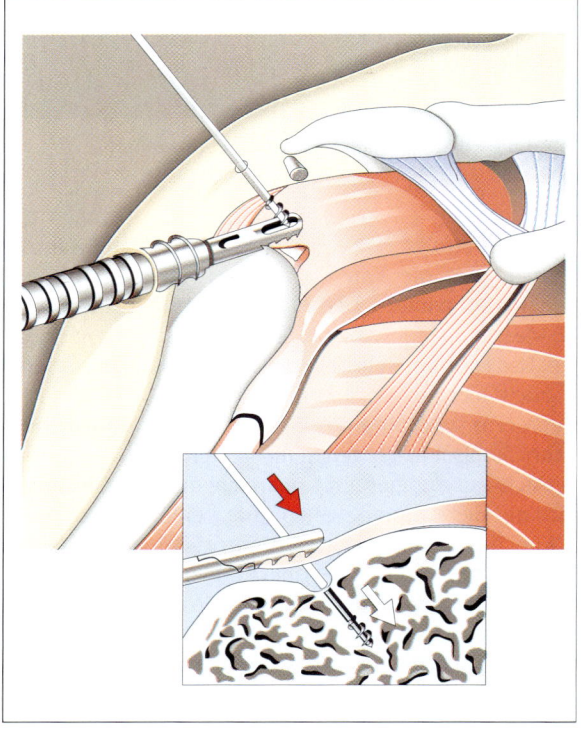

Abb. 3.**54** Platzierung der Cork-Screw.

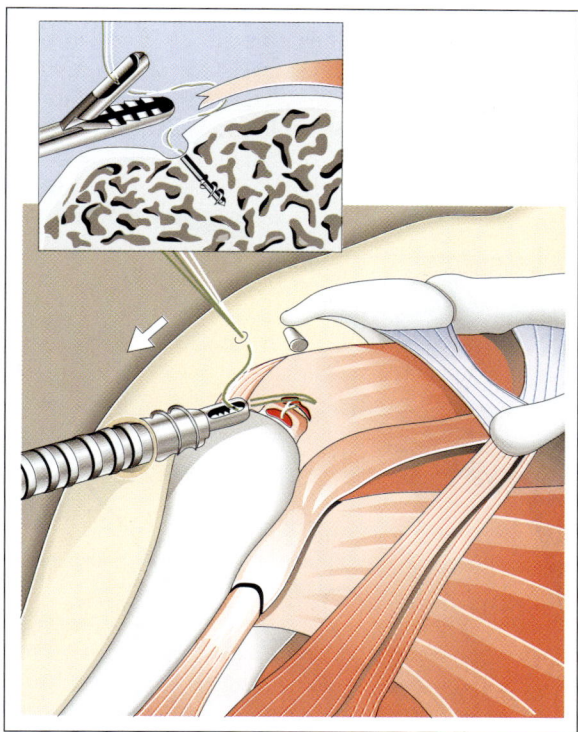

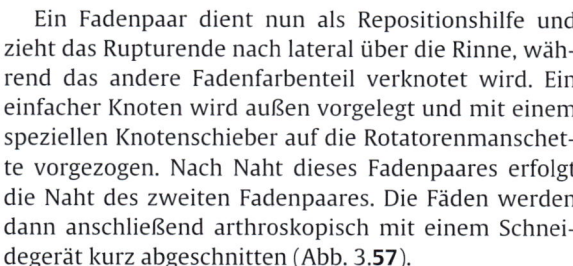

Abb. 3.**55** Ausleitung der Fäden.

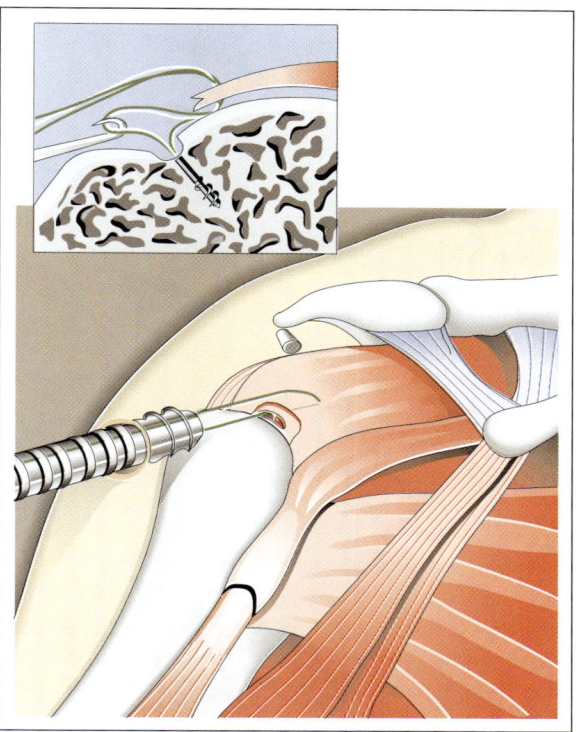

Abb. 3.**56** Separiertes Herausleiten der Fäden.

Ein Fadenpaar dient nun als Repositionshilfe und zieht das Rupturende nach lateral über die Rinne, während das andere Fadenfarbenteil verknotet wird. Ein einfacher Knoten wird außen vorgelegt und mit einem speziellen Knotenschieber auf die Rotatorenmanschette vorgezogen. Nach Naht dieses Fadenpaares erfolgt die Naht des zweiten Fadenpaares. Die Fäden werden dann anschließend arthroskopisch mit einem Schneidegerät kurz abgeschnitten (Abb. 3.**57**).

Bei den meisten Rupturformen ist das Legen von mehreren Cork-Screws notwendig. Hierbei können dann die vertikal verknüpften Fadenenden als zusätzliche Matratzennaht gegeneinander verknotet werden (Abb. 3.**58**).

Hierzu werden mit je 2 gleichfarbigen Fäden zwei vertikale Nähte geknotet. Um horizontale Matratzennähte zu bilden, werden ein grünes und ein weißes Fadenende außerhalb der Instrumentenkanüle miteinander verknüpft und festgezogen. Durch wechselnden Zug an den Fadenenden zieht sich der Knoten auf die Rotatorenmanschette. Die noch nicht verknoteten Enden können dann mit einem Knotenschieber in der üblichen Weise verknüpft werden (Abb. 3.**59**).

T-Fix-RCG-Technik

Der Patient kann entweder in der halb sitzenden oder seitlichen Position gelagert werden. Mit einem sterilen Stift werden die anterioren Grenzen der Klavikula und des Akromions markiert. Diese Linie wird nach lateral

über den M. deltoideus ca. 6–7 cm weitergeführt. Eine weitere Linie wird, beginnend am Akromioklavikulargelenk, inferior über den anterioren Teil des M. deltoideus weitergeführt. Der Eintrittsbereich für die Zielbohrhülse befindet sich zwischen diesen Linien und mindestens 4 cm distal der Spitze des Akromions (Abb. 3.**60**).

Von dorsal wird zunächst eine standardisierte glenohumerale Arthroskopie durchgeführt. Dann erfolgt die Inspektion der subakromialen Bursa mit typischer ASD. Die Rupturränder werden mit einem kleinen Synovialresektor gesäubert. Die Sehne wird, wie oben dargestellt, mobilisiert. Kann durch die Rotatorenmanschettenmobilisation über den lateralen Zugang mit der Acufex-Sehnenfasszange der abgerissene Teil der Rotatorenmanschette in seine anatomische Position am Tuberculum majus gezogen werden, ist mit dieser Technik eine Versorgung der Rotatorenmanschette möglich. Hierbei ist auch darauf zu achten, dass bei typischen t- oder l-förmigen Rupturen neben der Sehne zur Knochenreinsertion auch eine Seit-zu-Seit-Naht erfolgen kann.

Wenn eine arthroskopische Versorgung mit dem T-Fix-System durchgeführt werden soll, erfolgt über den anterolateralen Zugang die Etablierung einer knöchernen Rinne am Knorpel-Knochen-Übergang im Bereich des Tuberculum majus. Eine Flexion von etwa 30°, eine Abduktion von etwa 30° sowie eine Außenrotation von 30° erleichtern den Zugang in diesem Bereich.

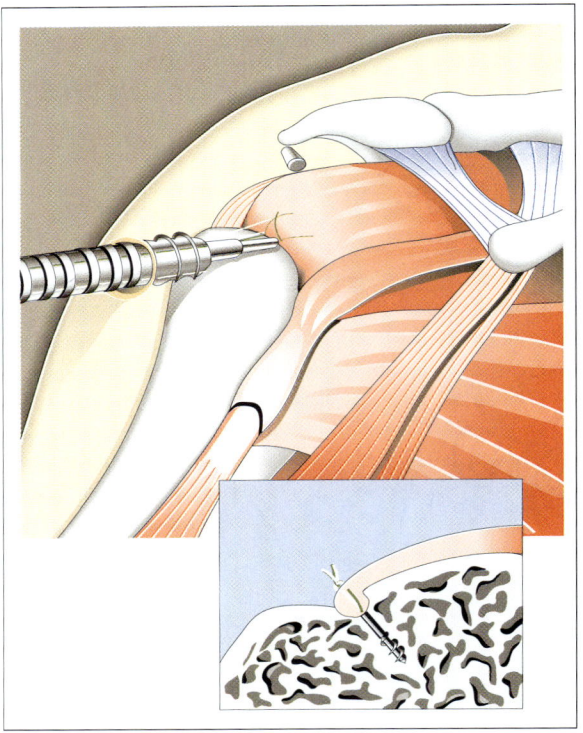

Abb. 3.**57** Knoten der Fäden über Knotenschieber.

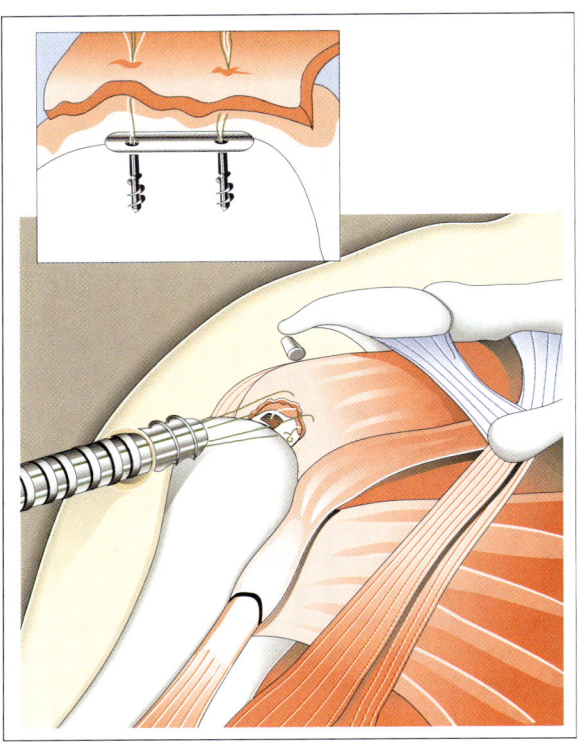

Abb. 3.**58** Anlage einer Matratzennaht bei größeren Rupturen.

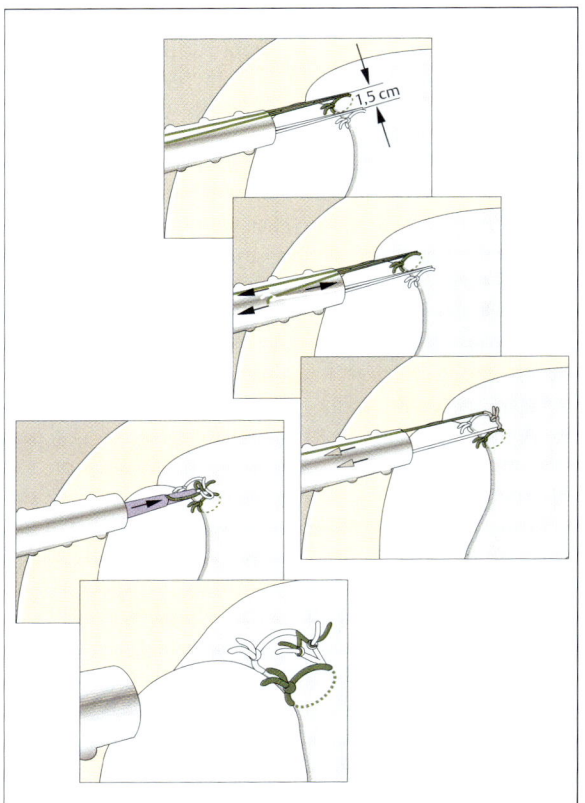

Abb. 3.**59** Knoten der Matratzennaht.

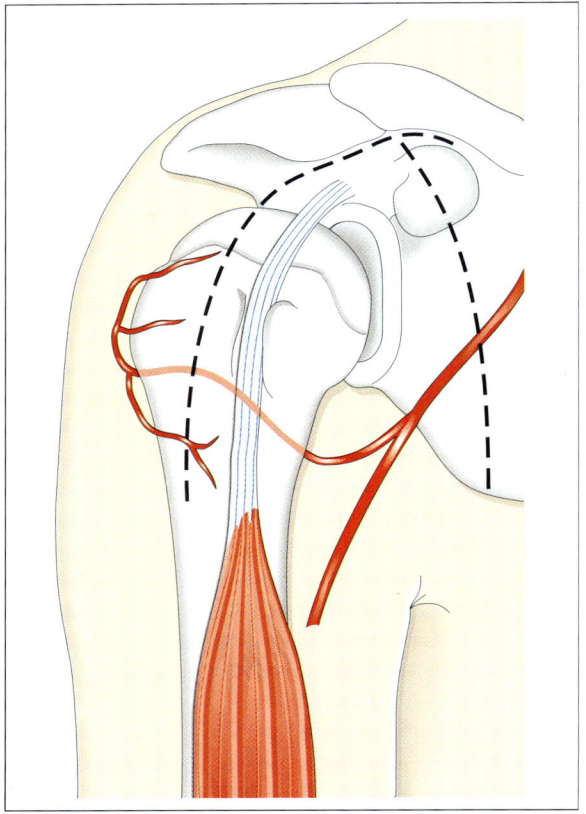

Abb. 3.**60** Externe Hilfslinien bei der Verwendung des T-Fix.

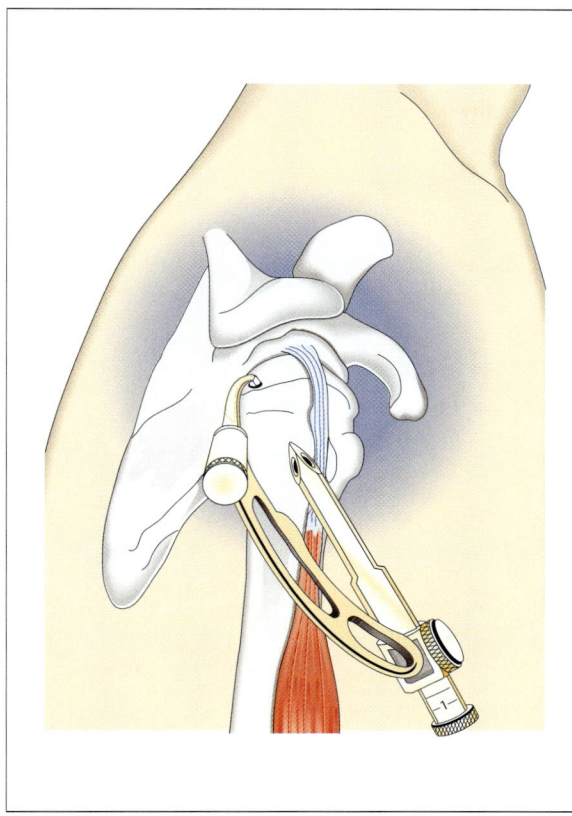

Abb. 3.**61** Positionierung des Zielgeräts.

Der Zielarm des RCG-Gerätes wird durch den anterolateralen Zugang geführt und ca. 3–5 mm in die Gelenkfläche gedrückt, wobei die Spitze des Zielarmes 2–3 mm posterior des Risszentrums liegen sollte. In Abhängigkeit von der Zielgröße der Ruptur wird der Zielarm in der Breite so positioniert, dass entweder 2 oder 4 T-Fix-Implantate eingebracht werden können (Abb. 3.**61**). Nun wird die Zielbohrhülse in den Zielbogen eingesetzt und damit die Eintrittsstelle in die Haut markiert. Die Bohrhülse muss so angesetzt werden, dass sie den Humerus knapp lateral der Bizepssehnenrinne berührt. Der Zielarm wird in der sitzenden Position parallel zum Fußboden oder in der Seitenlage des Patienten nahezu vertikal ausgerichtet. Die Haut wird nun markiert und inzidiert. Der M. deltoideus wird stumpf gespalten, die Zielbohrhülse bis zum Knochen vorgeschoben und in dieser Position mit der Verriegelungsschraube gesichert. Die Kalibrierung der Zielbohrhülse dient zur Bestimmung der Knochentunnellänge in Zentimeter. Das Zielgerät wird so gedreht, dass beide Bohrer das Tuberculum durchbohren.

Vom anterolateralen Teil des Tuberculum majus zur Basis der Knochenmulde werden 2 parallel verlaufende Bohrlöcher angelegt. Dazu wird der T-Fix-RCG-Bohrer mit Bohrbuchse verwendet. Die Bohrbuchse ist kalibriert, um die Bohrtunnellänge anzuzeigen. Die Spitze des Bohrers sollte direkt in der Knochenmulde herauskommen (Abb. 3.**62**).

Die Bohrer werden entfernt und die Bohrbuchsen bleiben als Führungshülse im Knochen (Abb. 3.**63**).

Nachdem die Befestigungsschraube an der Zielbohrhülse gelockert und die Hülse beseitigt wurde, wird das Zielgerät aus dem Gelenk entfernt. Abhängig von der Größe des Risses kann das Zielgerät nun verwendet werden, um weitere Knochentunnel in der beschriebenen Weise anzulegen. Um die Implantate nicht zu beschädigen, werden die Bohrbuchsen im Knochen belassen, bis alle Tunnel angelegt sind (Abb. 3.**64**).

Durch einen weiteren Zugang wird die Rotatorenmanschette mit einer Acufex-Gewebefasszange oder einem Faden in die Knochenmulde gezogen. Die T-Fix-Nadeln, welche mit dem Implantat vorgeladen sind, werden unter arthroskopischer Sicht durch die Bohrbuchsen und durch die Rotatorenmanschette geschoben. Die T-Fix-Implantate werden mit dem Stößel aus der Nadel geschoben (Abb. 3.**65 a** u. **b**) Mit dem Arthroskop kann die korrekte Lage der Implantate kontrolliert werden (Abb. 3.**66**). Nun werden die Nadeln und Buchsen aus dem Knochen entfernt.

Der Riss der Rotatorenmanschette wird durch Zug an den Fäden anatomisch verschlossen (Abb. 3.**67**). Die Fadenenden werden entweder per Hand oder mit dem Acufex-Knotenschieber durch die anteriore Inzision auf der Knochenbrücke miteinander verknotet. Die restlichen Fäden werden abgeschnitten und der Knoten vorsichtig unter dem M. deltoideus verborgen versenkt.

Die Abbildungen 3.**68** und 3.**69** zeigen die Resultate der Versorgung, entweder mit 2 oder mit 4 T-Fix-Implantaten. Mit dem Tasthaken wird nun der vollständige und sichere Verschluss der Ruptur an der Rotatorenmanschette kontrolliert. Wenn die Versorgung nicht erfolgreich war, werden entweder weiter Implantate in der beschriebenen Weise eingebracht oder eine offene Operation durchgeführt.

Giant-Nadel

Nach Etablierung der knöchernen Rinne im Reinsertionsbereich der Rotatorenmanschette wird der Arm leicht abduziert, sodass der freie Rand der rupturierten Sehne soeben an den Rand der Knochenrinne reicht. Eine weitere Abduktion bringt die Sehne direkt in die Knochennut. In dieser Stellung wird mithilfe eines speziellen Nadelhalters die Giant-Nadel vor dem Akromion gleichzeitig durch die Haut und die Sehne gestochen. Dann geht die Nadel durch die Knochennut und penetriert lateral die Kortikalis und den M. deltoideus, um wieder an die Hautoberfläche zu gelangen (Abb. 3.**70**) Mit einem speziellen Nadelfänger, welcher an das proximale Ende der Nadel fixiert ist, wird die Haut über dem M. deltoideus im Ausstechbereich der Nadel komprimiert und die Nadel durch die Haut geführt (Abb. 3.**71**). Mit dem Nadelfinger wird die Nadelspitze gefasst (Abb. 3.**72**). und nach Einlegen von 2 Fäden in die Öse herausgezogen (Abb. 3.**73**).

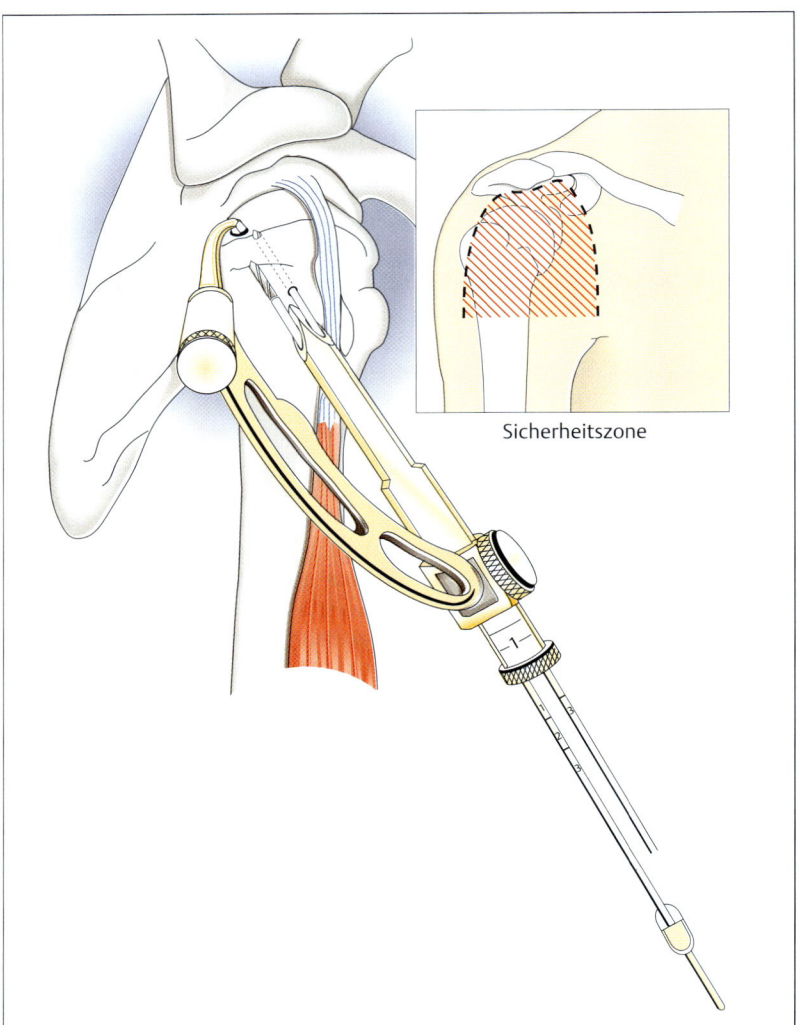

Abb. 3.**62** Anlage von zwei parallelen Bohrlöchern.

Sicherheitszone

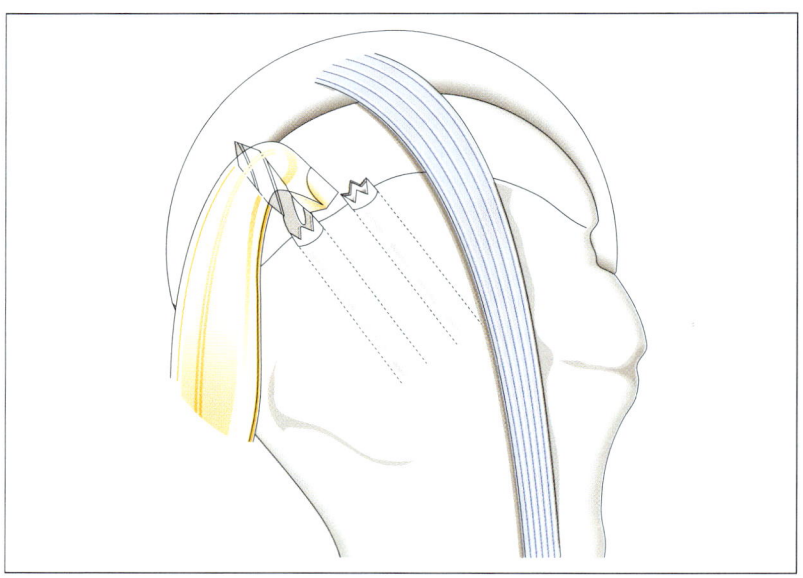

Abb. 3.**63** Entfernen der Bohrer.

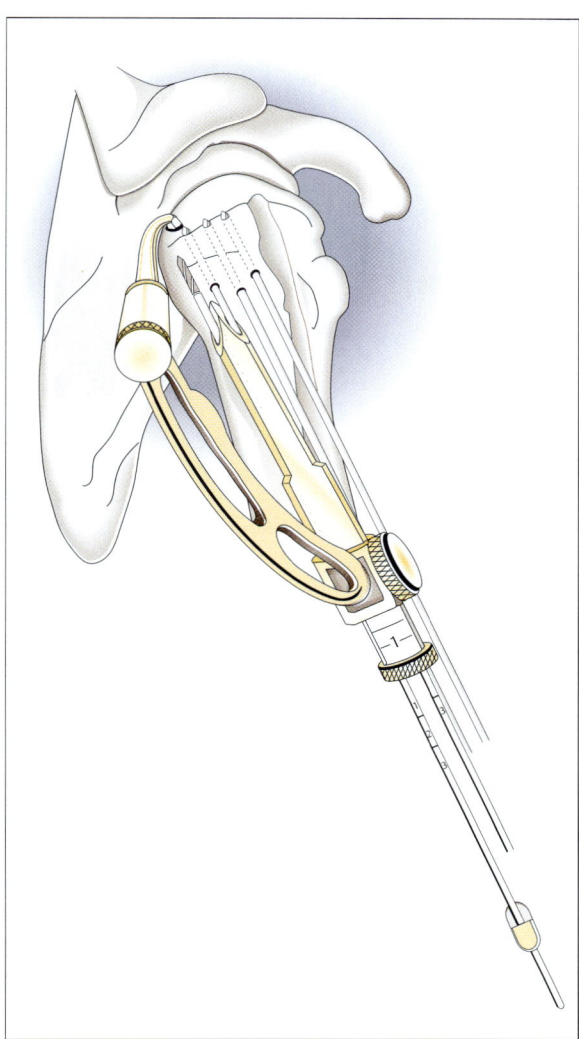

Abb. 3.**64** Anlage weiterer Bohrtunnel.

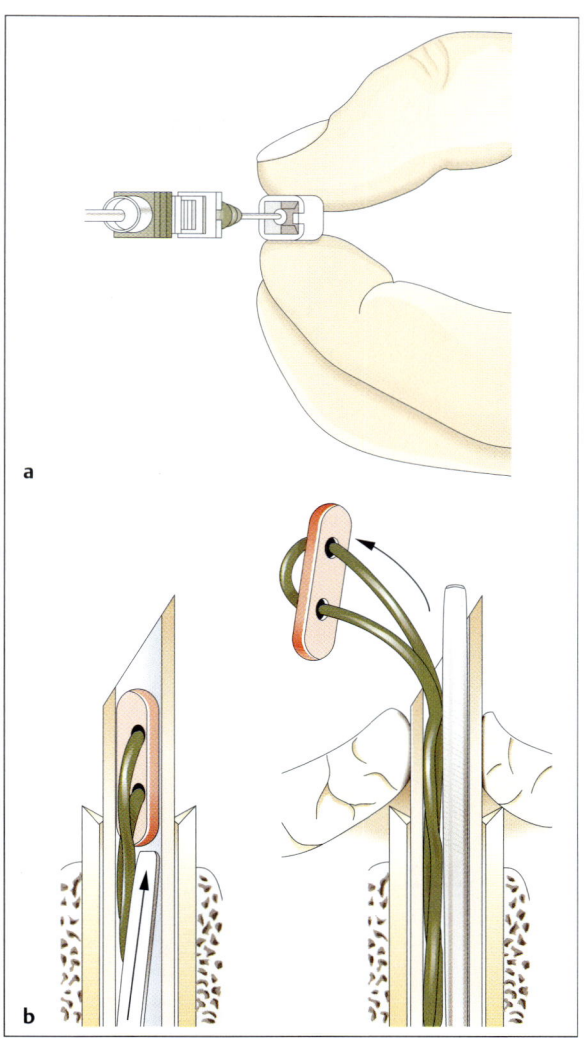

Abb. 3.**65 a** Vorbereiten des Implantats.
Abb. 3.**65 b** Vorbereiten des Implantats.

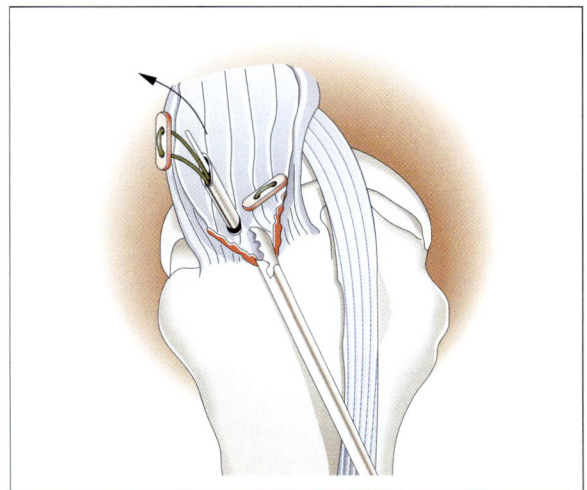

Abb. 3.**66** Arthroskopische Platzierung der Implantate.

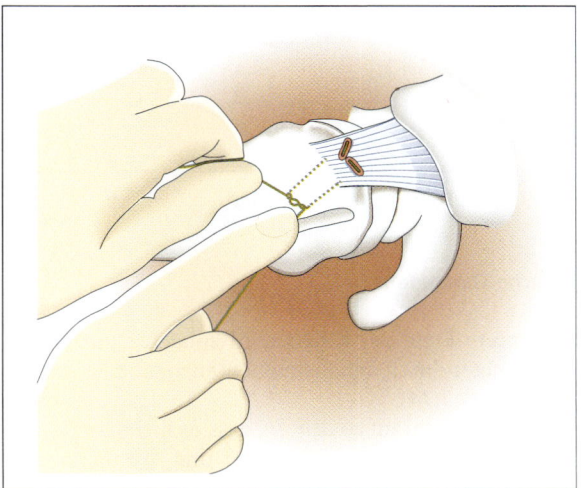

Abb. 3.**67** Knoten der Fäden.

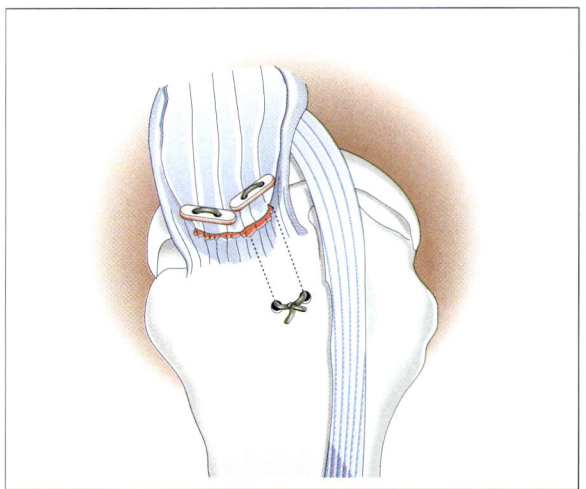

Abb. 3.**68** Endresultat bei kleiner Ruptur.

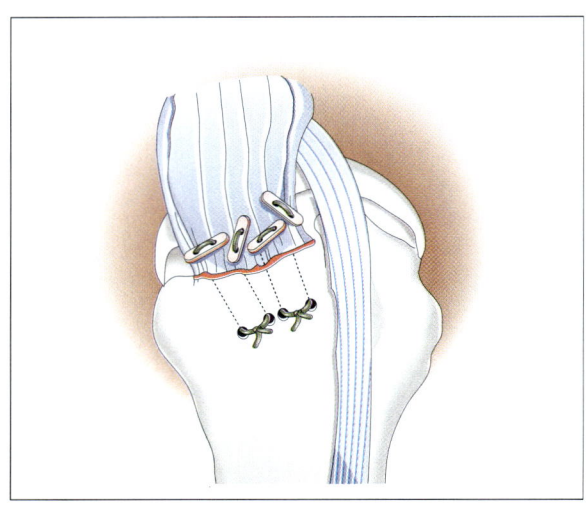

Abb. 3.**69** Endresultat bei großer Ruptur.

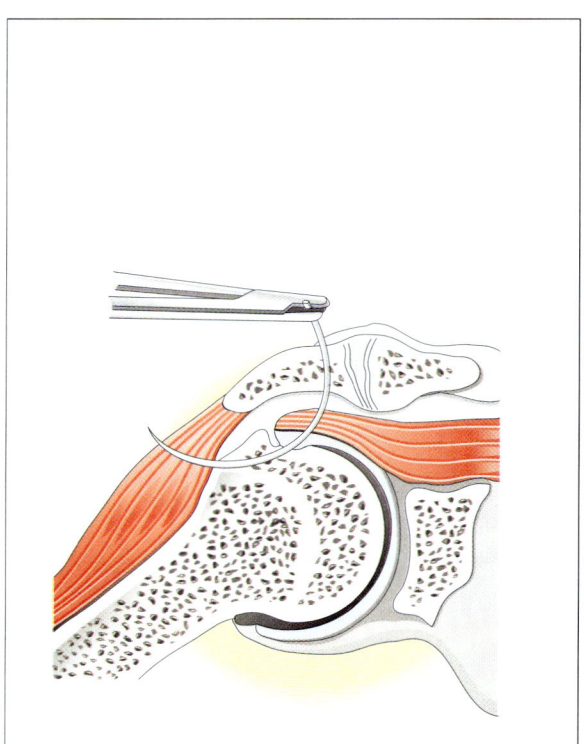

Abb. 3.**70** Platzierung der Giant-Nadel

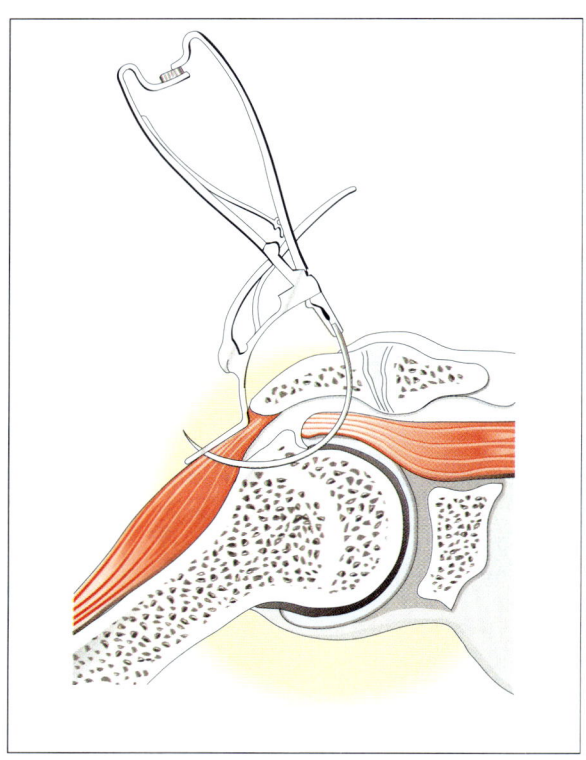

Abb. 3.**71** Anwendung des Nadelfängers

Einfache Knotennaht

Das untere Ende der Fäden wird zunächst mit einem Fadenfänger durch den Instrumentenzugang herausgezogen (Abb. 3.**74**).

Hierbei ist darauf zu achten, dass es nicht zu Weichteilinterponat zwischen Faden und Humeruskopf kommt. Einer dieser Fäden wird für die einfache Naht und der andere für eine Matratzennaht verwendet. Das herausgezogene Fadenende wird mit einer Klemme versehen. Anschließend werden die oberen Fadenanteile ebenfalls durch das Instrumentenportal herausgeleitet (Abb. 3.**75**).

Unter Verwendung eines Knotenschiebers wird der erste Knoten durch das Instrumentenportal auf den Humeruskopf geschoben (Abb. 3.**76**). Nach diesem

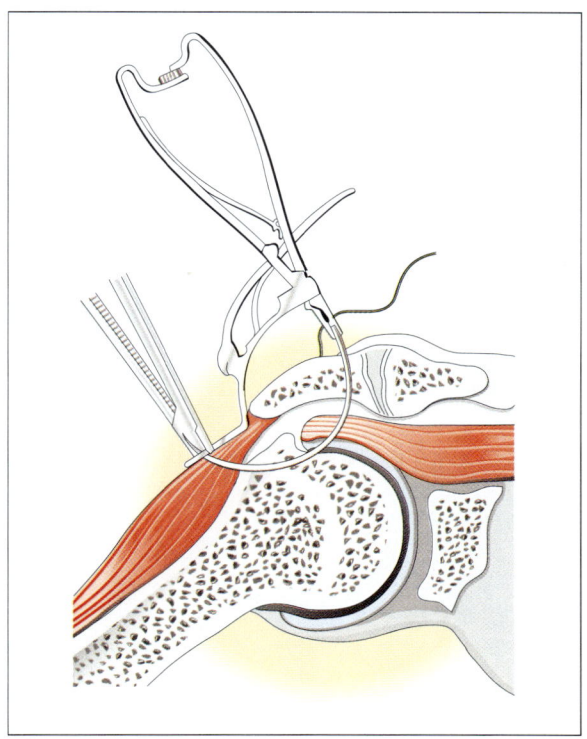

Abb. 3.**72** Fassen der Nadelspitze mit dem Nadelhalter.

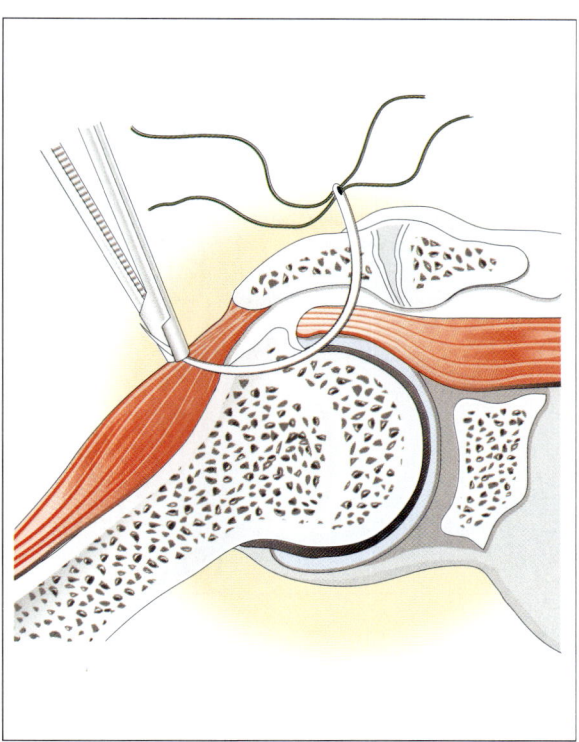

Abb. 3.**73** Durchziehen von zwei Fäden.

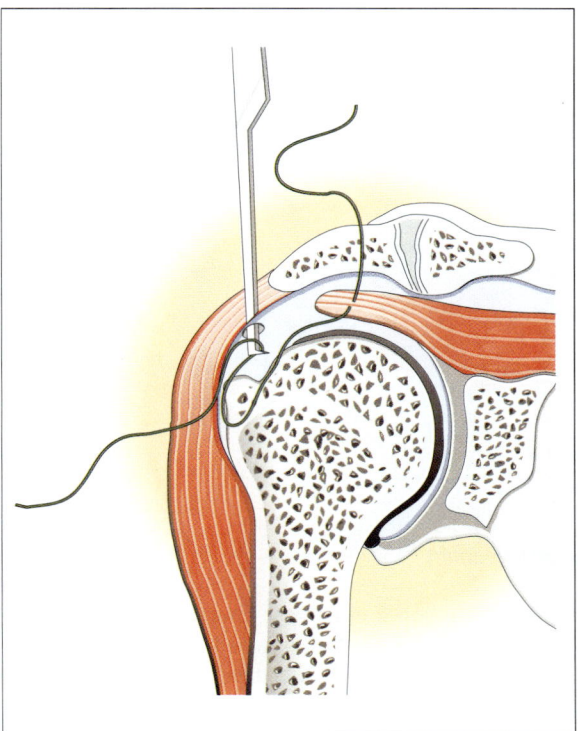

Abb. 3.**74** Herausführen des lateralen Fadenendes durch das Instrumentenportal.

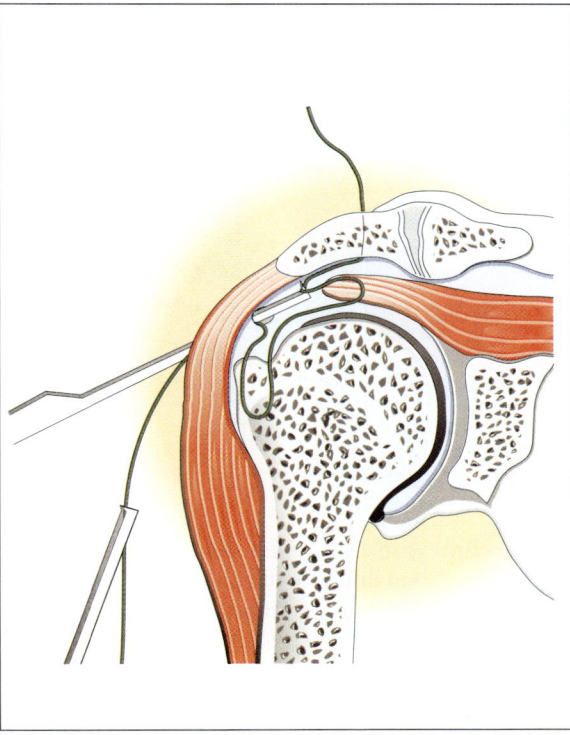

Abb. 3.**75** Herausführen des kranialen Fadenendes durch das Instrumentenportal.

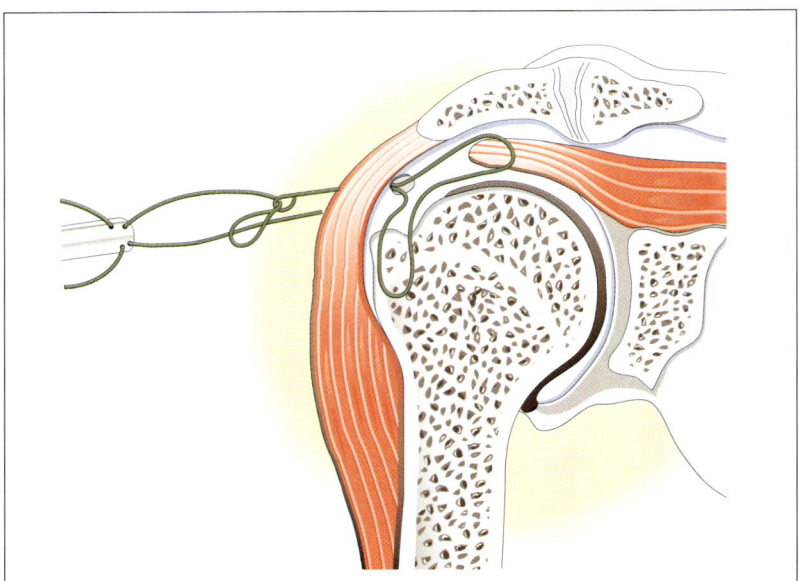

Abb. 3.**76** Knoten der beiden Fadenenden mit Knotenschieber.

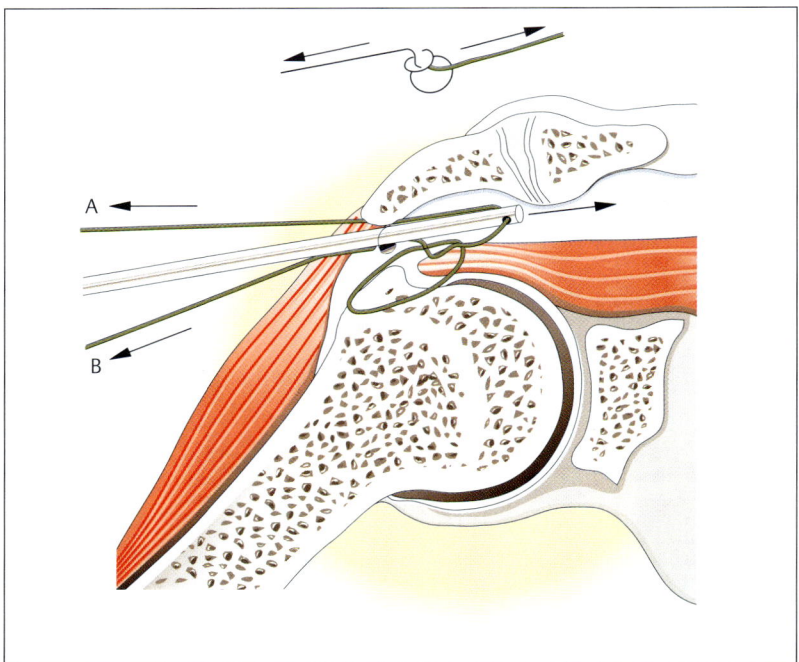

Abb. 3.**77** Anspannen des Knotens.

Arbeitsschritt wird die Schulter abduziert, um eine ma-
ximale Reposition des Sehnenstumpfes in die knöcherne Rinne hinein zu gewährleisten. Die beiden Sehnenenden werden dann nach lateral gezogen und der
Knoten mit dem Knotenschieber straff angelegt. Die
Spannung kann gut überprüft werden, indem der mediale Schenkel (A) nach medial geschoben wird und der
laterale Schenkel der Naht (B) nach lateral gezogen
wird (Abb. 3.**77**). Ein gegenläufiger Knoten wird zur
Sicherung der Naht angelegt (Abb. 3.**78**).

Matratzennaht

Nach Anlage von 2 einfachen Knoten (Abb. 3.**79**) werden die verbleibenden unteren Fadenenden der jeweils
aneinander liegenden Nähte durch das Instrumentenportal nach außen geleitet und mit einem doppelten
Knoten fest verknotet (Abb. 3.**80**). Die verbleibenden
beiden oberen Fadenschenkel werden nach oben gezogen, sodass die unteren Knoten durch das Portal gezogen werden und sicher auf der Kortikalis des proximalen Humerus aufliegen (Abb. 3.**81**). Die beiden oberen
Fadenschenkel werden dann ebenfalls über das Instru-

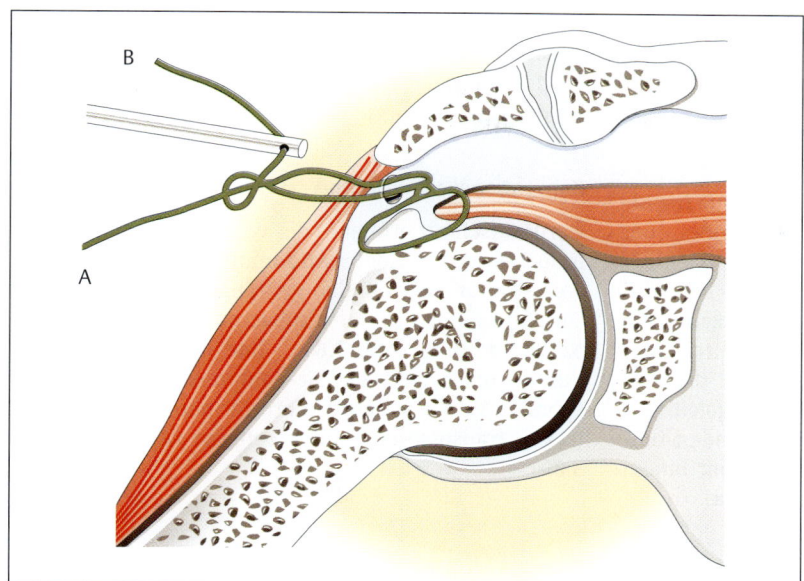

Abb. 3.**78** Sicherung durch gegenläufigen Knoten.

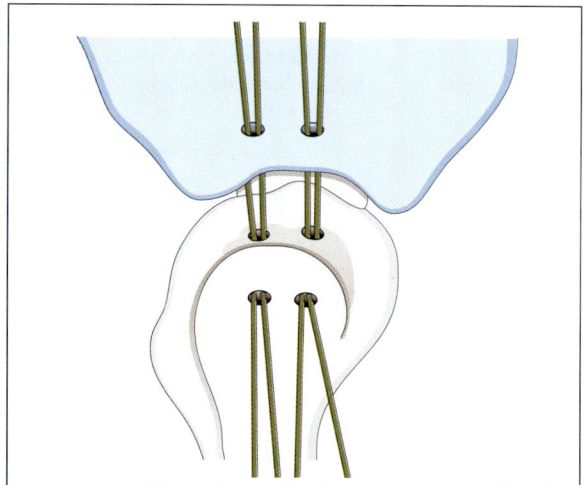

Abb. 3.**79** Platzierung der Fäden zur Anlage einer Matratzennaht.

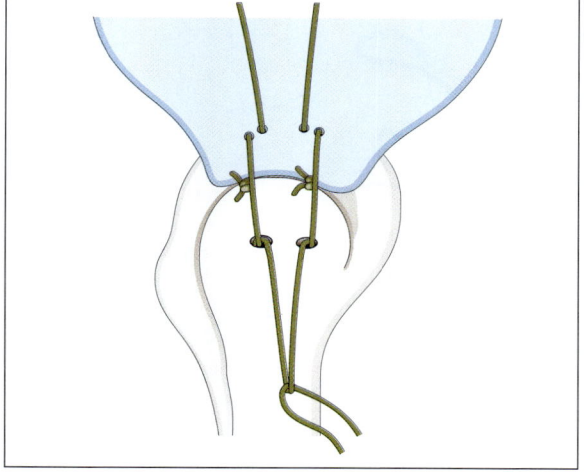

Abb. 3.**80** Herausleiten der jeweils aneinander liegenden Fäden durch das Instrumentenportal und doppeltes Verknoten.

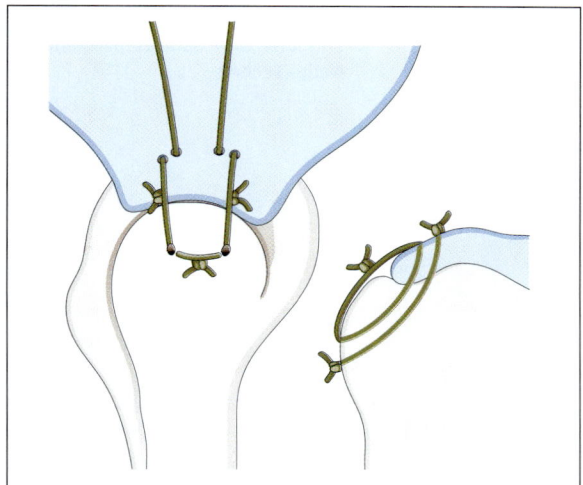

Abb. 3.**81** Verknoten der anderen Fadenenden.

mentenportal nach außen herausgeleitet und mit einem Knotenschieber unter direkter arthroskopischer Sicht auf der Rotatorenmanschette verknotet.

Chop-Nadel

Die Chop-Nadeltechnik wird in den Fällen mit massiven Rotatorenmanschettenrupturen verwendet, um beide Sehnenenden in die knöcherne Rinne hineinzuziehen (Abb. 3.**82 a** u. **b**). Mit dem Nadelschieber wird die Naht durch eine Seite der Sehne (Subskapularis, verbliebene Anteile der Supraspinatus) hindurchgezogen. Anschließend wird mit dem Fadenfänger die Sehne durch den dorsalen Anteil (Infraspinatus) geleitet.

Nachdem die Naht durch beide Sehnenenden hindurchgezogen wurde (Abb. 3.**82 b**), erfolgt mit einem Knoten die Adaptation von medial (Abb. 3.**83 a**).

Mit dieser Technik wird versucht, die Ruptur so weit anzunähern, dass ein y-förmiger Riss verbleibt. Dieser wird dann in der oben beschriebenen Technik mit der Giant-Nadel versorgt (Abb. 3.**83 b**).

Konventionelle Nahttechnik

Der Hautschnitt erfolgt in der vorderen oberen Axillarlinie. Der M. deltoideus wird im intradeltoidalen Intervall stumpf auseinander gedrängt (Abb. 3.**84**). Nach Durchtrennung der Bursa subacromialis wird die Ruptur dargestellt (Abb. 3.**85**). Eine Längsruptur kann durch einfache Seit-zu-Seit-Naht verschlossen werden (Abb. 3.**86**). Alle anderen Rupturformen werden mithilfe von transossären Nähten refixiert (Abb. 3.**87**, 3.**88**, 3.**89**).

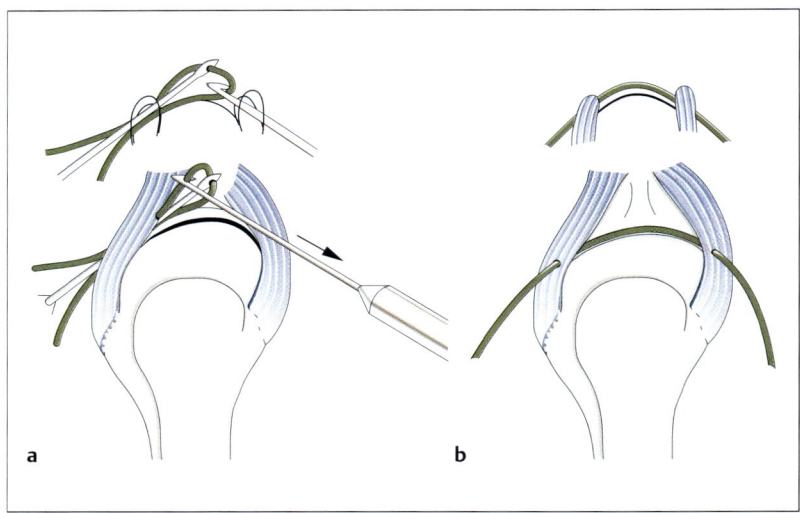

Abb. 3.**82**
a Platzieren der Chop-Nadeln und der Fäden bei großen Rupturen.
b Anordnung der Fäden.

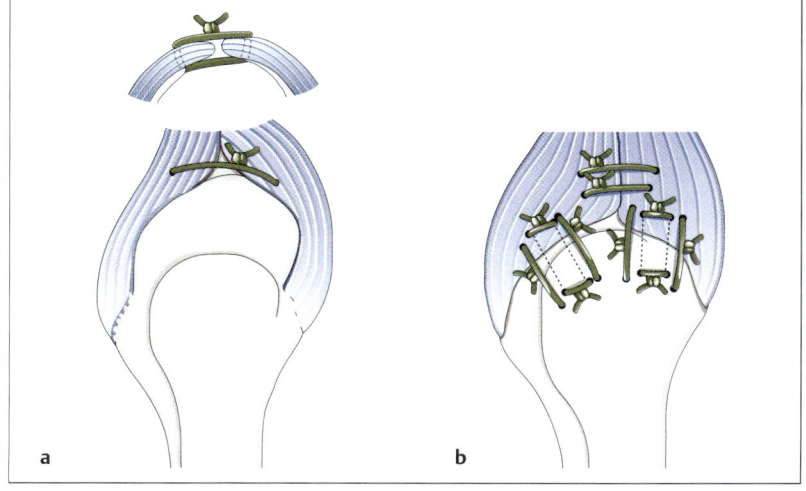

Abb. 3.**83**
a Seit-zu-Seit-Adaptation der Ruptur.
b Endgültiger Verschluss mit Giant-Nadel-Technik.

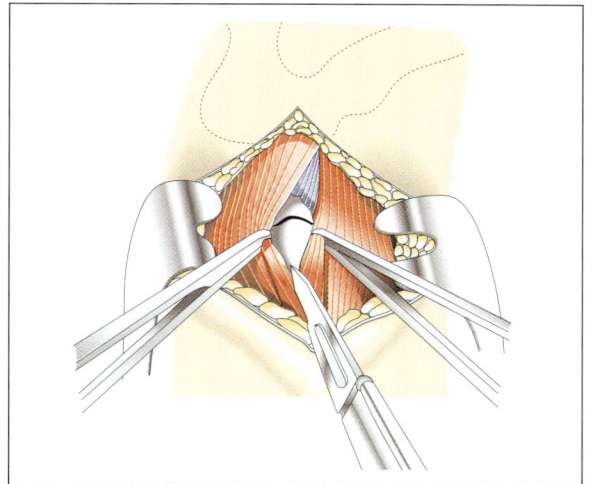

Abb. 3.**84** Längsschlitzen der Deltafasern.

Abb. 3.**85** Darstellung der Ruptur.

Abb. 3.**86** Darstellung (**a**) und Versorgung (**b**) einer Längsruptur.

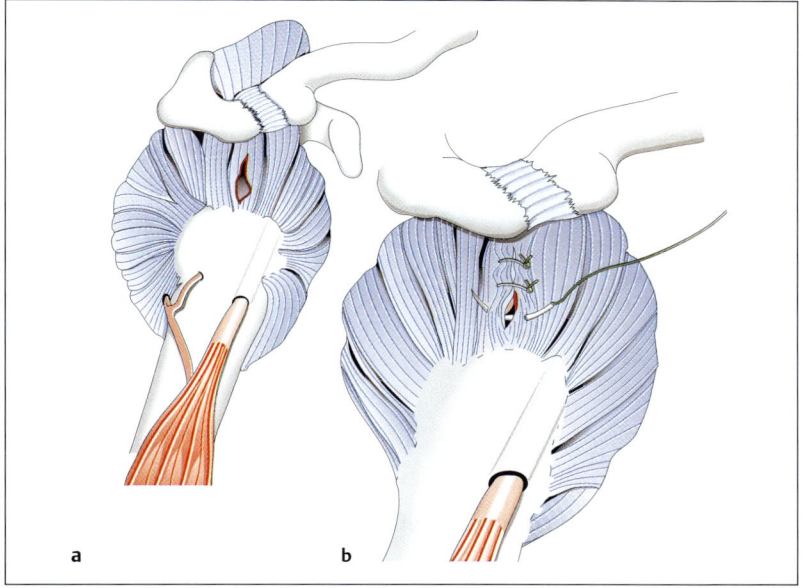

a   b

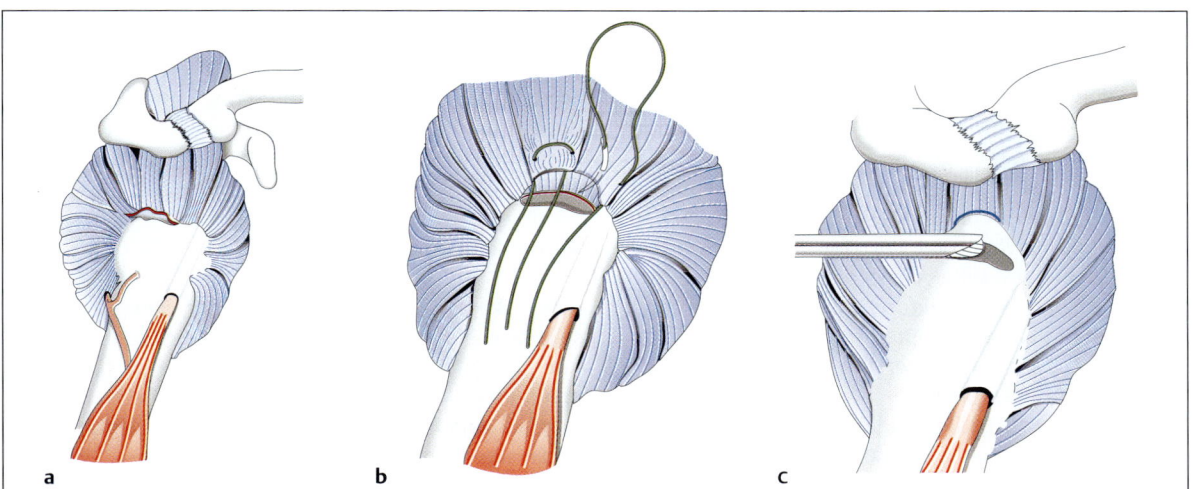

a   b   c

Abb. 3.**87** Darstellen einer typischen quer verlaufenden Ruptur (**a**); Platzierung der Fäden (**b**); Anlage einer oberflächlichen Knochennut (**c**).

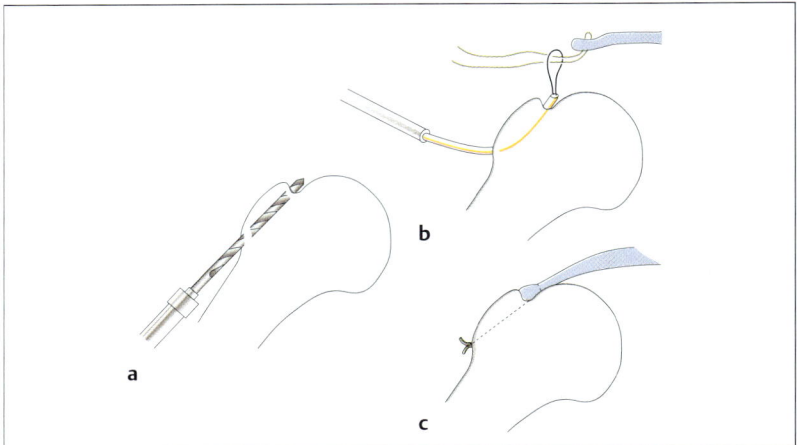

Abb. 3.**88** Anlage von transossären Löchern (**a**),
Durchführen der Fäden (**b**),
Knoten der Nähte (**c**).

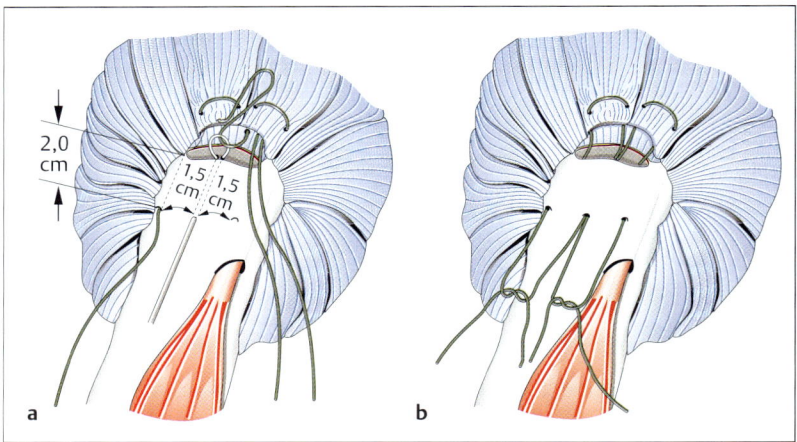

Abb. 3.**89 a** u. **b** Führen der Fäden in der Aufsicht.

Arthroskopisches Débridement

Bei nicht zu rekonstruierenden Rotatorenmanschettenrupturen kann das reine Débridement eine temporäre
Verbesserung ergeben. Hierbei wird zunächst eine sorgfältige Synovektomie der meist hypertrophen Synovia
durchgeführt. Instabile Anteile der Ruptur werden ebenfalls mit dem Synovialresektor entfernt. Degenerative
instabie Anteile der langen Bizepssehne werden geglät-
tet. Wenn es bereits zur Ruptur der langen Bizepssehne
gekommen ist, wird der intraartikuläre Anteil reseziert.
Es erfolgt *keine Resektion des coracoacromialen Ligaments;* ebenso wird *keine Akromionplastik* durchgeführt.
Nur der Erhalt dieser Strukturen verhindert die kraniale
Instabilität des Humeruskopfes.

Finden sich Unebenheiten im Bereich des Tuberculum majus und kommt es bei der Abduktion zum
Anstoßen dieser Anteile an das Akromion, wird eine
Tuberkulumplastik durchgeführt. Hierbei erfolgen eine
sparsame Resektion und die Abrundung der prominen-
ten Anteile des Tuberculum majus (Abb. 3.**90**).

Operationsspezifische Patientenaufklärung

Grundsätzlich erfolgt die Aufklärung wie zur ASD. Darüber hinanus sollte der Patient jedoch auch über die
eventuelle Notwendigkeit zum intraoperativen Wechsel auf ein offenes Verfahren informiert werden. Wird
Metall eingebracht (z. B. Cork-Screw), muss der Patient
ebenso darüber informiert werden wie auch über die
notwendige Immobilisation nach einer Sehnennaht.

Komplikationsmöglichkeiten

Arthroskopische Nahttechniken der Rotatorenmanschette haben noch bei weitem nicht die Sicherheit und
Reproduzierbarkeit offener konventioneller Nahttechniken erreicht. Sollte eine arthroskopische Naht nicht
möglich sein, muss man sich mit einem Débridement
begnügen oder eine offen Naht legen.

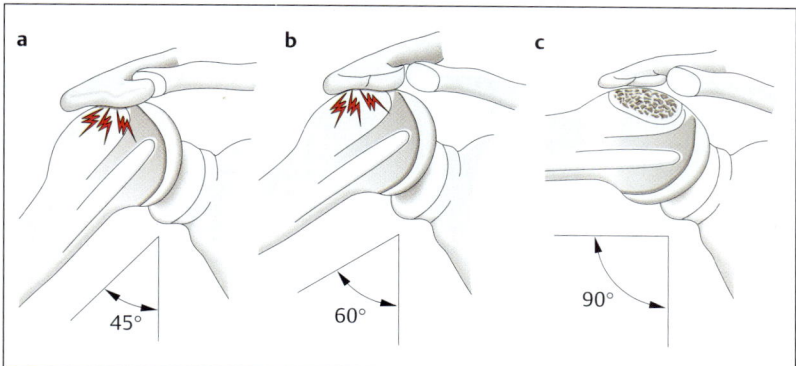

Abb. 3.**90** Tuberkulum-Plastik zur Reduktion des Anstoßphänomens bei Massenrupturen.

Postoperative Betreuung

Zur Nachbehandlung wird der Arm in einer Gilchrist-Schlinge gelagert. Bei Metallimplantation erfolgt ein postoperatives Röntgenbild. Wurde nur ein Débridement durchgeführt, ist die Immobilisation in der Gilchrist-Schlinge nicht notwendig.

Rehabilitation

Aus dem Gilchrist-Verband heraus sind passive Übungen für die ersten 6 Wochen postoperativ sofort erlaubt. Bei kurzen (kleiner als 1,5 cm) und relativ frischen Rupturen kann auch bereits nach der 3. Woche mit aktiven Übungen begonnen werden. Nach 6 Wochen wird der Arm für aktive Bewegungen freigegeben. Die Sportfähigkeit ist in der Regel frühestens nach 6 Monaten möglich.

Bei alleinigem Débridement erfolgt eine Nachbehandlung ähnlich wie nach einer ASD. Neben den Bewegungs- und Kräftigungsübungen wird jedoch besonderer Wert auf die Trainierung des M. deltoideus sowie der Skapulastabilisatoren gelegt.

Vergleich arthroskopischer zu offener Operation

Direkt vergleichende Untersuchungen liegen z. Z. nicht vor. Wie oben dargestellt ist die arthroskopische Technik momentan ohnehin nur für kleiner Defekte geeignet. Da diese jedoch nur einen sehr kleinen Anteil der versorgungspflichtigen Rupturen ausmachen, werden große Serien auf sich warten lassen. Eine mögliche Alternative stellt die arthroskopisch unterstützte Naht mit dem so genannten „Mini-Repair" dar. Hierbei wird nach einer ASD über einen offenen Hilfszugang eine konventionelle Sehnenrekonstruktion durchgeführt. Dieses kann in dem einen oder anderen Fall eine Lösung darstellen. Kritisch ist jedoch anzumerken, dass versierte Schulterchirurgen auch beim vollständig offenen Vorgehen ebenfalls keinen größeren Zugang machen, als ihn der „Mini-Repair" verlangt.

Wurde nur ein Débridement durchgeführt, so kann bloß eine temporäre Schmerzreduktion ohne Funktionsgewinn erwartet werden.

3.5 Pathologien der langen Bizepssehne

A. Machner, H. Merk

3.5.1 Tendinitis der langen Bizepssehne

Definition

Veränderungen an der langen Bizepssehne können isoliert, aber auch in Kombination mit anderen Erkrankungen des Schultergelenks auftreten. Somit stellt die Tendinitis der Bizepssehne häufig ein begleitendes Symptom für eine Reihe von Schultererkrankungen dar (Abb. 3.**91** u. 3.**93**).

Klinische Diagnostik

Neben einer möglichen schmerzhaften Palpation des Verlaufs der Bizepssehne im Sulcus intertubercularis gibt es einige klinische Tests, welche schon deutliche Hinweise auf eine Pathologie der Bizepssehne geben können. Diese sind:

1. *Druckschmerz* im Verlauf des Sulcus intertubercularis,
2. *Yergason-Test:* Der Versuch, den supinierten Unterarm gegen einen Widerstand zu beugen, ist schmerzhaft im Bereich der anterioren Schulter bzw. des Sulcus intertubercularis. Das Auftreten

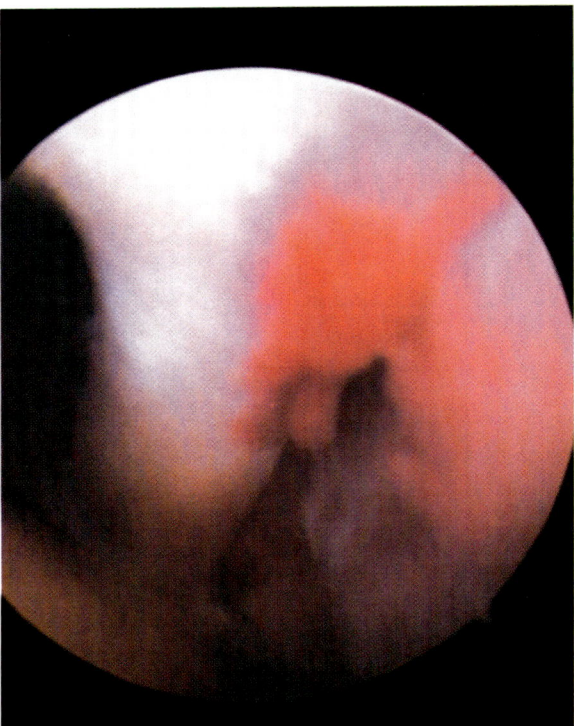

Abb. 3.**91** Arthroskopisches Bild einer Tendinitis der langen Bizepssehne.

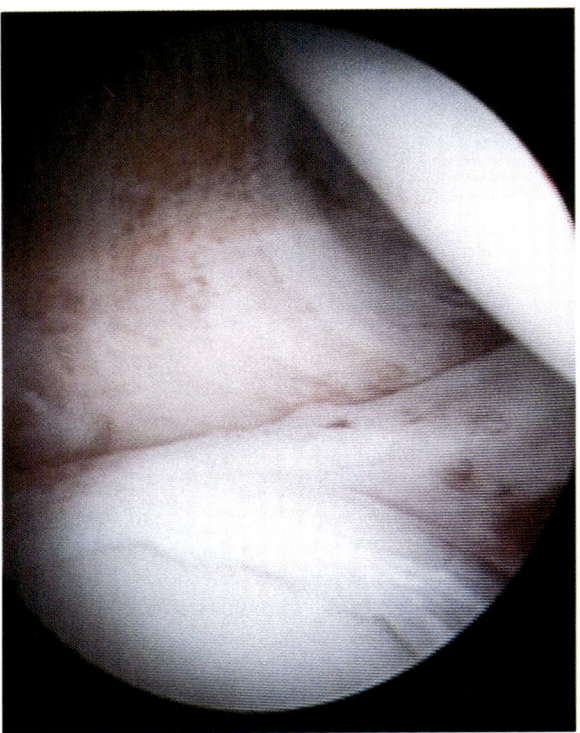

Abb. 3.**93** Tendinitis der langen Bizepssehne mit Beteiligung der Rotatorenmanschette.

eines zusätzlichen Muskelwulstes im Bereich des distalen Oberarmes spricht für eine Bizepssehnenruptur.

3. *Palm-up-Test:* Hierbei wird die ausgestreckte, nach oben gerichtete flache Hand aktiv gegen den Widerstand angehoben.

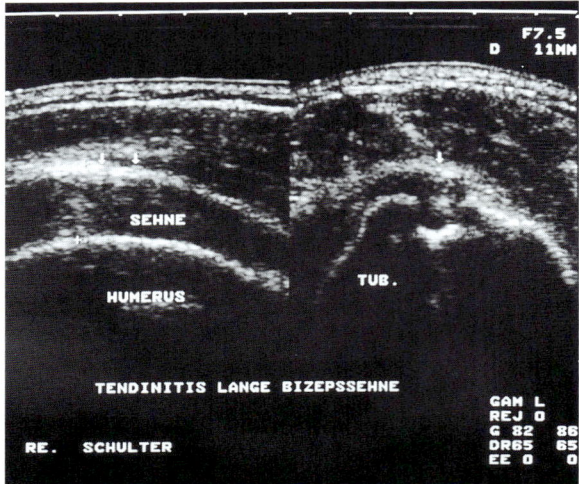

Abb. 3.**92** Sonographisches Bild einer Tendinitis der langen Bizepssehne.

Bildgebende Diagnostik

Im Rahmen der bildgebenden Diagnostik hat sich die Ultraschalluntersuchung (Abb. 3.**92**) als ideale Methode zur Darstellung der Bizepssehne etabliert (Kainberger et al. 1992, Katthagen 1988, Middleton et al. 1985a, Middleton et al. 1985b, Middleton et al. 1986, Wurnig 1996). Die Untersuchung hat mit einem fokussierbaren 5-MHz- bzw. 7,5-MHz-Linearschallkopf von ausreichender Länge zu erfolgen (Hien et al. 1987). Ein pathologischer Befund ist erst bewiesen, wenn er in mehr als einer Ebene und in verschiedenen Anschallwinkeln nachgewiesen werden kann (Wurnig 1996). Um zusätzlich weitere Fehlinterpretationen zu vermeiden, sollten eindeutige befundliche Aussagen die Kontrolle der Gegenseite einschließen (Habermeyer u. Schweiberer 1996). Die Standardebenen zur sonographischen Untersuchung der Bizepssehne sind:

A. *Der Transversalschnitt:* In der Transversalebene a.-p. vom Processus coracoideus zum Tuberculum minus humeri können die Verhältnisse im Bereich des Sulcus intertubercularis und der langen Bizepssehne sowie im Ansatzbereich des M. supscapularis und der ventralen Schultergelenkkapsel beurteilt werden (Hien et al. 1987).

B. Als zweite Ebene zu Beurteilung der Bizepssehne dient der *Longitudinalschnitt* im Sulcus intertubercularis. Hier kann der Längsverlauf der Bizepssehne beurteilt werden. Die Sehne stellt sich als gleich breite, unmittelbar dem Knochen anliegende Struktur dar. Die Echogenität in der Sehne ist ungleich verteilt.

Vier Veränderungen der Bizepssehne sind in der Transversalebene zu diagnostizieren.

1. Bei der Verbreiterung der langen Bizepssehne wird eine Zunahme des Querschnitts von mehr als einem Drittel im Vergleich zur Gegenseite als signifikant angesehen. Die normalerweise echoreichere Struktur gegenüber der Rotatorenmanschette ist hierbei meist isoechogen oder hypoechogen verändert. Dieses Bild spricht für ein tendinitisches Ödem und Verdickung der Sehne. Ein echoarmer Hof um die Sehne (Halo-Phänomen) tritt zusätzlich bei einer begleitenden Tenosynovitis auf.
2. Veränderungen des Lig. transversum (Vorwölbung bzw. Durchhang des Lig. transversum):
   – Vorwölbung bei Patienten mit chronischer Polyarthritis (Wurnig 1996),
   – Durchhang häufig bei Ruptur der Bizepssehne.
3. Subluxation und Luxation der Bizepssehne im Sulcus intertubercularis (Abb. 3.**99**).
4. Verschmälerung oder fehlende Darstellung des Querschnitts der Bizepssehne. Dieser Befund tritt bei Partial- oder Totalrupturen der Bizepssehne auf, welche isoliert oder kombiniert mit Rotatorenmanschettendefekten und SLAP-Läsionen sein können.

Veränderungen, die man im Longitudinalschnitt beobachten kann, sind:
1. intratendinöse Zysten: meist ohne pathologischen Wert,
2. Hämatombildung: bei Partial- oder Totalrupturen der Bizepssehne (Abb. 3.**97**).

Therapie

Die Therapie hat entsprechend der vorgefundenen Pathologie zu erfolgen und entspricht den Ausführungen in den Kapiteln über die zugrunde liegenden Pathologien.

Partielle Rupturen der langen Bizepssehne

Definition

Der zweiköpfige Oberarmmuskel ist im Schultergelenk ein Flexor und Abduktor. Durch den intraartikulären Verlauf der Sehne wirkt er zusätzlich als „fünfte Sehne der Rotatorenmanschette" (Habermeyer et al. 1990, Hegelmaier et al. 1992, Resch u. Beck 1988) und somit als wichtiger Stabilisator des Humeruskopfes im Schultergelenk. Am Ellenbogengelenk ist der M. biceps brachii der stärkste Supinator (Hegelmaier et al. 1992, Morrey 1985) und zusammen mit dem M. brachialis und M. brachioradialis ein wichtiger Beugemuskel im Ellenbogengelenk.

Ätiologie

Als Ursache für spontane Teilrupturen von Sehnen werden rezidivierende Mikrotraumata durch dauernde mechanische Beanspruchung verantwortlich gemacht.

Klinik

Häufig symptomlos verlaufend, werden die Partialrupturen von Bizepssehnen klinisch erst manifest in Verbindung mit anderen Läsionen (Rotatorenmanschettenrupturen und Ausrissverletzungen des Labrum-Bizeps-Ankers vom oberen Pfannenrand). Nach Resch (1995) ereignen sich 96 % aller Bizepssehnenrupturen im proximalen Sehnenbereich des langen Bizepskopfes. Nur 3 % der Sehnenrupturen betreffen die distale Bizepssehne. Rupturen der kurzen proximalen Bizepssehne sind mit 1 % äußerst selten (Hegelmaier et al. 1992).

Therapie

Eine eigentliche Therapie der Partialruptur ist nicht notwendig, sie richtet sich vielmehr nach der begleitenden Pathologie, deren Therapie dann im Vordergrund steht. Folgende Abbildung zeigt eine Partialruptur der Bizepssehne (Abb. 3.**94**).

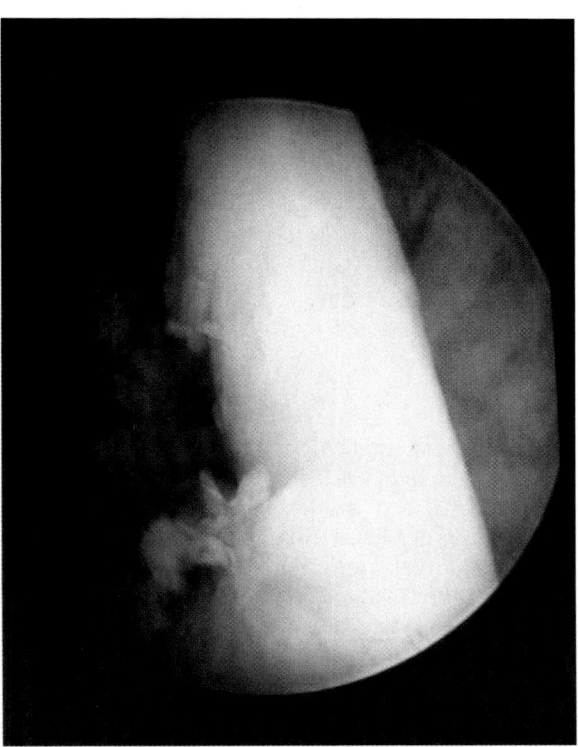

Abb. 3.**94** Arthoskopisches Bild einer Partialruptur der langen Bizepssehne.

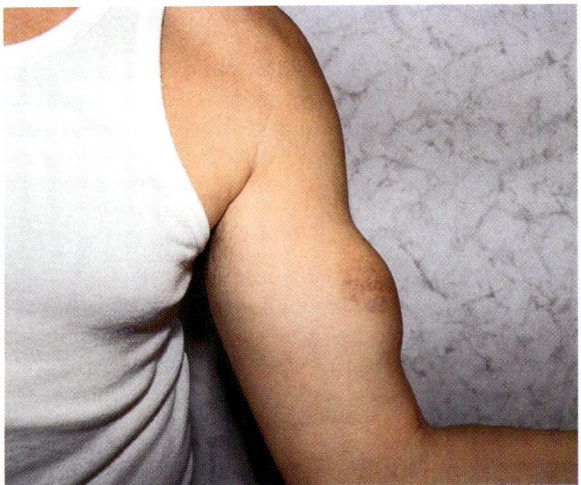

Abb. 3.**95** Klinisches Bild einer Ruptur der langen Bizepssehne mit Hämatom.

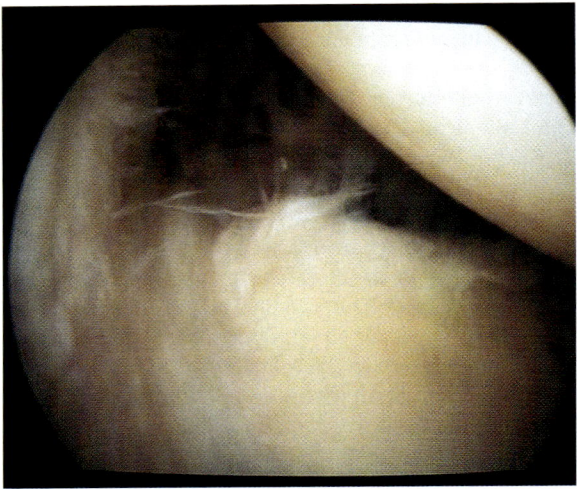

Abb. 3.**96** Arthroskopisches Bild einer Ruptur der langen Bizepssehne.

Ziel der Therapie bei Vorfinden einer Partialruptur der Bizepssehne sollte am Ende immer die Entlastung vom mechanischen Druck sein.

Komplette Rupturen der langen Bizepssehne

Ätiologie

Isolierte Rupturen der langen Bizepssehne sind sehr selten. Sie sind in 60 % (Neer et al. 1977) bis 90 % (Dejour u. Tayot 1993) mit einer Läsion der Supraspinatussehne verbunden. Nach Resch (1995) ist dies durch den Wegfall des schützendes Daches der Rotatorenmanschette bedingt.

Bizepssehnenrupturen treten meist im mittleren Lebensalter auf und werden häufig durch ein leichtes Trauma verursacht. Eine isolierte Bizepssehnenruptur bei jüngeren Patienten hat als Ursache fast immer ein echtes adäquates Trauma.

Klinik

Die Prädilektionsstellen der Rupturen der langen Bizepssehne befinden sich am Eintritt in den intertuberkulären Kanal bzw. an dessen Austrittsstelle. Klinisch zeigt sich in der Regel eine deutliche distale Vorwölbung des Muskelbauchs und eine Delle im proximalen Oberarm (Abb. 3.**95**). Dazu gibt es Abrisse am Tuberculum supraglenoidale, aber auch an anderen intraartikulären Stellen. Die beiden Letztgenannten sind relativ selten. Die Patienten zeigen oft gar keine oder geringe Beschwerden. Führen intraartikulär verbliebene Sehnenstümpfe zu mechanischen Irritationen, Einklemmungen oder chondralen Läsionen, ist die Indikation

zur Arthroskopie gegeben (Abb. 3.**96**). Wir finden hierbei oft eine deutliche Synovitis der Gelenkkapsel.

Therapie

Bei Rupturen der langen Bizepssehne ergeben sich folgende Indikationen zur Schulterarthroskopie:
1. isolierte Bizepssehnenrupturen, bei denen es über die 6-Wochen-Grenze hinaus zu Schmerzen aufgrund von Einklemmungen und mechanischen Irritationen kommt,
2. Bizepssehnenrupturen in Verbindung mit einer SLAP-Läsion,
3. Bizepssehnenrupturen in Verbindung mit einer Rotatorenmanschettenruptur.

Keine Operationsindikation besteht bei älteren Patienten, bei denen es zu einer degenerativen Spontanruptur gekommen ist. Der Patient wird hierbei nur symptomatisch mit einer Ruhigstellung im Gilchrist-Verband versorgt. Bei Bedarf kann er mit Antiphlogistika-, Analgetika- und Kryotherapie behandelt werden. Nach Abklingen der akuten Schmerzsymptomatik ist der Patient früh funktionell zu beüben. Sollte über die 6-Wochen-Grenze hinaus über Schmerzen geklagt werden, besteht hier die Indikation zu einer Arthroskopie zum Ausschluss einer kombinierten Läsion.

Der *distale Bizepssehnenabriss* stellt eine absolute Indikation zur offenen Operation dar (Baker u. Bierwagen 1985, Geldmacher u. Köckerling 1992, Hegelmaier et al. 1992, Morrey 1985). Der Eingriff hat möglichst frühzeitig zu erfolgen. Empfehlenswert ist hier die transossäre Reinsertionstechnik (Hegelmaier et al. 1992, Resch u. Breitfuß 1995). Hierbei erfolgt der Zugang über eine ventrale s-förmige Hautinzision. Durch stumpfes Eingehen zwischen M. brachioradialis und M. brachialis

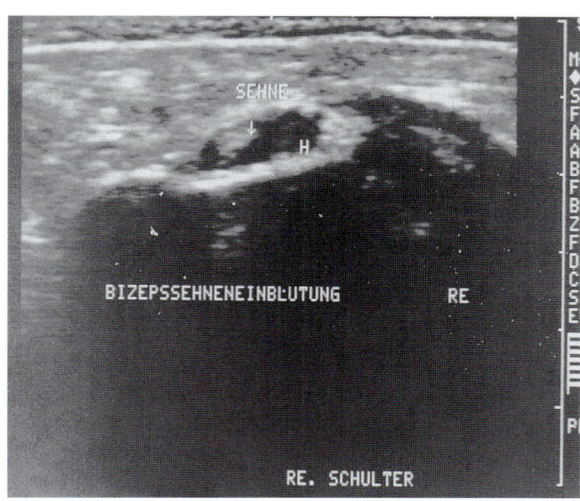

Abb. 3.**97** Sonographisches Bild einer Bizepssehnenruptur mit peritendinösem Hämatom.

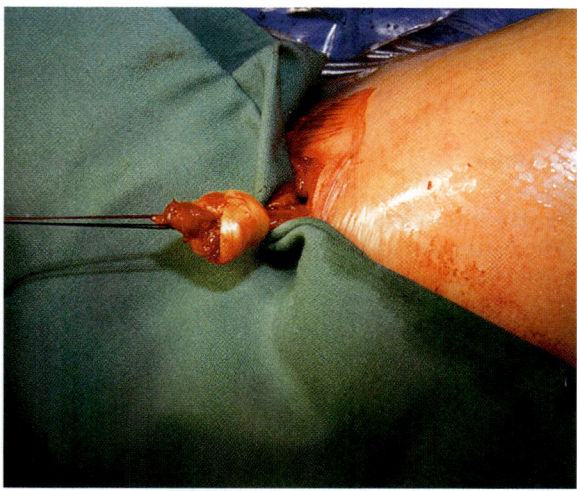

Abb. 3.**98** Intraoperatives Bild einer rupturierten Bizepssehne mit Vorbereitung der Sehne zur Schlüssellochplastik.

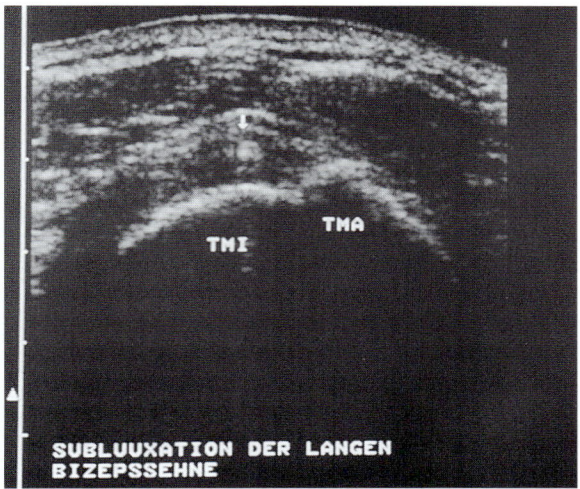

Abb. 3.**99** Sonographisches Bild einer Subluxation der langen Bizepssehne.

wird unter Schonung des N. radialis der M. supinator dargestellt. Dieser wird bei supiniertem Unterarm mit dem Raspatorium vom Radius abgehoben, bis die Tuberositas radii freiliegt. Die Refixierung des Sehnenstumpfes erfolgt transossär mit nichtresorbierbarem Nahtmaterial.

Die Nachbehandlung beinhaltet eine Ruhigstellung im Gilchrist-Verband für zwei Tage. Danach wird mit passiven Bewegungsübungen unter Meidung der endgradigen Streckung des Ellenbogengelenks begonnen. Ab der sechsten postoperativen Woche werden die aktiven Bewegungsübungen angeschlossen. Schwere körperliche Arbeiten sind für drei Monate zu vermeiden.

Bei der Operation der Ruptur der langen Bizepssehne muss entschieden werden, ob sie im Rahmen einer Rotatorenmanschettenrekonstruktion mitver-

sorgt oder isoliert reinseriert wird. Nach Habermeyer (1996) verschlechtern begleitende Läsionen bei Rotatorenmanschettenrupturen die Prognose einer erfolgreichen Operation der Bizepssehnenruptur. Wird die Bizepssehnenruptur im Rahmen einer Rotatorenmanschettennaht mitversorgt, muss nach Verschluss der Rotatorenmanschettenruptur der Hautschnitt nach ventral verlängert werden, um durch Eingang in den Sulcus deltoideopectoralis die Sehnenrekonstruktion des langen Bizepskopfes vorzunehmen.

Von vielen Autoren (Resch, Habermeyer, Wiedemann) wird die Schlüssellochoperation nach Froimson (1974) bevorzugt (Abb. 3.**98**) Der operative Zugang erfolgt im Sulcus deltoideopectoralis durch einen geraden Hautschnitt. Nach Abdrängen des M. deltoideus unter Schonung der V. cephalica wird der Humerusschaft dargestellt. Sofern nach Eröffnung des Sulcus intertubercularis das Rupturende nicht zu erfassen ist, ist die Einkerbung der Sehne des M. pectoralis major von kranial notwendig. Das rupturierte Sehnenende wird verknotet und mit einem resorbierbaren Faden in sich vernäht. Das Ellenbogengelenk wird dann 90° flektiert und so weit als möglich kranial ein Schlüsselloch gefräst. Anschließend hängt man den Knoten in den Schlitz ein. Der proximale Anteil der rupturierten Bizepssehne kann belassen werden. Sollten später hier Beschwerden auftreten, empfiehlt sich die arthroskopische Resektion.

Die postoperative Nachbehandlung beinhaltet die Ruhigstellung im Gilchrist-Verband für 3 Tage bis zum Abschwellen des Wundbereichs. Danach kann bereits aktiv gegen die Schwerkraft beübt werden. Die Belastung wird von den Autoren nach 3 (Wiedemann 1990) bis 10 (Resch 1995) Wochen postoperativ gestattet.

Wurde die Rotatorenmanschette gleichzeitig mitversorgt, bestimmt diese die postoperative Behandlung.

3.6   Arthrosen des Akromioklavikulargelenks

J. Jerosch

Definition

Bei den Arthroses des Akromioklavikulargelenks (AC-Gelenkarthrosen) handelt es sich um einen primären oder sekundären Verschleiß des Schultereckgelenks.

Ätiologie

Arthrosen des Akromioklavikulargelenks können *sekundär* als Folge von posttraumatischen Veränderungen nach Schultereckgelenksprengungen auftreten. Klinisch manifest werden sie häufiger nach Tossy-I/II-Verletzungen, bei denen noch eine gewisser Kontakt der Gelenkflächen besteht, als nach Tossy-III-Verletzungen, bei denen beide Gelenkpartner weit auseinander stehen.

Primäre AC-Arthrosen finden sich gehäuft bei Gewichthebern infolge der großen mechanischen Belastung bei Überkopfbewegungen. Dieser klassischen Arthrose mit Gelenkspaltverschmälerung, Sklerosierung und osteophytären Veränderungen steht die *spontane Osteolyse des lateralen Klavikulaendes* gegenüber. Auch diese Veränderung findet sich hauptsächlich bei Überkopfsportlern, sodass als Ursache eine Überlastung angenommen werden muss. In histologischen Schnitten von Operationspräparaten finden sich in diesen Fällen typische degenerative Veränderungen des Gelenks bis hin zu Mikrofrakturen des subchondralen Knochens. Verschiedentlich wird auch eine Störung des autonomen Nervensystems oder eines Schadens des terminalen Nerven- und Gefäßsystems vermutet.

Anamnese

Während sich bei gut diagnostizierbaren Schultereckgelenkverletzungen mit den Graden II und III nach Tossy das Augenmerk sofort auf die Beschwerdeursache Akromioklavikulargelenk richtet, bereitet die Diagnostik persistierender Schulterbeschwerden nach Kontusionen oder Distorsionen mit dem Schweregrad I nach Tossy Schwierigkeiten. Oftmals fehlt sogar jeglicher Hinweis auf ein Trauma in der Anamnese. Der Patient berichtet über Schmerzen bei Überkopfbewegungen sowie nach der Belastung. Gelegentlich wird auch ein Nachtschmerz angegeben. Dieser ist jedoch nicht so typisch wie beim Vorliegen einer reinen subakromialen Pathologie.

Klinische Diagnostik

Es findet sich ein lokaler *Druckschmerz* im Bereich des Akromioklavikulargelenks. Pathognomonisch sind der horizontale und akromioklavikuläre endgradige *schmerzhafte Bogen. Die probatorische Infiltration* mit 0,5 ml Lokalanästhetikum mit einer Insulinspritze führt zur deutlichen Beschwerdelinderung. Im Rahmen der klinischen Untersuchung sollte unbedingt auch Wert auf eine *Stabilitätsbeurteilung* (kraniokaudal, anterior-posterior) des Gelenks gelegt werden.

Bildgebende Diagnostik

Im Röntgenbild finden sich bei der Akromioklavikulararthrose oft typische sekundäre Arthrosezeichen mit Gelenkspaltverschmälerung und osteophytären Anbauten. Es kann jedoch auch bei eindeutiger klinischer Symptomatik ein völlig unauffälliges Röntgenbild vorliegen. Zwischen Röntgenbild und klinischem Befund besteht somit oft eine erhebliche Diskrepanz. Sonographie und MRT ergeben weitere Hinweise. Die Szintigraphie ist bei symptomatischem Akromioklavikulargelenk in der Regel positiv. Bei Patienten mit *lateraler Klavikulaosteolyse* ist diese im fortgeschrittenen Stadium sowohl auf dem Röntgenbild als auch im MRT deutlich sichtbar. Auch hier ist das Szintigramm positiv. Für die präoperative Diagnostik sind der klinische Befund und ein Röntgenbild ausreichend.

Konservative/operative Therapiemöglichkeiten

Symptomatische lokale Therapie wie Iontophorese oder systemische Gabe von NSAID sowie intraartikuläre Injektionen in das Akromioklavikulargelenk können zu einer Beschwerdelinderung führen. Weiterhin ist die Reduktion oder Modifikation der täglichen Aktivitäten im Beruf, Freizeit oder Sport für einen Zeitraum von 2–3 Monaten zu erwägen.

Obwohl in vielen Fällen die konservative Therapie erfolgreich ist, bleibt die Arthrose jedoch gelegentlich auch klinisch manifest. Operativ ist dann die *Resektion des lateralen Klavikulaendes* in offener (Operation nach Mumford und Gurd) oder arthroskopischer Technik indiziert.

Die Resektion des Discus articularis, der degenerativen Gelenkanteile, der lateralen Klavikula sowie der inferioren akromialseitigen Osteophyten kann standardisiert in arthroskopischer Technik erfolgen. Sowohl bei der offenen als auch bei der arthroskopischen Technik sollte jedoch unbedingt bereits präoperativ auf die *Stabilität des Akromioklavikulargelenks* geachtet werden. Es

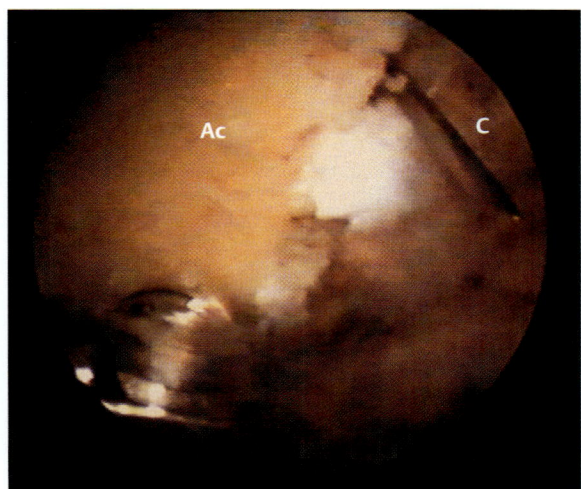

Abb. 3.**100** Arthroskopischer Aspekt einer deutlichen AC-Arthrose.

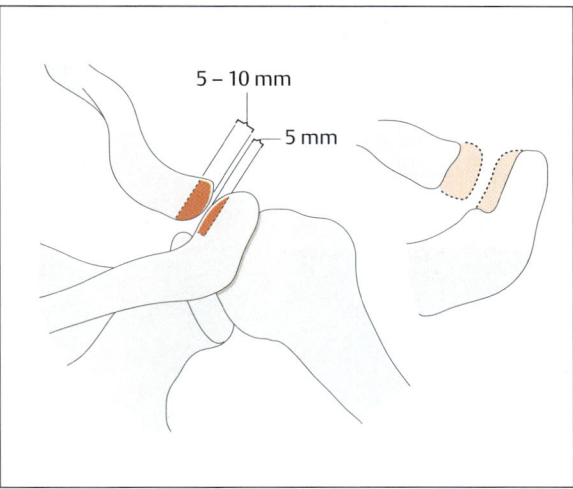

Abb. 3.**101** Schemadarstellung der zu resezierenden Anteile.

hat sich deutlich gezeigt, dass die Ergebnisse bei instabilen Akromioklavikulargelenken signifikant schlechter sind als bei stabilen Gelenken. Die Mehrzahl der Schulterchirurgen führt die Akromioklavikulargelenk-Resektion noch in offener Technik durch. Die arthroskopische Methode hat im unmittelbar postoperativen Verlauf sicherlich jedoch dieselben Vorteile wie die ASD im Vergleich zur offenen Dekompression. Bei instabilem Akromioklavikulargelenk ist jedoch unbedingt das offene Verfahren zu favorisieren, um neben der Resektion auch gleichzeitig eine Stabilisation durchzuführen.

Arthroskopische Befunde

Arthroskopisch zeigt sich in der Regel eine hypertrophe inferiore Kapsel mit inferioren Osteophyten an Klavikula und Akromion. Der Discus articularis ist degenerativ verschlissen und der Gelenkknorpel aufgebraucht (Abb. 3.**100**). In manchen Fällen ist die inferiore Gelenkkapsel schon spontan eröffnet.

Arthroskopische Therapie

Unter weitestgehender Wahrung der größtmöglichen Gelenkstabilität kann eine vollständige Entfernung der degenerativ veränderten Gelenkanteile des Akromioklavikulargelenks wie Synovialitis, Discus intraarticularis, zerstörter Gelenkknorpel und subchondrale Knochenzysten erfolgen. Anschließend wird die Resektion der angrenzenden Gelenkpartner (laterale Klavikula, Teile des medialen Akromions) durchgeführt. Der Patient wird in der vom Operateur bevorzugten Position gelagert. Die weiteren Schritte inklusive der glenohumeralen Inspektion erfolgen zunächst wie bei der ASD (s. Kap. 3.1). Falls notwendig, wird eine subakromiale Dekompression durchgeführt. Da in den meisten Fällen neben einer Pa-

thologie des Akromioklavikulargelenks auch Veränderungen an der Supraspinatussehne vorliegen, empfiehlt sich meist ein kombiniertes Vorgehen. Nur in den selteneren Fällen einer isolierten Akromioklavikulararthrose oder einer klinisch symptomatischen lateralen Klavikulaosteolyse erfolgt eine alleinige **a**rthroskopische **R**esektion des **AC**-Gelenks (ARAC) (Abb. 3.**101**).

Arthroskopische Resektion des Akromioklavikulargelenks (ARAC)

Weichteilresektion: Nach Durchführung der eventuell notwendigen ASD wird das Akromioklavikulargelenk identifiziert. Hierzu wird eine Markierungsnadel von kranial durch das Akromioklavikulargelenk in den subakromialen Raum eingeführt (Abb. 3.**102**). Nachdem

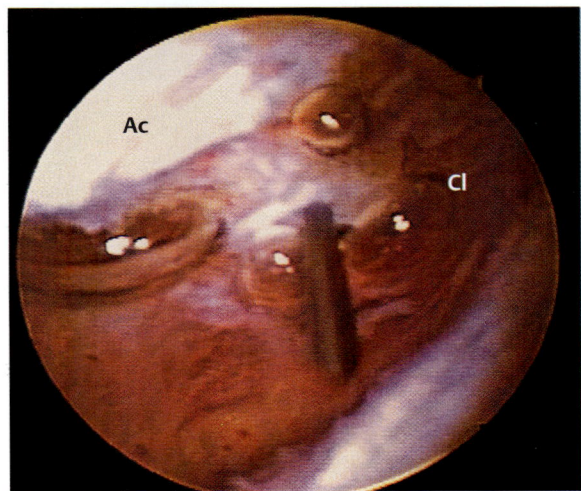

Abb. 3.**102** Bursaseitige Darstellung des Akromioklavikulargelenks mit einer Nadel von kranial.

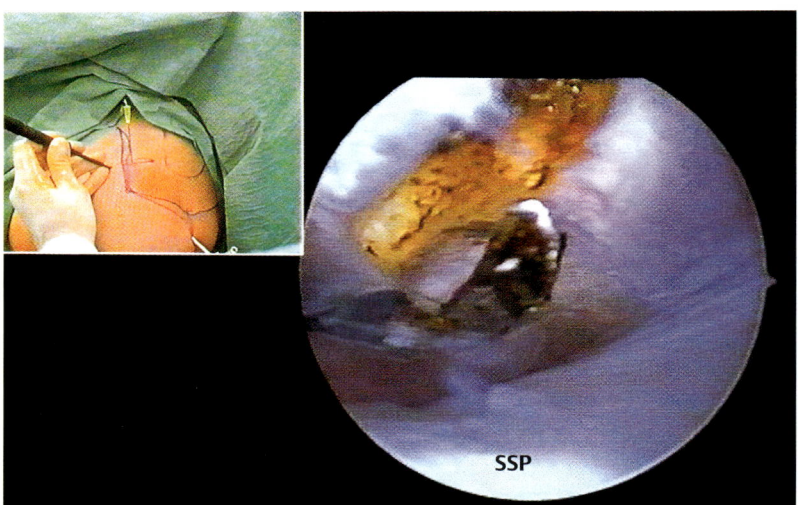

Abb. 3.**103** Resektion der inferioren Kapsel mit einem HF-Instrument (SSP = Supraspinatus).

diese Nadel arthroskopisch lokalisiert wurde, wird in üblicher Outside-in-Technik ein weiterer Zugang direkt ventral des Akromioklavikulargelenks etabliert. Über dieses anteriore Instrumentenportal zum Akromioklavikulargelenk wird ein Elektromesser eingeführt. Hiermit wird das inferiore Lig. acromioclaviculare durchtrennt und die inferiore Gelenkkapsel eröffnet (Abb. 3.**103**). Hierbei sollten auch gleichzeitig die inferioren Kapselgefäße koaguliert werden, da diese bluten können und so zu erheblichen Sichtbeeinträchtigungen führen. Anschließend wird die inferiore Kapsel des Akromioklavikulargelenks mit einem Synovialresektor entfernt und der degenerierte Discus articularis wird ausgeräumt (Abb. 3.**104**). Bei Patienten mit AC-Gelenkproblemen auf der Grundlage einer spontanen lateralen Klavikulaosteolyse kann oftmals bereits mit der Synovialresektion der weiche und osteopenische Knochen partiell entfernt werden.

Knochenresektion: Mit der Kugelfräse werden *Osteophyten* am Akromion und der Klavikula abgetragen (Abb. 3.**105** u. 3.**106**). Zu diesem Zeitpunkt ist das Akromioklavikulargelenk bereits so weit dargestellt, dass die Kugelfräse zwischen die beiden Gelenkpartner eingeführt werden kann. Es folgt die Resektion der *degenerierten subchondralen Anteile der lateralen Klavikula*. Diese ist über den ventralen Zugang in der gesamten Breite der Klavikula möglich. Da sich die meisten degenerativen Veränderungen in den inferioren Quadranten entwickeln und das superiore akromioklavikuläre Ligament und die darüber liegende deltoideotrapezoidale Faszie die Gelenkstabilität sichern, wird die Resektion zeltdachförmig ausgeführt. Das Ausmaß des resezierten Klavikulaanteils ist durch den Abstand zwischen Akromion und lateraler Klavikula gut dokumentierbar (Abb. 3.**107**) und sollte zumindest 10 mm betragen.

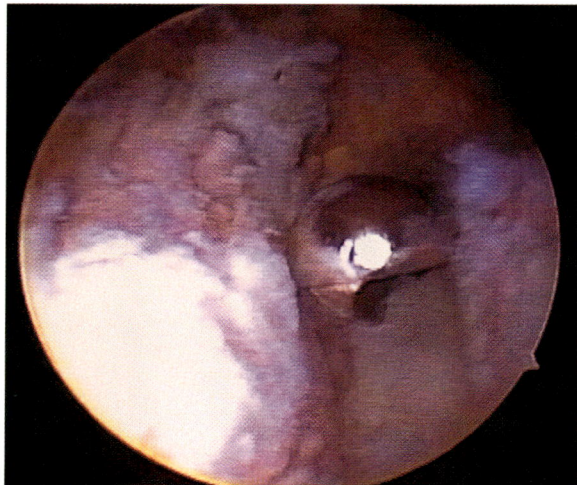

Abb. 3.**104** Ausräumung des Diskus mit einem Weichteilresektor.

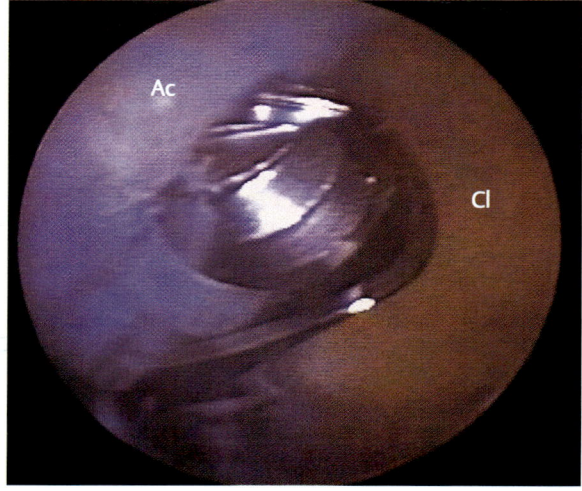

Abb. 3.**105** Knöcherne Resektion mit einer Kugelfräse (Cl = Klavikula; Ac = Akromion).

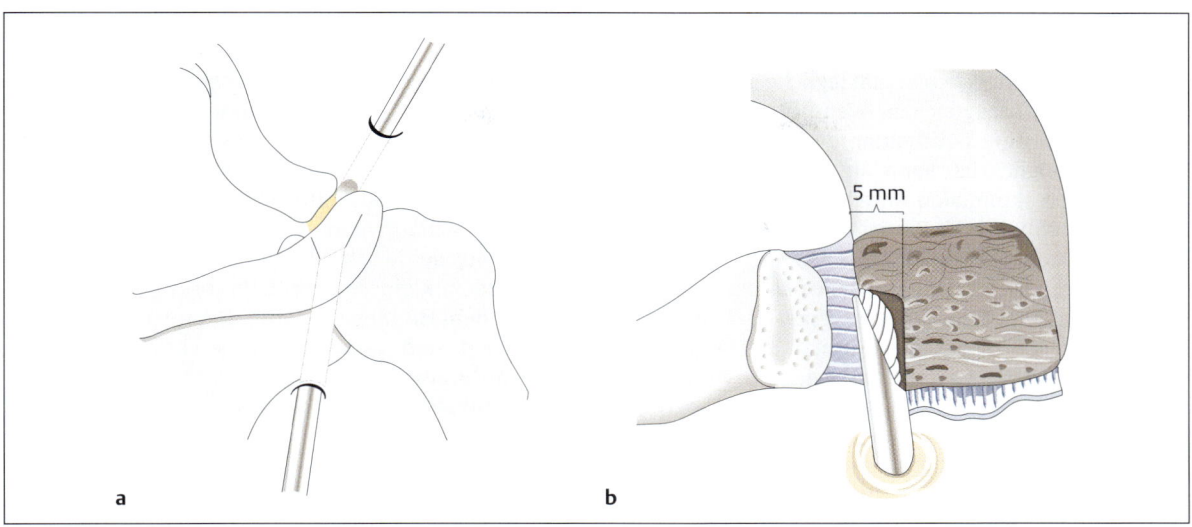

Abb. 3.**106** Schema für die Kombination von ARAC (a) und ESD (b).

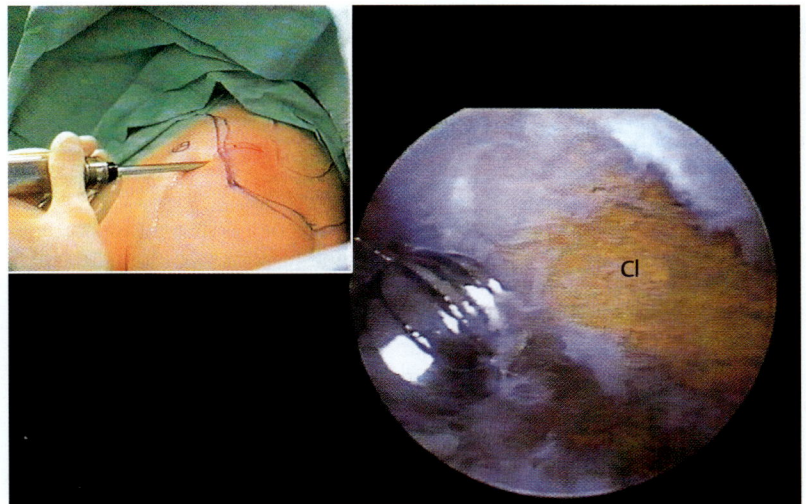

Abb. 3.**107** Abschlussdarstellung der lateralen Klavikula.

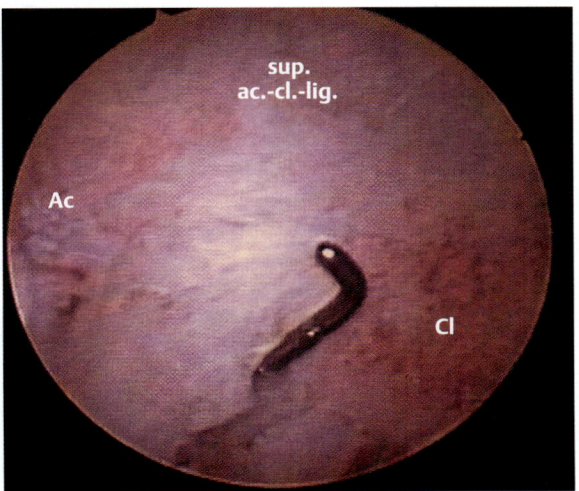

Abb. 3.**108** Abschließende Übersicht des resezierten Gelenks.

Nach Resektion eines genügend großen Anteils der Klavikula wird auch der mediale Anteil des *Akromions* leicht abfallend angeglichen, um jegliche subakromiale Stufenbildung auszugleichen. Wenn mithilfe der 30°-Optik keine sichere Beurteilung des Akromioklavikulargelenks möglich ist, kann die sparsame Resektion des inferioren akromialen Anteils bereits früher erfolgen. Hierdurch wird die Einsicht in das Akromioklavikulargelenk deutlich erleichtert (Abb. 3.**108**).

Eine abschließende Inspektion des Resektionsgebietes über den anterioren Zugang (ventral des Akromioklavikulargelenks) zeigt das Ausmaß der Resektion, welches in seiner Gesamtheit (Klavikula + Akromion) etwa 10–15 mm betragen sollte. Falls insbesondere im superioren Anteil noch zu viel Knochen verblieben ist, kann dieser nochmals nachreseziert werden. Alle scharfen Knochenkanten am Akromion und an der Klavikula müssen abgerundet sein.

Abschluss der Operation: Nach ausreichender Knochenresektion wird der subakromiale Raum ausgiebig gespült, um alle Knochenreste zu entfernen. Über den Arthroskopschaft wird ein Redon-Drain eingelegt und über diesen Redon-Drain etwa 20 ml Carbostesin mit Adrenalinzusatz (1:200.000) instilliert. Die Saugflasche bleibt für 20 Minuten abgeklemmt und wird erst dann eröffnet. Je nach Ausmaß der Stichinzisionen für die einzelnen Portale können diese so belassen bleiben oder werden mit Einzelknopfnähten verschlossen. Oft ist das ventrale Portal, über das die Kugelfräse eingeführt wurde, so groß, dass es mit einer Naht adaptiert werden sollte. Der erste Operationsverband enthält ausreichend Kompressen, welche die in den ersten Stunden aus den Weichteilen austretende Spülflüssigkeit aufnehmen. Eine spezielle Verbandanordung (z. B. Gilchrist-Verband) zur Immobilisation ist nicht erforderlich.

Operationsspezifische Patientenaufklärung

Spezifische Risiken für Nervenverletzungen sind bei der ARAC praktisch nicht gegeben.

Die ARAC stellt ein minimal traumatisierendes Operationsverfahren dar, welches ebenfalls in hohem Maße *von den Sichtverhältnissen im subakromialen Raum abhängt*. Gelingt es dem Operateur nicht, hier ausreichende Sicht zu schaffen, muss eventuell auf die offene Technik gewechselt werden. Dies muss dem Patient mitgeteilt werden.

Wird die ARAC mit einer Akromionplastik kombiniert, so kann bei zu ausgiebiger Akromionplastik eine Resektion der gesamten Höhe des Akromions resultieren und bei nicht exakter Definition der ventralen Akromionbegrenzung kann es hierbei zu einer sekundären Fraktur des Akromions im Bereich der zu weit dorsal durchgeführten Akromionresektion kommen. Bei zu geringer Resektion der lateralen Klavikula kann eine weitere offene Nachresektion notwendig sein.

Komplikationsmöglichkeiten und ihre Prävention

Neben den allgemeinen Maßnahmen zur Reduktion von Blutungen (s. Kap. 1.8) empfiehlt es sich bei der subakromialen Resektion der Bursa, den unter dem Akromioklavikulargelenk liegenden Fettkörper zu vermeiden, da es hieraus diffus bluten kann und die Sicht unmöglich wird. Behindert dieser Fettkörper die Sicht, sollte er vor der Resektion mit dem HF-Messer koaguliert werden. Kleinere Kapselblutungen werden ebenfalls mit dem HF-Messer gestillt. Neurovaskuläre Komplikationen sind bisher nicht beschrieben worden. Wenn nicht ausreichend gespült wird, können heterotope Ossifikationen beobachtet werden.

Postoperative Betreuung

Postoperativ sollen die Patienten das Schultergelenk sofort aktiv und passiv bewegen. Eine Ruhigstellung ist nicht erforderlich. Bereits am Nachmittag des Operationstages führt der Krankengymnast erste passive Bewegungen durch. Am ersten postoperativen Tag wird der Redon-Drain entfernt.

Rehabilitation

Passive Übungen werden in den ersten postoperativen Tagen unmittelbar fortgeführt, um subakromiale Adhäsionen zu vermeiden. Während der ersten 4–6 postoperativen Wochen wird eine gezielte Krankengymnastik durchgeführt, um die Rotatoren und Adduktoren zu trainieren. Für den gleichen Zeitraum sind dem Patienten intensive Überkopfaktivitäten, insbesondere Bewegungen in Horizontaladduktion, untersagt. Anderenfalls unterscheidet sich die Rehabilition nicht von der nach einer ASD.

Ergebnisse und Vergleich arthroskopischer zu offener Operation

Nachuntersuchungen der offenen Akromioklavikularresektion, die schon seit vielen Jahrzehnten durchgeführt wird, zeigen bezüglich der Schmerzreduktion gute Ergebnisse. Limitierend wird jedoch auf eine gewisse Zunahme der Gelenkinstabilität des Akromioklavikulargelenks hingewiesen. Arthroskopisch liegen bisher nur relativ kurzfristige Ergebnisse vor. Diese zeigen ähnliche gute schmerzreduzierende Erfolge. Inwieweit die Schonung von passiven Gelenkstabilisatoren die postoperative Belastbarkeit des Gelenks erhöht, ist anhand der vorliegenden Literatur nicht sicher zu entscheiden.

3.7 Arthrosen des Glenohumeralgelenks

J. Jerosch

Definition

Bei den Arthrosen des Glenohumeralgelenks handelt es sich um primäre oder sekundäre Knorpelschäden des glenohumeralen Gelenks (Omarthrose).

Ätiologie

Klinisch manifeste Arthrosen des glenohumeralen Gelenks sind seltener als an Hüft- oder Kniegelenk vorzufinden. Der Hauptanteil der sekundären Omarthrosen ist posttraumatisch nach proximalen 3- oder 4-Fragment-Frakturen oder entzündlich-rheumatisch bedingt. Eine Omarthrose infolge einer Humeruskopfnekrose kann wiederum posttraumatisch oder aber systemisch (z. B. bei Glucocorticoidtherapie, Leukämie oder immunsuppressiver Therapie) bedingt sein. Nach stabilisierenden Eingriffen mit zu starker Kapsel- oder Muskelraffung kann auch iatrogen sekundär eine Arthrose entstehen.

Anamnese

Die Anamnese ist durch die Primärerkrankung geprägt.

Klinische Diagnostik

Auch die klinische Diagnostik ist durch die Primärerkrankung geprägt. Bei primären Omarthrosen werden die vom Patienten geklagten Bewegungsschmerzen nicht selten mit einer subakromialen Erkrankung verwechselt. Beim Vorliegen einer klinisch manifesten Omarthrose kann mithilfe des Kompressions-Rotations-Tests die Beschwerdesymptomatik gut reproduziert werden. Der erweiterte LA-Test mit Injektion von Lokalanästhetikum in das glenohumerale Gelenk bestätigt den klinischen Verdacht.

Bildgebende Diagnostik

Im Röntgenbild lässt sich in beiden Ebenen (a.-p., axial) der aufgehobene oder reduzierte Gelenkspalt gut darstellen. Bei einer primären Omarthrose findet sich im axialen Röntgenbild oftmals eine dorsal vermehrt arrodierte Gelenkpfanne. Mithilfe der Sonographie wird der Status der Rotatorenmanschette evaluiert. Weiterhin kann bei der rheumatoiden Arthritis die synoviale Situation dokumentiert werden.

Beim Verdacht auf eine Humeruskopfnekrose ist eine Kernspintomographie indiziert, um das Ausmaß der ossären Beteiligung abschätzen zu können.

Bei postinfektiösen Omarthrosen sollte eine mögliche ossäre Beteiligung durch Leukozytenszintigraphie und/oder Kernspintomographie ausgeschlossen werden.

Konservative/operative Therapiemöglichkeiten

Die Therapie orientiert sich an der Ursache der Omarthrose. Bei posttraumatischen Omarthrosen nach 3- oder 4-Fragment-Frakturen und anhaltenden Beschwerden wird oftmals nur der alloplastische Gelenkersatz möglich sein. Dieser sollte dann auch großzügig indiziert werden, da mit zunehmendem Abstand zum Initialtrauma die Ergebnisse immer schlechter werden. Gleiches gilt für klinisch manifeste Arthrosen beim Vorliegen von Humeruskopfnekrosen. Anbohrungen des Herdes oder Spongiosaplastiken haben sich nicht bewährt, besonders wenn es sich um Folgen von Chemotherapie oder Glucocorticoidgaben handelt. Bei der rheumatoiden Omarthritis wird die entzündliche Komponente primär medikamentös oder chirurgisch durch Synovektomie behandelt.

Bei allen Arthroseformen sind selbstverständlich allgemein konservative Maßnahmen indiziert, welche natürlich nur symptomatisch wirken können.

Arthroskopische Befunde

Bei der primären Omarthrose finden sich, wie an anderen Gelenken auch, die typischen Knorpelveränderungen (Abb. 3.**109**). Diese sind meist jedoch deutlich ausgeprägter als die Veränderungen in anderen Gelenken, wie z. B. im patellofemoralen Gleitlager. Bei einer Humeruskopfnekrose finden sich ähnliche Veränderungen wie bei einer Osteochondrosis dissecans mit eindrückbarem Knorpellager (Abb. 3.**110**), Knorpeldemarkation oder sogar abgelösten Knorpelschollen (Abb. 3.**111**).

Arthroskopische Therapie

Die arthroskopische Therapie orientiert sich an den vorliegenden intraartikulären Befunden und entspricht der Arthrosetherapie an anderen Gelenken. Als minimaler Engriff kann eine Lavage im Idealfall über lange Zeit zur Beschwerdelinderung führen. Finden sich lokal umschriebene Synovialitiden, können diese entfernt werden. Gleiches gilt für degenerative Fransen am Lab-

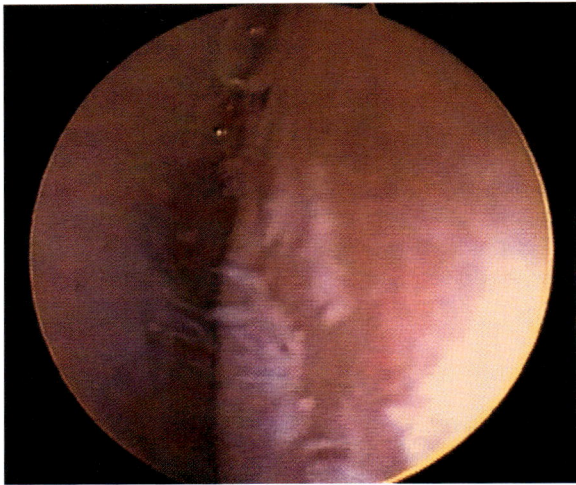

Abb. 3.**109** Deutliche Arthrose des glenohumeralen Gelenks.

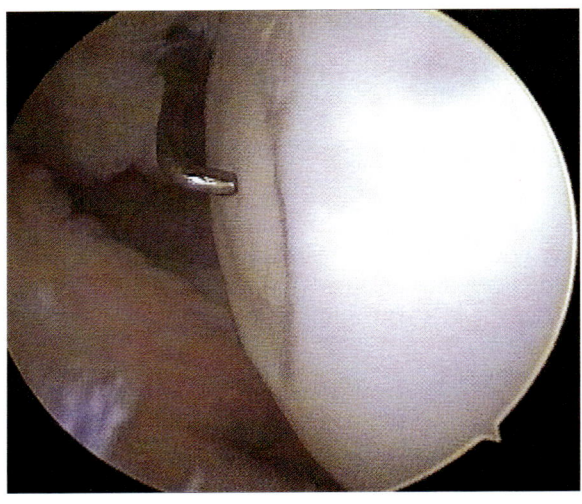

Abb. 3.**110** Oberflächliche Humeruskopfnekrose.

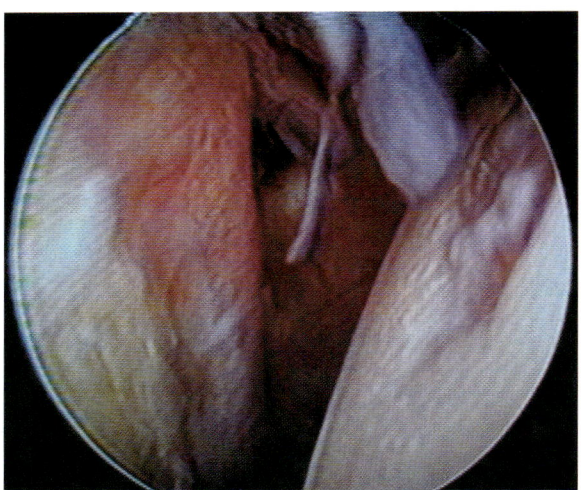

Abb. 3.**111** Tief greifende Humeruskopfnekrose.

rum glenoidale oder der Rotatorenmanschette. Hierbei sollte jedoch darauf geachtet werden, dass nur interponierende Anteile entfernt werden, um die Reststruktur nicht zu destabilisieren.

Operationsspezifische Patientenaufklärung

Der Patient muss über die limitierten Erfolgsaussichten aufgeklärt werden.

Komplikationsmöglichkeiten

Es liegen keine spezifischen Komplikationsmöglichkeiten vor.

Postoperative Betreuung

Der Arm wird frei gelagert. Der eventuell eingelegte Redon-Drain wird am ersten postoperativen Tag entfernt.

Rehabilitation

An der Grunderkrankung und seinem präoperativen Zustand orientiert, können sofort aktive und passive Bewegungsübungen durchgeführt werden. Eine leichte Traktion ist beim arthrotisch veränderten Gelenk auch angezeigt.

Vergleich arthroskopischer zu offener Operation

Vergleichende Untersuchungen liegen nicht vor. Sicherlich ist hier die Arthroskopie als minimalinvasiver Eingriff zur Gelenklavage in jedem Fall initial zu bevorzugen.

4 Arthroskopie bei anderen Erkrankungen der Schulter

4.1 Adhäsive Kapsulitis

J. Jerosch

Definition

Bei der adhäsiven Kapsulitis finden sich Entzündungszeichen mit nachfolgender Fibrosierung und Schrumpfung der Gelenkkapsel.

Ätiologie

Bei dem Krankheitsbild der adhäsiven Kapsulitis handelt es sich gewissermaßen um das „Chamäleon" des Schultergelenks. Kaum eine andere Entität ist so schillernd und widersprüchlich seitens der Ätiologie, der Diagnostik und der Therapie in der Literatur dargestellt worden. Prinzipiell wird die primäre von der sekundären adhäsiven Kapsulitis differenziert. Die genaue Ursache der *primären Form* ist nicht bekannt. Die Inzidenz wird mit Werten zwischen 2 und 5 % angegeben. Weitaus am häufigsten betroffen sind weibliche Patienten mit einem Altersgipfel zwischen dem 45. und 55. Lebensjahr. Häufig sind auch Patienten mit Diabetes mellitus, Morbus Dupuytren oder Schilddrüsenerkrankungen. In vielen Fällen ist die Erkrankung glücklicherweise selbstlimitierend, wobei die klinische Erfahrung gezeigt hat, dass die adhäsive Kapsulitis beim Vorliegen eines Diabetes mellitus eine besonders schlechte Prognose hat.

Histologisch finden sich zelluläre Veränderungen im Sinne einer chronischen Entzündung mit Fibrose und perivaskulären Infiltrationen in den subsynovialen Schichten der Gelenkkapsel. Warum ausgerechnet die Gelenkkapsel des Schultergelenks derartigen Veränderungen unterworfen ist, ist weitgehend ungeklärt. Histologisch besteht die Gelenkkapsel hauptsächlich aus Typ-I-Kollagenbündeln mit vergleichsweise geringer Anzahl von Fibrozyten. Elektronenoptische Untersuchungen zeigen keine strukturellen Unterschiede zwischen der Schultergelenkkapsel und anderen Gelenkkapseln. Die lokalisierte Degeneration der kollagenen Fibrillen gab Anlass zur Autoimmuntheorie dieser Erkrankung. Neuere Untersuchungen zeigten keinen statistisch signifikanten klinischen oder laborchemischen Hinweis auf ein Autoimmungeschehen.

Die *sekundäre Form* kann bei Patienten nach Schultertrauma, bei Zervikalsyndromen, Herzinfarkten, Pancoast-Tumoren oder Hemiplegien auftreten. Die zugrunde liegende Pathologie bestimmt hier den Verlauf der Erkrankung.

Anamnese

Die Patienten geben einen typischen stadienhaften Verlauf mit schleichendem Beginn und schmerzhafter zunehmender Einsteifung an, wobei die Innenrotation primär betroffen ist:

Stadium I: akute schmerzhafte Phase mit nächtlichen Schmerzen und Schlafstörungen.
Stadium II: Schmerzminderung, aber zunehmende Bewegungseinschränkung (Freezing Phase).
Stadium III: weitere Schmerzreduktion bei nun ausgeprägter Bewegungseinschränkung und deutlicher Muskelatrophie (Frozen Phase).
Stadium IV: allmähliche Zunahme der Beweglichkeit nach mehreren Monaten (bis zu 18 Monaten) (Thawing Phase).

Klinische Diagnostik

Aufgrund der entzündlichen Mitbeteiligung der Rotatorenmanschette kann besonders im Initialstadium der Eindruck einer subakromialen Erkrankung entstehen.

Je nach Krankheitsstadium ist eine massiv schmerzhafte Schulter mit noch gewissem passivem Bewegungsausmaß bis hin zu schmerzfreiem Gelenk ohne jegliche passive Beweglichkeit festzustellen.

Bildgebende Diagnostik

Im Röntgenbild zeigt sich ggf. eine gewisse lokale Osteoporose. Im Rahmen der Röntgendiagnostik ist es sinnvoll, auch die ipsilaterale Lungenspitze zu erfassen, da in seltenen Fällen ein Pancoast-Tumor Ursache der Beschwerden sein kann. Sonographisch findet sich allenfalls eine verdickte echoreiche Bursa subacromialis. Die Arthrographie zeigt eindrucksvoll die deutliche Reduktion des Kapselvolumens. Die Szintigraphie zeigt eine deutliche Mehrbelegung. Weitere bildgebende Verfahren ergeben keine klinisch relevanten Befunde. Für die präoperative Diagnostik sind der klinische Befund sowie eine Röntgenuntersuchung ausreichend.

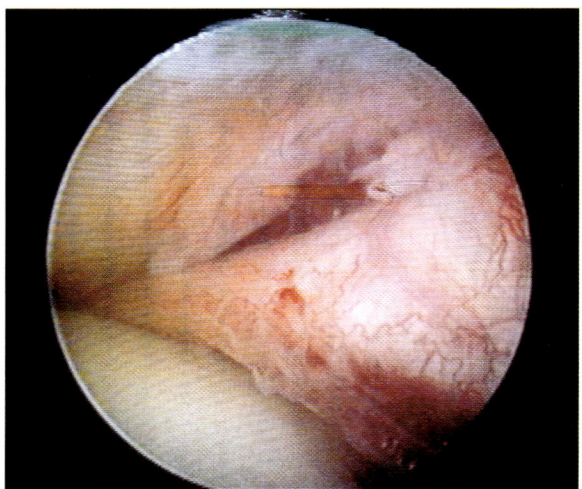

Abb. 4.**1** Typische Mitbeteiligung der langen Bizepssehnen.

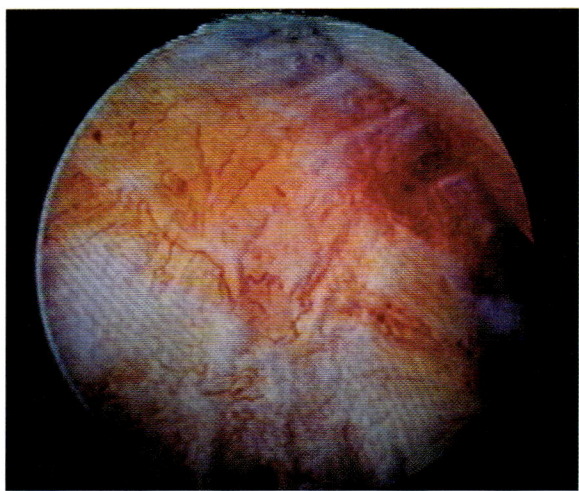

Abb. 4.**2** Typischer Aspekt des inferioren Rezessus.

Konservative/operative Therapiemöglichkeiten

Je nach Krankheitsstadium können *symptomatische systemische Maßnahmen* wie nichtsteroidale Antiphlogistika, Schmerzmedikamente, Sedativa, evtl.Calcitonin und *lokale Schmerztherapie* durch Injektionen in Kombination mit balneophysikalischen Maßnahmen angewendet werden. Krankengymnastische Übungsbehandlungen, Stretching, Kräftigungsübungen sowie unterschiedliche Traktions- und Mobilisationstechniken können den Krankheitsverlauf ebenfalls positiv beeinflussen. Die *Distensionsarthrographie* mit einem intraartikulären Druck zwischen 1000 mmHg und 1800 mmHg scheint allenfalls die anschließende Übungsbehandlung zu erleichtern, kann für sich allein jedoch nicht zu einer Zunahme des Bewegungsumfangs führen.

Bei Beschwerdepersistenz und/oder ungeduldigem Patienten, der den Spontanverlauf nicht abwarten möchte, ist eine sanfte *Mobilisation unter Narkose* indiziert. Es gilt jedoch zu bedenken, dass die manuelle Mobilisation und Kapselzerreißung nicht nur gefährlich sind, sondern die Manipulation auch wegen der anschließenden Vernarbung oft keinen dauerhaften Erfolg hat. In der Regel wird der Spontanverlauf nicht maßgeblich beeinflusst. Die Ergebnisse beim Patienten mit Diabetes mellitus sind deutlich schlechter.

Operative Therapiemaßnahmen beinhalten die Lösung von subakromialen und intraartikulären Verwachsungen, Durchtrennen des Lig. coracohumerale sowie Verlängerungen der Sehne des M. subscapularis. *Arthroskopisch* kann im Stadium III und IV eine gezielte Durchtrennung der fibrotisch vernarbten Strukturen durchgeführt werden. Dieses hat gegenüber der reinen Mobilisation unter Narkose den Vorteil, dass das Risiko von Begleitverletzungen durch die Narkosemobilisation reduziert werden kann. Man sollte jedoch unbedingt vermeiden, in die hochakute Phase mit massiven inflammatorischen Veränderungen an der glenohumeralen Gelenkkapsel hineinzuoperieren.

Arthroskopische Befunde

Die Arthroskopie ist aufgrund des oftmals geschrumpften Gelenkvolumens erschwert und gelegentlich sogar unmöglich, ohne den intraartikulären Knorpel zu schädigen. Es lassen sich je nach Stadium unterschiedliche intraartikuläre Befunde erheben. Im Stadium I der akuten schmerzhaften Schulter finden sich massive Synoviareaktionen bei noch nahezu uneingeschränktem Gelenkvolumen. Typisch ist besonders auch die Mitbeteiligung der langen Bizepssehne (Abb. 4.**1**) Mit zunehmender Gelenkeinsteifung nimmt das Gelenkvolumen ab und es findet sich intraartikulär eine fibrosierte indurierte Gelenkkapsel (Abb. 4.**2**).

Tabelle 4.**1** Stadienabhängige arthroskopische Befunde bei der adhäsiven Kapsulitis

Stadium I:
ausgeprägte inflammatorische Reaktion der gesamten glenohumeralen Gelenkkapsel, entzündliche Mitbeteiligung der langen Bizepssehne, normales Kapselvolumen
Stadium II:
akute Synovitis im gesamten Gelenkbinnenraum, Reduktion des Gelenkvolumens
Stadium III:
nur schwache Synovialitis, starke Reduktion des Gelenkvolumens
Stadium IV:
keine Synovialitis, nahezu völliger Verlust des Gelenkspalts zwischen Humerus und Glenoid

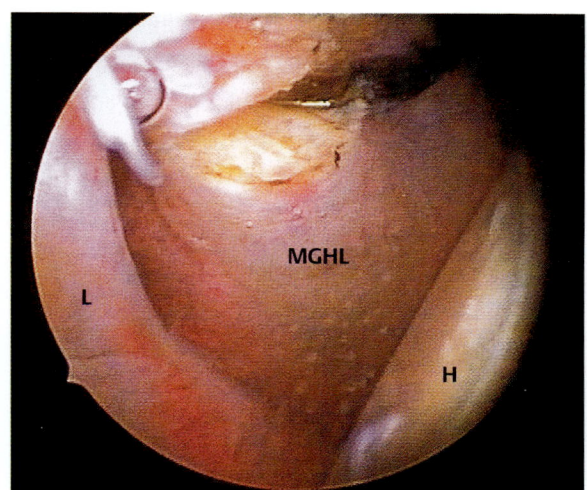

Abb. 4.**3** Extrem verdicktes mediales glenohumerales Ligament (MGHL).

Abb. 4.**4** Durchtrennung der inferioren glenohumeralen Ligaments (IGHL) mit einem HF-Instrument (L = Labrum glenoidale, H = Humerus).

Arthroskopische Therapie – arthroskopisches Kapselrelease (AKR)

Im Stadium III und IV kann eine kontrollierte Kapsulotomie in Form eines arthroskopischen Kapselrelease (AKR) des glenohumeralen Gelenks mit dem Elektromesser durchgeführt werden. Aufgrund der Nähe des N. axillaris, welcher der inferioren Kapsel direkt anliegt, ist dieses Verfahren jedoch sehr riskant und stellt somit kein Standardverfahren dar.

In der Arthroskopie Erfahrene können jedoch unter Sicht die kontrakten Strukturen sukzessive durchtrennen. Hierbei sollte im Bereich der *anterioren Kapsel* am medialen glenohumeralen Ligament begonnen werden. Bereits dieses ist häufig massiv fibrotisch verdickt (Abb. 4.**3**).

Mit zunehmender Außenrotation werden die weiteren *glenohumeralen Ligamente* eng am Labrum glenoidale inzidiert (Abb. 4.**4**). Hierbei ist kranial der Ansatz der langen Bizepssehne zu schonen. Ventral ist auf den intraartikulären Anteil der Subskapularissehne zu achten (Abb. 4.**5**).

Bereits zu diesem Zeitpunkt kann mit einem Synovialresektor eine *Resektion der Kapselstümpfe* erfolgen (Abb. 4.**6**). Hierdurch wird verhindert, dass es zu postoperativen Verklebungen mit rascher Readaptation und erneuter Vernarbung der fibrotischen Kaspel kommt. Gleichzeitig kann mit dem Synovialresektor die subskapulare Tasche von fibrotischem Gewebe befreit werden.

Anschließend wird unter leicher Abduktion des Armes die inferiore Kapsel glenoidnah direkt am Knochen

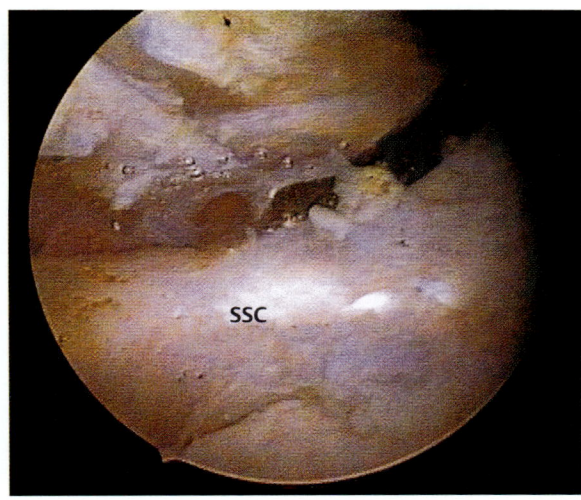

Abb. 4.**5** Exakte Darstellung der Subskapularissehne.

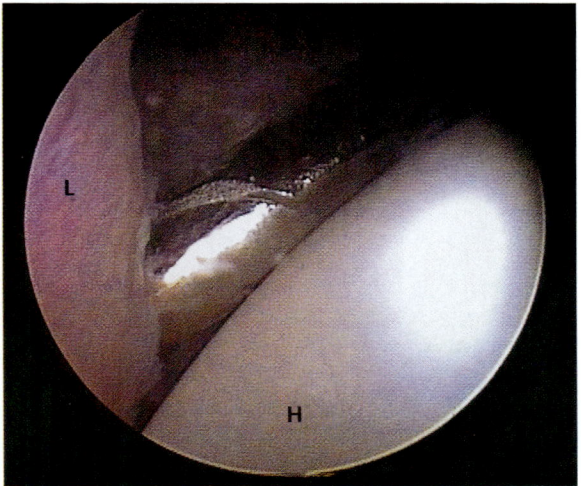

Abb. 4.**6** Resektion der Reststümpfe der Gelenkkaspel.

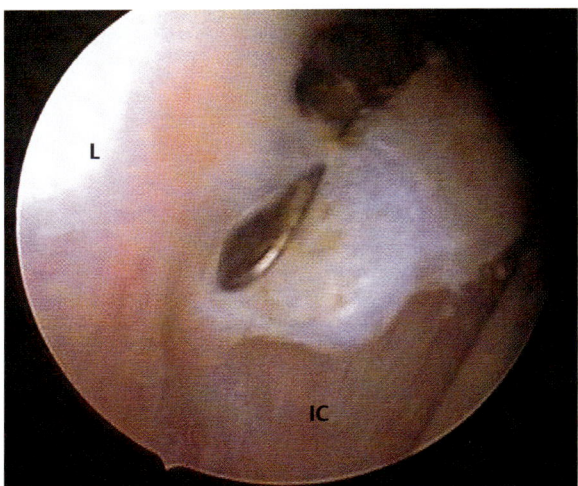

Abb. 4.**7** Inzision der inferioren Gelenkkapsel nahe am Glenoidrand (L = Labrum, IC = inferiore Kapsel).

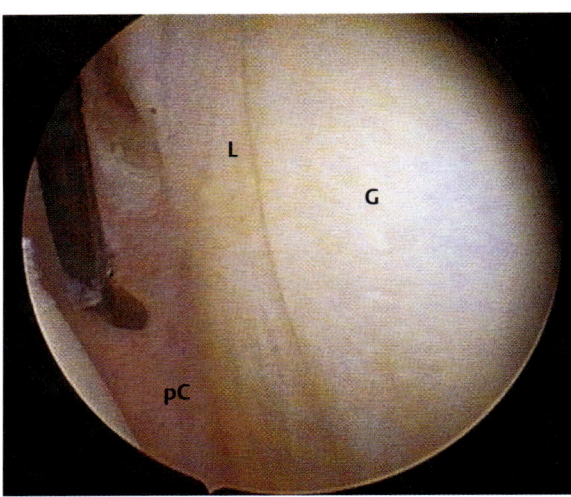

Abb. 4.**8** Inzision der posterioren Kapsel (pC).

inzidiert (Abb. 4.**7**). Dieses gelingt in vielen Fällen bis in die 6-Uhr-Position. Zur Inzision der posterioren Kapsel werden Arthroskop- und Instrumentenzugang gewechselt. Mit dem E-Messer kann nun von dorsal die Kapsel unter Sicht hart am Glenoidrand gelöst werden (Abb. 4.**8**). Über den ventralen Arthroskopzugang ist auch die anteriore Kapselablösung gut zu beurteilen (Abb. 4.**9**). Abschließend wird unter Narkose der Funktionsgewinn dokumentiert und falls notwendig eine moderate Mobilisation durchgeführt (s. u.).

Die immer wieder empfohlene Distensionsarthroskopie, bei der allein mit hohem Wasserdruck versucht wird, die Gelenkkapsel aufzudehnen, erscheint wenig sinnvoll und führt meist auch nur zu geringen Erfolgen, da die Gelenkkapsel regelhaft an der schwächsten Stelle einreißt. Dieses ist fast immer im Bereich des Recessus subscapularis der Fall und resultiert somit nicht in einem Funktionsgewinn.

Mobilisation: Sie erfolgt primär und hauptsächlich in der Flexionsebene, um anschließend auch in der Abduktionsebene vorsichtig zu mobilisieren. Wegen der besonderen Frakturgefahr sind wir mit Mobilisationen mit Rotation des Oberarmes besonders zurückhaltend. Zur Mobilisation stabilisiert ein Assistent die Skapula von kranial. Der Operateur steht auf der ipsilateralen Seite distal. Die Mobilisation erfolgt mit möglichst kurzem Hebelarm durch Anlage der mobilisierenden Hand am Oberarm des Patienten. Eine Rotationskontrolle ist durch den rechtwinklig gebeugten Unterarm gegeben. Aus dieser Grundstellung erfolgt als Erstes eine Flexion im glenohumeralen Gelenk. Nach hör- und spürbarem Lösen der Adhäsionen wird der Arm wieder in die Neutralposition gebracht. Anschließend wird die Abduktion in gleicher Weise mobilisiert. Anschließend erfolgt eine vorsichtige Außenrotation und abschließend die Innenrotation in Adduktionsstellung des Armes.

Abschluss der Operation: Nach Mobilisation und Dokumentation des Bewegungsausmaßes wird über den Arthroskopschaft ein Redon-Drain eingelegt und über diesen etwa 20 ml Carbostesin mit Adrenalinzusatz (1:200.000) instilliert. Die Saugflasche bleibt für 20 Minuten abgeklemmt und wird erst dann geöffnet. Die kleinen Stichinzisionen für die einzelnen Portale können in der Regel so belassen bleiben oder werden mit Einzelknopfnähten verschlossen. Der erste Operationsverband enthält ausreichend Kompressen, welche die in den ersten Stunden aus den Weichteilen austretende Spülflüssigkeit aufnehmen. Eine spezielle Verbandanordung (z. B. Gilchrist-Verband) zur Immobilisation ist nicht erforderlich.

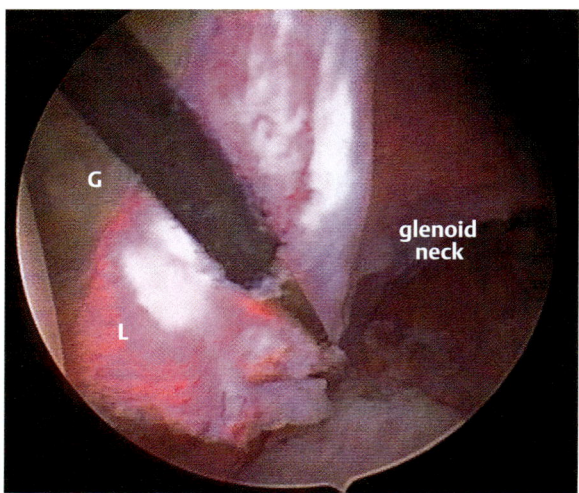

Abb. 4.**9** Inspektion des anterioren Release über einen ventralen Zugang.

Operationsspezifische Patientenaufklärung

Der Patient sollte auf den Spontanverlauf der Erkrankung hingewiesen werden. Bei entsprechender Patientenführung erübrigt sich oft eine operative Intervention. Beim arthroskopischen Kapselrelease ist auf eine mögliche Verletzung des N. axillaris hinzuweisen. Auch bei ausgedehnten Kapsellösungen haben wir noch keine postoperative Instabilität gesehen. Dennoch sollte auf diese potenzielle Komplikation hingewiesen werden. Bei der Mobilisation ist die meistgefürchtete Komplikation die Humerusfraktur. Ausgeprägte Hämatome sind nach der Mobilisation ebenfalls keine Seltenheit.

Komplikationsmöglichkeiten

Wird der Arthroskopie eine Mobilisation angeschlossen, so besteht immer die Gefahr einer *Humerusfraktur*. Die Mobilisation darf nicht über langem Hebel durch Angriff am Unterarm erfolgen, da hierdurch das entstehende Drehmoment zu groß wird und schultergelenknahe knöcherne und Weichteilverletzungen entstehen können. Weiterhin können durch die Mobilisation *Überdehnungsverletzungen von neurovaskulären Strukturen* resultieren. Im Rahmen der arthroskopischen kontrollierten Kapsellösung besteht beim Durchtrennen der inferioren Kapsel die Gefahr einer *Verletzung des N. axillaris*.

Postoperative Betreuung

Unmittelbar postoperativ erfolgt eine Röntgenkontrolle des Schultergelenks. Der Arm wird in 90°-Abduktion auf Thorax-Arm-Abduktionsschiene gelagert. Anschließend muss der Patient die Schulter passiv und aktiv weiter mobilisieren. Dieses ist deutlich schmerzhafter als nach einer ASD und erfordert bei der Mehrzahl der Patienten eine entsprechende Schmerzmedikation.

Hier sind besonders die unterschiedlichen Formen der Regionalanästhesie, die postoperativ auch für längere Zeit mit einem permanenten Katheter durchgeführt werden können, von Vorteil.

Rehabilitation

Ab dem ersten postoperativen Tag wird eine geführte krankengymnastische Übungsbehandlung des Schultergelenks durchgeführt, welche durch Analgetika sowie Antiphlogistika unterstützt wird. Eine Bewegungsschiene oder Umlagern des Armes in 4-stündlichem Rhythmus mit Betonung der Abduktion erleichtert den Funktionserhalt. Ab dem zweiten postoperativen Tag wird die krankengymnastische Behandlung durch geführte Bewegungen fortgesetzt und der Patient beginnt mit eigentätigen, muskelkräftigenden Übungen. Ab dem 4. postoperativen Tag beginnt die Wasserbehandlung in Kombination mit den oben genannten Behandlungsmaßnahmen. Ab dem 14. postoperativen Tag kann die Schiene bei guter Beweglichkeit weggelassen werden. Bei schlechter Beweglichkeit erfolgt die Weiterbehandlung mit Abduktionsschiene. Optional kann vorübergehend für 2–4 Wochen ein Briefträgerkissen verordnet werden.

Vergleich der geschlossenen Mobilisation, der arthroskopischen und der offenen Operation

Vergleichende Untersuchungen liegen zurzeit nicht vor. Einzelne Beobachtungen zeigen jedoch, dass beide Verfahren ähnliche Ergebnisse aufweisen. Berücksichtigt man die Tatsache, dass bei der geschlossenen Mobilisation, auch wenn keine Fraktur entsteht, massive Weichteilzerreißungen bekannt sind, die sogar die Rotatorenmanschetten miteinbeziehen, so scheint die kontrollierte, stufenweise Kapselinzision unter Sicht von Vorteil zu sein.

4.2 Synovialitiden

H. Merk , A. Machner

Entzündliche Veränderungen in der Schulter können isoliert oder generalisiert auftreten.

Bei der Schulterarthroskopie kann man lediglich die Arthritis diagnostizieren (Abb. 4.**10**) und eine Gelenkbiopsie durchführen. Die Abklärung ihrer Genese ist ein klinisch-serologisches Problem (Hempfling 1987). Lediglich drei Diagnosen, auf die an anderer Stelle in diesem Buch ausführlicher eingegangen wird, können schon aus dem makroskopischen Bild gestellt werden:
1. Adhäsive Kapsulitis.
2. Eitrige Omarthritis.
3. Tuberkulöse Omarthritis mit typischem flockig-käsigem Exsudat.

Die Arthroskopie mit Synovialbiopsie ist bei der Abklärung der Ursache nur ein diagnostisches Mittel, daneben müssen klinische und serologische Tests die eigentliche diagnostische Hauptarbeit leisten. Es bleibt daher verständlich, dass Schwartz u. Cooper schon 1961 resümierten: „That punch biopsy offers little help in diagnosis or evaluation of therapy."

Deswegen sollen die nachfolgend beschriebenen Beispiele der Illustration der Vielfalt möglicher Pathogenesen, die mit Synovialitiden vergesellschaftet sind, dienen.

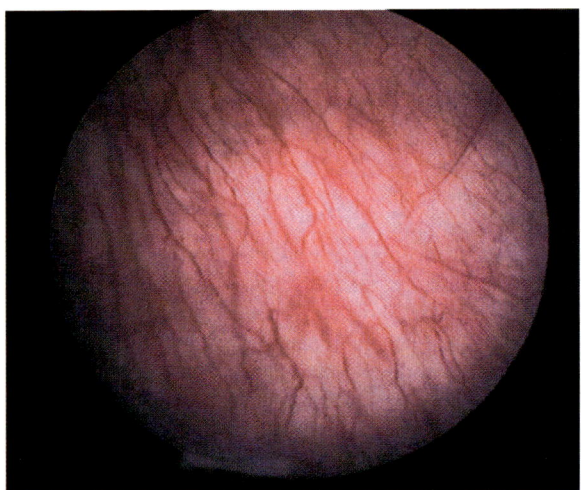

Abb. 4.**10** Unspezifische Synovialitis im ventralen Gelenkbereich.

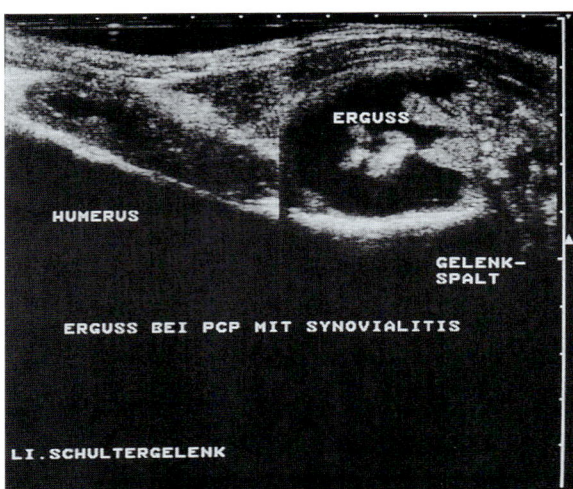

Abb. 4.**11** Sonographischer Befund eines synovialitischen Ergusses bei Rheumatoidarthritis.

4.2.1 Rheumatoidarthritis

Charakteristisch für die Rheumatoidarthritis ist der bilaterale Befall der Schultern und das Fehlen von Osteophyten und subchondralen Sklerosierungszonen. Auch die angrenzenden anatomischen Strukturen werden bei der Rheumatoidarthritis mit in die Umbauvorgänge einbezogen. Hiervon betroffen ist das Akromioklavikulargelenk und die subakromialen und subdeltoidalen Bursen (Pannusbildung).

Häufigkeit

Symptome können zwar im Rahmen einer juvenilen chronischen Arthritis auftreten, jedoch nimmt die Inzidenz eher mit steigendem Lebensalter zu (Linos et al. 1980).

Ätiologie

Die Ätiologie ist weitestgehend unbekannt.

Diagnostik

Das makroskopische Bild bei der Arthroskopie im *Frühstadium* zeigt oft ein feingranuläres Gelenkkapselgewebe mit umschriebenen Fibrinauflagerungen.

Im *fortgeschrittenen floriden Stadium* finden sich meist flächenhafte oder plump zottig gestaltete Fibrinauflagerungen. Eine herdförmige Hyperplasie der Zotten ist möglich.

Bei *fortschreitender Destruktion* bilden sich eine so genannte Detritussynovialitis mit Fibrosierung der Kapsel und zunehmende Knorpelerosionen (Mohr

1984). Gleichzeitig kommt es zur Destruktion der Sehnen (Rotatorenmanschette, Bizepssehne, glenohumeralen Bänder). Damit verbunden ist ein Höhertreten des Humeruskopfes, eine Verschmälerung des Gelenkspaltes und mögliche Instabilitäten (Seeger 1992).

Bei synovialitischen Veränderungen im Schultergelenkbereich im Rahmen der Rheumatoidarthritis kann teilweise auch der Einsatz der Sonographie von Nutzen sein (Abb. 4.**11**).

4.2.2 Juvenile chronische Arthritis

Definition

Als juvenile chronische Arthritis wird nach der WHO-Klassifikation eine Arthritis bezeichnet, die vor dem 16. Lebensjahr einsetzt und über einen Zeitraum von mindestens drei Monaten verlaufen muss.

Häufigkeit

Lediglich 0,6 % aller Fälle chronischer Arthritiden manifestieren sich im Kindesalter (Behrend T. u. Behrend H. 1971).

Ätiologie

Die Ätiologie ist weitgehend unbekannt.

Klinik

Nach dem klinischen Verlauf werden voneinander abgegrenzt:

- oligoartikuläre Arthritiden,
- polyartikuläre juvenile chronische Arthritiden,
- Morbus Still als systemische Krankheit.

Während bei der polyartikulären Form sämtliche Gelenke befallen werden können (Ogra et al. 1975), sind es bei der oligoartikulären Form bevorzugt die Ellenbogen-, Knie- und Sprunggelenke.

Bei der seronegativen juvenilen chronischen Arthritis (Morbus Still) sind nach Ogra besonders die Ellenbogen-, Hand-, Finger-, Hüft-, Knie- und oberen Sprunggelenke betroffen. Daraus ergibt sich, dass die Schultern bei diesen Krankheitsformen eher selten in Mitleidenschaft gezogen werden.

Diagnostik

Ist das Schultergelenk mit betroffen, zeigt sich bei der Arthroskopie makroskopisch das gleiche Erscheinungsbild wie bei der chronischen Polyarthritis des Erwachsenen. Auch das destruktive Pannusgewebe gleicht dem bei der Rheumatoidarthritis des Erwachsenen vorkommenden Gewebe. Durch die Bänderdestruktion kann es durch Muskelkontrakturen zu Subluxationen im Bereich der Schulter kommen.

4.2.3 Arthritiden durch körpereigene Stoffwechselprodukte

Gicht

Häufigkeit

Die Häufigkeit der Arthritis urica korreliert streng mit der Höhe der Harnsäurekonzentration des Blutes (Hall et al. 1967). Man unterscheidet in ihrem Auftreten primäre und sekundäre Formen.

Ätiologie

Die Gicht stellt die morphologische und klinische Manifestation der Hyperurikämie dar. Die Ursache der primären Hyperurikämie ist in 99 % der Fälle unbekannt. Nur bei einer geringen Anzahl, in ca. 1 % aller Fälle von Hyperurikämien, liegt ein bekannter Enzymdefekt vor (Seegmiller 1975).

Klinik

In der überwiegenden Anzahl der Fälle ist der Ort des arthritischen Befalls am Großzehengrundgelenk zu lokalisieren. Nach Wallace et al. (1978/79) ist das Schultergelenk nur in ca. 1,7 % betroffen.

Diagnostik

Hierbei zeigt sich ein geschwollenes hyperämisches und hyperthermisches Gelenk. Bei der Arthroskopie findet man die Gelenkinnenhaut gerötet und geschwollen. Bei der chronischen Gicht liegen massive Ablagerungen von Uratkristallen im Gewebe vor. Der Knorpel ist von Uratkristallen bedeckt, sodass er wie mit „Gips ausgeschmiert" erscheint (Lang 1937).

Therapie

Bei der Schulterarthroskopie lässt sich durch das Absaugen der Uratkristalle eine entlastende Wirkung erzielen (Gibson 1991). Watson (1991) empfiehlt daneben auch die intraartikuläre Corticosteroidgabe.

Hydroxylapatitarthropathie (Milwaukee-Schulter)

Hierbei kommt es durch Hydroxylapatitkristalle zu entzündlichen Synovialitiden im Bereich des Schultergelenks. Die Herkunft der Kristalle ist noch nicht vollständig geklärt.

Seltene kristalline Arthritiden

- Oxalose,
- Cholesterinarthritis.

4.2.4 Weitere Arthritiden unbekannter Ätiologie

Im Folgenden wird nur auf weitere Arthritiden unbekannter Ätiologie hingewiesen.

Beim Vorfinden von schweren Synovialitiden muss auch an diese Krankheitsbilder gedacht werden:

Psoriasisarthritis

Sie stellt eine üblicherweise seronegative, oft asymmetrisch lokalisierte chronische Arthritis dar.

Spondylitis ankylosans

Die Spondylitis ankylosans ist eine entzündliche Erkrankung, die sich am Achsenskelett und an den peripheren Gelenken manifestiert. Nach klinischen Untersuchungsbefunden sind von den peripheren Gelenken häufig Schulter- und Hüftgelenke befallen (80 % der Patienten) (Cruickshank 1971, Ogryzlo 1969, Resnick 1974, Wilkinson u. Bywaters 1958).

Morbus Reiter

Morbus Reiter ist durch eine seronegative Arthritis in Verbindung mit Urethritis und Konjunktivitis in einer Trias charakterisiert. Die selten monoartikuläre, häufiger oligoartikuläre, meistens jedoch polyartikuläre Krankheit befällt bevorzugt die Gelenke der unteren Extremität, kann sich aber auch im Schultergelenk manifestieren.

Arthritiden bei systemischen Krankheiten

Zu diesen zählen:
- der systemische Lupus erythematodes,
- die progressive systemische Sklerose (Sklerodermie),
- Panarteriitis nodosa,
- Polymyositis,
- die rezidivierende Polychondritis,
- Sarkoidose,
- Morbus Schoenlein-Henoch,
- Morbus Behçet,
- das Sjögren-Syndrom,
- die Wegener-Granulomatose,
- Mischkollagenosen,
- das familiäre Mittelmeerfieber.

4.2.5 Arthritiden bei primär extraartikulären Krankheiten

Zu diesen Arthritiden werden unter anderem gerechnet:
- das rheumatische Fieber,
- die enteropathische Arthritis,
- Arthritis bei Akne,
- Arthritis bei primärer biliärer Leberzirrhose,
- Arthritis bei Pankreaserkrankungen,
- Arthritis bei Agammaglobulinämie bzw. Hypogammaglobulinämie.

4.3   Eitrige Omarthritis

J. Jerosch

Definition

Die Omarthritis ist eine bakterielle Arthritis des glenohumeralen Gelenks.

Ätiologie

Meistens ist eine bakterielle Schulterinfektion Folge einer Gelenkpunktion. In Anbetracht der großen Zahl intraartikulärer Injektionen ist dieses jedoch eine seltene Komplikation. Auch nach arthroskopischen Eingriffen ist diese Komplikation eher selten. Seltener liegt ein hämatogener Infekt vor. Dieses ist dann meist bei Kindern der Fall.

Die septische Arthritis ist und bleibt ein ernsthaftes Problem. Faktoren ihrer Entstehung sind Erregerzahl, Virulenz des Erregers sowie Abwehrschwäche des Organismus.

Als Erreger für die bakterielle Arthritis stehen die Staphylokokken mit 80 % an erster Stelle. Weitere Eitererreger wie Tuberkulosebakterien, grampositive Kokken und gramnegative Stäbchen sind seltener und spielen eine untergeordnete Rolle. Ein Keimnachweis im Punktat oder Operationspräparat ist jedoch nicht immer zu erwarten.

Anamnese

Bei sekundärem Infekt ergibt sich die Frage nach einer Injektion. Bei Kindern besteht oftmals ein Infekt in der Anamnese.

Klinische Diagnostik

Bei klinischem Verdacht auf eine Gelenkinfektion nach einer Injektion/Punktion oder postoperativ besteht häufig die Schwierigkeit, zwischen Gelenkinfekt und Reizzustand zu differenzieren. Während die meisten klinischen Parameter für diese Differenzialdiagnose uncharakteristisch sind, gibt es doch einige wenige mit höherer Spezifität (Tab. **4.2** Reizzustand – Infekt). Das

Tabelle 4.**2** Reizzustand und Infekt: Differenzialdiagnostische Hinweise zwischen Reizzustand und Gelenkinfekt

Reizzustand	Infektion
• Frühes Auftreten der Symptome innerhalb der ersten 12 Stunden nach dem Eingriff:	• Auftreten/Verstärkung der Beschwerden zwischen 12 Stunden und 5 Tage nach dem Eingriff:
– normale Körpertemperatur	– stärkeres Krankheitsgefühl
– keine oder nur geringe BSG- und CRP-Erhöhung	– verstärkter Nachtschmerz
– Leukozyten im Punktat < 25.000 µl	– deutliche BSG- und CRP-Erhöhung
	– Fieber (nicht obligat)
	– Leukozyten im Punktat > 35.000 µl

C-reaktive Protein (CRP) ist beim Verdacht auf einen Infekt sowie zur Verlaufskontrolle besonders gut geeignet. Das CRP ist ein Akutprotein, reagiert innerhalb von Stunden auf einen akuten Infekt und ist somit bedeutend sensitiver als die BSG. Auch bei Verlaufskontrollen reagiert das CRP rascher als die BSG. Ganz entscheidend ist jedoch die *Leukozytenzahl im Punktat.*

Bildgebende Diagnostik

Im *Nativ-Röntgen* sind pathologische Veränderungen wie lokale Osteoporose, Gelenkspaltverschmälerung und Gelenkdestruktion meist erst ab der 3. Woche erkennbar. Eventuell ist auf „weichen" Aufnahmen bereits im Frühstadium eine Kapseldistension erkennbar. Im *Sonogramm* findet sich eine deutliche Darstellung des Gelenkergusses oder der paraartikulären Flüssigkeitansammlungen. Die *Szintigraphie* zeigt eine entsprechende Mehrbelegung. Ein Leukozytenszintigramm erleichtert die Unterscheidung von septischen und aseptischen Prozessen. Im *Kernspintomogramm* eventuell in Kombination mit Gadolinium ist eine sensitive Darstellung des Infektbereichs und -ausmaßes möglich. Zur präoperativen Abklärung sind neben der Anamnese und klinischen Untersuchung das Röntgenbild sowie ein Sonogramm bei reinem Weichteilinfekt ausreichend. Besteht der Verdacht auf eine ossäre Beteiligung, sollte eine Kernspintomographie durchgeführt werden.

Konservative/operative Therapiemöglichkeiten

Nach einer Gelenkpunktion zum Keimnachweis und Bestimmung der Leukozytenzahl beginnt zunächst eine ungezielte staphylokokkenwirksame Antibiotikatherapie.

Entscheidend ist die rasche *operative Ausräumung des Infekts*, eventuell in Kombination mit einer Synovektomie. Hierzu bietet sich das *arthroskopische Verfahren* besonders an. Im Gegensatz zum offenen Vorgehen können der gesamte Gelenkinnenraum und die oftmals auch mitbetroffene subakromiale Bursa eingesehen

und chirurgisch saniert werden. Die technikimmanente Spülung wirkt zusätzlich therapeutisch positiv.

Nach Eingang des Resistogramms wird eine gezielte Antibiotikatherapie fortgesetzt.

Bei Knorpeldestruktion mit Gelenkeinsteifung besteht die Indikation zur Arthrodese in Funktionsstellung.

Sobald es Hinweise für eine *ossäre Beteiligung* gibt, ist keine Indikation für ein rein arthroskopisches Vorgehen mehr gegeben. Eine ähnliche Situation liegt nach primär offener Operation vor, bei der der Verdacht besteht, dass der Infektherd im Zugangsweg und somit extraartikulär lokalisiert ist.

Arthroskopische Befunde

Intraartikulär zeigen sich je nach Stadium des Infektes unterschiedliche Veränderungen, die von einem trüben Gelenkerguss über leichte synoviale Überzüge (Abb. 4.**12**) bis hin zur schweren Synovialitis (Abb. 4.**13**) mit völliger Knorpeldestruktion reichen (Tab. 4.**3** Infektstadien).

Tabelle 4.**3** Infektstadien: Arthroskopische Stadieneinteilung der Gelenkinfektion

Stadium I:
– trüber Erguss mit hoher Zellzahl
– Hyperämie der Synovialis
Stadium II:
– eitriger Erguss
– synoviale Hypertrophie mit petechialen Einblutungen
– Fibrinauflagerungen
Stadium III:
– schwere zottige Synovialitis mit (partieller) Gelenktamponade
– Synovialisnekrosen
– synoviale Adhäsionen mit Taschenbildung
– Knorpeldestruktion

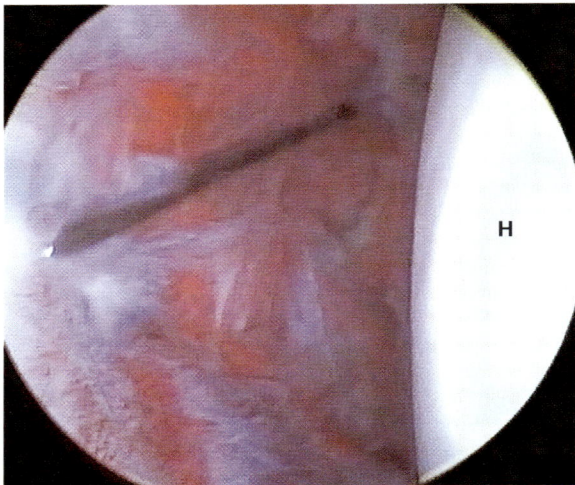

Abb. 4.**12** Leichte Kapselreaktion beim Infekt.

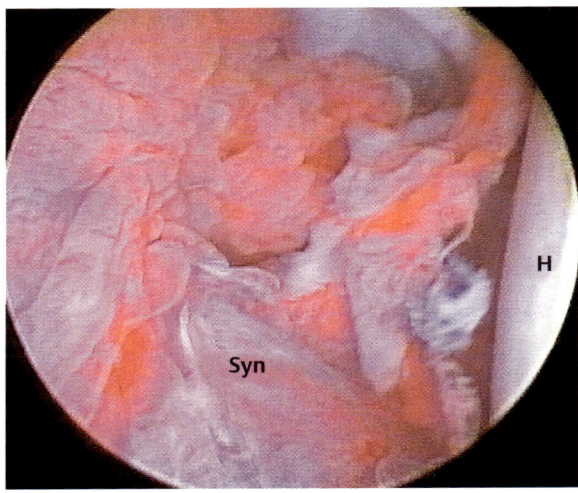

Abb. 4.**13** Massive Synovitis beim Infekt.

Arthroskopische Therapie

Mit der Entwicklung der arthroskopischen Chirurgie haben sich auch im Bereich der Gelenkinfektionen neue Therapieansätze ergeben. Der Gelenkinfekt ist gerade im frühen Stadium eine Notfallindikation zur Arthroskopie. *Ist ein eitriger Infekt nachgewiesen, muss der Patient hospitalisiert werden.* Stadiumabhängig sollte im Falle einer bakteriellen Arthritis eine *arthroskopische Spülung (Lavage)* mit Ausräumung von nekrotischen und infizierten Gewebeanteilen oder eine *partielle bzw. totale Synovektomie* sowie die Entfernung der befallen Synovia erfolgen (Tab. 4.**4** Infekttherapie).

Arthroskopische Lavage, partielle und totale Synovektomie

Bei eindeutigem intraartikulärem Befall, der bei einem sonographisch nachgewiesenen Gelenkerguss immer angenommen werden muss, erfolgt der Zugang wie üblich über das dorsale Standardportal. Sobald der Arthroskopschaft intraartikulär platziert ist, wird nochmals Material für die mikrobiologische Untersuchung gewonnen. Anschließend verschafft man sich durch alternierendes Auffüllen und Absaugen so weit klare Sicht, dass das ventrale Portal oberhalb der Subskapularissehne in Outside-in-Technik angelegt werden kann. Nun beginnt mit einen Synovialresektor die stadiengerechte Therapie (Tab. 4.**4** Infekttherapie).

Ist eine *Synovektomie* notwendig, müssen alle entzündlich veränderten Rezessus, insbesondere auch die von dorsal schlecht einsehbaren Rezessus in der Subskapularistasche sowie im Verlauf der langen Bizepssehne gesäubert werden (Abb. 4.**14**). Je nach Ausmaß des Infekts kann dies bis zur totalen Synovektomie führen. Anschließend werden die Portale getauscht und das Arthroskop wird von ventral eingebracht, um über den dorsalen Instrumentenzugang die Synovektomie zu komplettieren. Um die Zugänge zu erhalten, was

Tabelle 4.**4** Infekttherapie: Stadienorientierte arthroskopische Therapie des Gelenkinfektes

Stadium I:
Gelenklavage, Bakteriologie, Zellzahl
Stadium II:
– lokale Synovektomie
– Entfernung der Fibrinbeläge mit dem Shaver
Stadium III:
– ausgedehnte Synovektomie
– Nekrosektomie
– Adhäsioloyse
– Knorpeldébridement

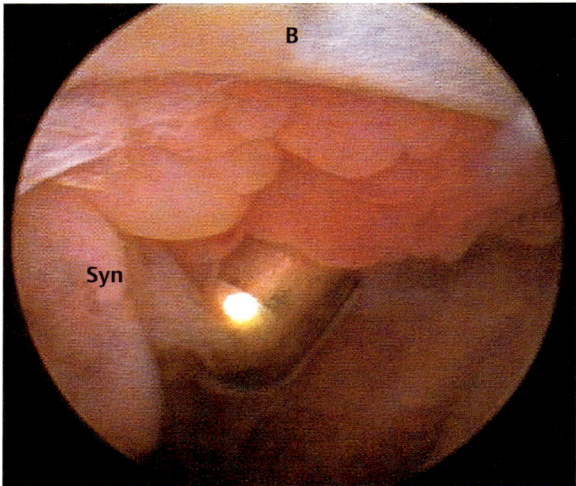

Abb. 4.**14** Synovektomie beim Infekt.

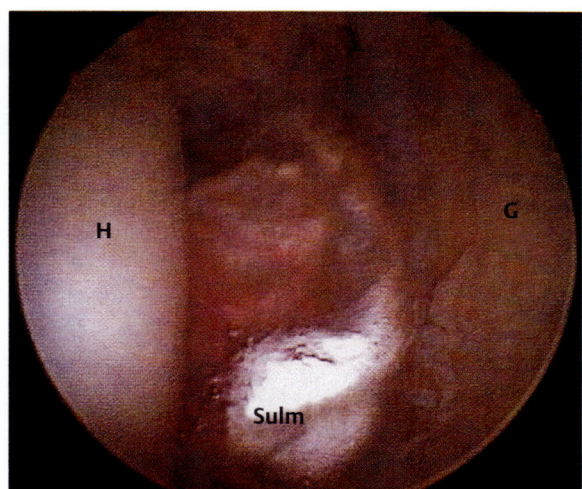

Abb. 4.**15** Platzierung eines resorbierbaren Antiobiotikaträgers in das Gelenk.

besonders bei der nach ausgedehnter Synovektomie deutlichen paraartikulären Schwellung schwierig sein kann, sollte man einen Wechselstab verwenden.

Neben einer systemischen Antibiotikatherapie können zum Abschluss des Eingriffs auch *lokale Antibiotikaträger* ins Gelenk eingebracht werden, um einen lokal höheren Antibiotikaspiegel zu erreichen (Abb. 4.**15**). Diese resorbierbaren und verformbaren Materialien wurden aus ihrer ursprünglichen Form (Platten) zu zigarettenartigen Walzen zusammengerollt und mit Fasszangen direkt ins Gelenk eingebracht.

Abschluss der Operation

Abschließend wird über den Arthroskopschaft ein dicklumiger Redon-Drain eingelegt. Der Sog wird von der Flasche entfernt. Die kleinen Stichinzisionen für die einzelnen Portale können in der Regel so belassen bleiben oder werden mit Einzelknopfnähten verschlossen. Der erste Operationsverband enthält ausreichend Kompressen, welche die in den ersten Stunden aus den Weichteilen austretende Spülflüssigkeit aufnehmen. Eine spezielle Verbandanordung (z. B. Gilchrist-Verband) zur Immobilisation ist nicht erforderlich.

Postoperative Spülbehandlung

Über die Effektivität der postoperativen Spülbehandlung gibt es unterschiedliche Ansichten. Bei der *Spül-Saug-Drainage* besteht immer die Gefahr der Ausbildung von intraartikulären Verklebungen und Taschenbildung. Um eine genügende Gelenkdistension zu erreichen, ist es deshalb sinnvoll, eine Distensions-Irrigations-Methode zu verwenden. Bei einem produktiven Infekt kann eine Saug-Spül-Drainage jedoch

durchaus indiziert sein. Daneben gibt es jedoch auch das Konzept der *alleinigen Redon-Drainage* mit Rearthroskopie bei persistierenden Infektzeichen oder, bei gänzlichem Verzicht auf Drainagen, die Anwendung von *wiederholten Gelenkspülungen* in Lokalanästhesie bei entsprechenden Infektzeichen.

Operationsspezifische Patientenaufklärung

Spezifische Gefahren für Nervenläsionen bestehen nicht. Aufgrund der Grunderkrankung muss der Patient über die limitierten Erfolgsaussichten bezüglich einer Restitutio ad integrum aufgeklärt werden. Eventuell sind weitere operative Revisionen notwendig. Auf die Gefahr des Funktionsverlustes der Schulter (Einsteifung) sowie des Übergreifens der Infektion auf den Knochen (Osteomyelitis) sollte bereits im ersten Aufklärungsgespräch hingewiesen werden. Der Patient sollte wissen, dass das *Extravasat* bei einer Infektsynovektomie meistens ausgeprägter ist als bei anderen arthroskopischen Schultereingriffen.

Komplikationsmöglichkeiten

Da im Bereich des Schultergelenks keine Blutsperre angelegt werden kann, kann es bei der Ausräumung der gut vaskularisierten Infektsynovialitis zu *ausgeprägten Blutungen* kommen. Diese sind häufig auch nicht durch Erhöhung des Flüssigkeitsdrucks oder Absenkung des systemischen Blutdrucks des Patienten kontrollierbar, sodass immer mit dem Wechsel auf eine offene Operation gerechnet werden sollte.

Postoperative Betreuung

Je nach intraartikulärem Befund und Radikalität des Vorgehens sollte die möglichst frühzeitige Bewegung des Gelenks angestrebt werden, um sekundäre Arthrofibrosen zu vermeiden. Unter adäquater Schmerzreduktion müssen schnell Pendelübungen, die krankengymnastische Mobilisation sowie der Einsatz von kontinuierlichen Bewegungsschienen initiiert werden.

Rehabilitation

Die weitere Rehabilitation ist sehr vom individuellen Patienten abhängig und erfolgt nach den Regeln der septischen Gelenkchirurgie.

Vergleich arthroskopischer zu offener Operation

Die frühzeitige operative Intervention zur Entfernung von infizierten intraartikulären Hämatomen, Fibrinbelägen, Zelldetritus sowie nekrotischer Synovialitis in Kombination mit einer Antibiotikatherapie ist zweifellos eine effektive Behandlungsstrategie beim Gelenkinfekt. Die arthroskopische Sequenztherapie hat hier weitere Wege eröffnet. Gegenüber der konventionellen chirurgischen Behandlung der bakteriellen Arthritis mit breiter Arthrotomie hat das arthroskopische Vorgehen erhebliche Vorteile. Hierbei hat sich eine arthro-skopische Stadieneinteilung sowie die standardisierte stadienorientierten Therapie bewährt.

Trotz aller Vorteile müssen jedoch auch die Grenzen der arthroskopischen Therapie beim Gelenkinfekt dargestellt werden. Bei Befall der paraartikulären Weichteile oder beim Vorliegen einer Osteomeylitis ist das rein arthroskopische Vorgehen nicht angezeigt. Hier muss im einen Fall eine sorgfältige Resektion der Weichteilkomponente mit Darstellung eines eventuell vorliegenden Fistelgangs und im anderen Fall ein ossäres Débridement erfolgen.

4.4   Freie Gelenkkörper

H. Merk, A. Machner

Synoviale Chondromatose

Definition

Die synoviale Chondromatose stellt eine chondroide Metaplasie des Gelenkkapselgewebes dar, bei der sich sessile und gestielte Knorpelinseln ausbilden (Mohr 1984).

Häufigkeit

Es sind bevorzugt jüngere und mittlere Lebensalter (30–50 Jahre) betroffen (Trias u. Quintana 1976), selten Kinder (Jacob et al. 1975).

Ätiologie

Die Ätiologie ist unbekannt.

Morphologie

Die Krankheit tritt fast ausschließlich monoartikulär auf, am häufigsten sind Schulter-, Ellenbogen-, Knie- und Hüftgelenk betroffen (Mohr et al.).

Sekundäre Knorpelinkorporation

Häufigkeit

Sie kann in jedem Lebensalter auftreten.

Ätiologie

Bei Läsionen mit Knorpelabschilferungen können sich unregelmäßig begrenzte freie Gelenkkörper bilden. (Villacin et al. 1979).

Morphologie

Die Differenzierung zu freien Gelenkkörpern durch die primäre Chondromatose ist makroskopisch schwierig, es sei denn, es gelingt der Nachweis von Knorpeldefekten. Histologisch jedoch kann zwischen beiden Formen differenziert werden (Milgram 1977, Someren u. Merrit 1978).

Ätiologie

Die Entstehung freier Gelenkkörper hat wie auch in anderen Gelenken ihren Ursprung in der:
1. synovialen Chondromatose,
2. sekundären Inkorporation von Knorpelpartikeln bei Zerstörungsprozessen an Knorpel und Knochen (vergleichbar der Osteochondrosis dissecans am Kniegelenk).

Klinik

Klinische Zeichen freier Gelenkkörper im Schultergelenk sind das *Schnappgefühl* und die *Einklemmung*. Ein röntgenologischer Nachweis gelingt nicht immer.

Therapie

Die arthroskopische Suche nach freien Gelenkkörpern kann die Geduld des Operateurs herausfordern, da sie in Lokalisation und Größe sehr variieren (Abb. 4.**16**). Unter Umständen ist der Einsatz einer 70°-Optik notwendig, um alle Rezessus inspizieren zu können. Sind die Gelenkkörper gefunden worden, bedarf es weiterer Geschicklichkeit, diese zu entfernen. Eine Möglichkeit ist, die Optik dicht vor dem Gelenkkörper zu platzieren, den Inflow zu stoppen und die Optik herauszuziehen. Mit etwas Glück wird der Gelenkkörper bei entsprechend kleinem Volumen herausgespült. Bleibt dies ohne Erfolg, muss ein zusätzlicher Arbeitszugang gelegt werden, durch den der Gelenkkörper mit Fasszangen entfernt wird.

Eine histologische Untersuchung der entfernten Gelenkkörper sollte immer durchgeführt werden, da hier das Auftreten von Zellatypien auffallend ist (Someren u. Merrit 1978). Läsionen dieser Art müssten, wären sie im Knochen lokalisiert, als Chondrosarkom interpretiert werden (Villacin et al. 1979). Eine maligne Entartung freier Gelenkkörper ist jedoch nicht bekannt (Mohr 1984).

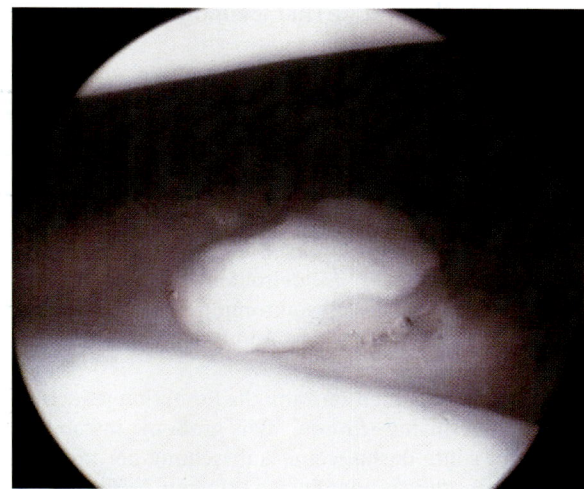

Abb. 4.**16** Arthroskopisches Bild eines freien Gelenkkörpers im Schultergelenk.

4.5 Os acromiale

J. Jerosch

Definition

Eine persistierende Apophyse des Akromions nennt man Os acromiale

Ätiologie

Nur selten wird auf die Koinzidenz von subakromialer Pathologie und persistierender Apophyse des Akromions hingewiesen. In der Literatur finden sich jedoch immer wieder Hinweise auf eine überzufällige Koinzidenz von Rotatorenmanschettenaffektionen und persistierender Epiphysenfuge des Akromions (Os acromiale). Die persistierenden Epiphysenfugen treten auf zwischen Präakromion und Mesakromion, zwischen Mesakromion und Metakromion sowie zwischen Metakromion und Basiakromion

Anamnese

Die Anamnese entspricht der von Patienten mit einer subakromialen Pathologie.

Klinische Diagnostik

Im Rahmen der klinischen Diagnostik finden sich die typischen Zeichen der subakromialen Pathologie. Gelegentlich lässt sich ein druckschmerzhaftes Akromion nachweisen, wenn es sich um ein instabiles Os acromiale handelt. Bei sekundären osteophytären Ausziehungen an den inferioren Anteilen des Falschgelenks entstehen die Schmerzen auch durch eine subakromiale Stenose.

Bildgebende Diagnostik

Bei alleiniger Röntgendiagnostik im a.-p. Strahlengang ist ein Os acromiale nur schwer diagnostizierbar. Dies unterstreicht die Notwendigkeit für Standardröntgenuntersuchungen, welche eine axiale Aufnahme beinhalten. Im *Nativ-Röntgen* ist das Os acromiale im axialen Strahlengang eindeutig nachweisbar. Die Frage nach einer evtl. vorliegenden Fraktur lässt sich durch ein Röntgenbild der Gegenseite klären, da der Befund oftmals beidseitig vorliegt. Die *Szintigraphie* zeigt eine entsprechende Mehrbelegung. Im *Kernspintomogramm*, eventuell in Kombination mit Gadolinium, kommt der nicht ossifizierte Spalt oft zur Darstellung.

Konservative/operative Therapiemöglichkeiten

Konservative Therapieverfahren führen bei einem klinisch symptomatischen Os acromiale in der Regel nicht zu einer Ausheilung.

Gelegentlich wird beim Vorliegen eines Os acromiale im Falle einer operativen Revision der Rotatorenmanschette die gleichzeitige Resektion des nicht fusionierten Fragments empfohlen. Hierbei ist jedoch darauf hinzuweisen, dass der M. deltoideus nach der Resektion sorgfältig an das Restakromion fixiert wird, um einen Funktionsverlust des Abduktionsmechanismus zu verhindern.

Bei großen Segmenten kann die Resektion jedoch zu Funktionsverlusten führen. Bei großem instabilem Fragment sollte deshalb eine Anfrischung der fibrösen Fuge mit anschließender Fusion erfolgen. Leider ist das operative Ergebnis auch in diesen Fällen nicht immer befriedigend und nicht in allen Fällen kommt es zu einer sicheren ossären Konsolidation.

Bei einem Os acromiale mit offener Epiphysenfuge zwischen Präakromion und Mesakromion kann das kleine ventrale Fragment arthroskopisch in toto entfernt werden. Die Anfrischung der offenen Epiphysenfuge mit nachfolgender Osteosynthese ist nicht in jedem Fall notwendig.

Bei größeren Knochenanteilen ist jedoch unbedingt die osteosynthetische Stabilisierung notwendig.

Arthroskopische Befunde

Gelegentlich ist im Rahmen einer subakromialen Bursoskopie der fibröse Spalt nach Säuberung des Schulterdachs identifizierbar.

Arthroskopische Therapie

Wie dargestellt kann bei kleinen ossären Fragmenten eine sparsame Resektion unter Erhalt der deltotrapezoidalen Faszie eine suffiziente Therapie erfolgen.

Operationsspezifische Patientenaufklärung: s. ESD. Bei großen Fragmenten und offener Rekonstruktion sollte unbedingt auf die nicht selten persisiterende Symptomatik hingewiesen werden.

Komplikationsmöglichkeiten

Siehe ESD.

Postoperative Betreuung

Siehe ESD.

Rehabilitation

Siehe ESD.

Vergleich arthroskopischer zu offener Operation

Wie dargestellt gibt es für die offene und die arthroskopische Intervention unterschiedliche Indikationen. Langfristige Ergebnisse für beide liegen in der Literatur jedoch nur sehr wenige vor. Vergleichende Untersuchungen fehlen ganz.

Literatur

Abrams JS. Special shoulder problems in the throwing athlete: pathology, diagnosis, and nonoperative management. Clin Sports Med. 1991; 10(4): 839.

Adolfsson L, Lysholm J. Arthroscopy and stability testing for anterior shoulder instability. Arthroscopy 1989; 5(4): 315.

Altcheck DW, Warren RF, Wickiewicz TL, Oritz G. Arthroscopic labral debridement. A three-year-follow-up study. Am J Sports Med. 1992; 20: 702-6.

Altchek DW, et al. Arthroscopic acromioplasty: technique and results. J Bone Joint Surg. 1990a; 72A: 1 198.

Altchek DW, Ortiz G, Warten RF, Wickiewicz TL. Arthroscopic labral debridement – a three-year follow-up study. Orthop Trans. 14(2), Sommer 1990b.

Andersen NH, Sojbjerg JO, Johannsen HV, Sneppen O. Frozen shoulder: arthroscopy and manipulation under general anesthesia and early passive motion. J Shoulder Elbow Surg. 1998 May–Jun; 7(3): 21–22.

Andrews JR, Broussard TS, Carson WG. Arthroscopy of the shoulder in the management of partial tears of the rotator cuff: a preliminary report. Arthroscopy. 1985; 1: 1–17.

Andrews JR, Carson WG, Mc Leod WD. Glenoid labrum tears related to the long head of the biceps. Am J Sports Med. 1985; 13: 337–41.

Andrews JR, Kupferman, SP, Dillman CJ. Labral tears in throwing and racquet sports. Clin Sports Med. 1991; 10(4): 901.

Ark J, Flock TJ, Flatow EL, Bigliani LV: Arthroscopic treatment of calcific tendinitis of the shoulder. Arthroscopy. 1992; 8/2: 183–88.

Arntz CT, Matsen FA III, Jackins S. Surgical management of complex irreparable rotator cuff deficiency. J Arthroplasty. 1991; 6: 363.

Aronen JG, Regan K. Decreasing the incidence of recurrence of first time anterior shoulder dislocations with rehabilitation. Am J Sports Med. 1984; 12: 283

Augereau B. Reconstruction of massive rotator cuff rupture using a deltoid muscle flap. Orthopäde. 1991; 20(5): 315.

Bach BR. Arthroscopic removal of painful Bristow hardware. Arthroscopy. 1990; 6(4): 324.

Baker BE, Bierwagen D. Rupture of the distal tendon of the biceps brachii. J Bone Joint Surg. (Am) 1985; 67: 414.

Baker CL, Uribe JW, Whitman C. Arthroscopic evaluation of acute initial anterior shoulder dislocations. Am J Sports Med. 1990; 18(I): 25.

Bankart ASB. Recurrent or habitual dislocation of the shoulder-joint. Br Med J. 1923; 2: 1132.

Barber FA, Herbert MA, Click JN. The ultimate strength of suture anchors. Arthroscopy. 1995; II(1): 21–8.

Bartlett EC. Evolution and use of pin and sleeve technique in suture anchor placement. Am J Arthroscopy. 1991; 5(I): 21.

Bateman JE. The Shoulder and Neck. Philadelphia: Saunders; 1972.

Behrend T, Behrend H. Untersuchungen über Ätiologie und Pathogenese von Erkrankungen des rheumatischen Formenkreises bei Arbeitnehmern. Arbeitsmedizin. 1971; 6: 192–7.

Berjano P, Gonzalez BG, Olmedo JF, et al. Complicatiosn in arthroscopic shoulder surgery. Arthroscopy. 1998; 14: 785–8.

Bigliani LU, Dalsey RM, McCann PD, April EW. An anatomical study of the suprascapular nerve. Arthroscopy. 1990; 6: 301.

Bigliani LU, et al. Inferior capsular shift procedure for anterior-inferior shoulder instability in athletes. Orthop Trans. 1989; 13(3): 560.

Bigliani LU, et al. Operative repair of massive rotator cuff tears: long-term results. Orthop Trans. 1990; 14: 251.

Bigliani LU, et al. Tensile properties of the inferior glenohumeral ligament. J Orthop Res. 1992; 10: 187.

Bigliani LU, Fischer RA. Shoulder and elbow problems in the athlete. Curr Op in Orthop. 1990; 1: 185.

Bigliani LU, Flatow E, DeLiz E. Complications of shoulder arthroscopy. Orthop Rev. 1991; 20(9): 743.

Bigliani LU, Kimmel J, McCann PD, Wolfe 1. Repair of rotator cuff tears in tennis players. Am J Sports Med. 1992; 20(2): 112.

Bigliani LU, Morrison DS, April EW. The morphology of the acromion and its relationship to rotator cuff tears. Orthop Trans. 1986; 10: 228.

Bigliani LU. Complications of shoulder arthroscopy. In: Sherman OH, Minkoff J. Management of Complications in Orthopaedics. Baltimore: Williams & Wilkins; 1990.

Blauth W, Gärtner J, Habermeyer P. Differentialdiagnose des Schulterschmerzes. In: Habermeyer P, Schweiberer L, Hrsg. Schulterchirurgie. München: Urban & Schwarzenberg; 1996: 59–82.

Blauth W, Kemlein W. Erfahrungen mit der operativen Behandlung der sogenannten Tendinosis calcarea. Orthop Praxis. 1982; 12: 950–7.

Bodem F, Brussatis F, Menke W. Zur theoretischen Biomechanik des Schultergelenks: Die Entstehung gewöhnlicher und außergewöhnlicher mechanischer Belastungen des glenohumeralen Gelenkknorpels. In: Refior HF, Plitz W, Jäger M, Hackenbroch MH, Hrsg. Biomechanik der gesunden und kranken Schulter., Stuttgart: Thieme; 1985.

Bosworth DM. An analysis of 28 consecutive cases of incapacitating shoulder lesions radically explored and repaired. J. Bone Joint Surg., 22: 392, 1940.

Bowen MK, et al. Role of the inferior glenohumeral ligament complex in limiting inferior translation of the glenohumeral joint. American Shoulder and Elbow Surgeons, Specialty Day, February 23, 1992.

Bowen MK, Warren RH. Ligamentous control of shoulder stability based on selective cutting and static translation experiments. Clin Sports Med 1991; 10: 757.

Brown JT. Early assessment of supraspinatus tears, procaine infiltration as a guide to treatment. J Bone Joint Surg. 1949; 3]B(3): 423.

Brulhardt KB, Roggo A, Kossmann T, et al. Arthroscopy of the shoulder joint. Technique, indications, surgery and complications. Langenbecks Arch Chir. 1993; 378: 200–5.

Brunner UH. Klinische Untersuchung der Schulter. In: Habermeyer P, Schweiberer L, Hrsg. Schulterchirurgie. München: Urban & Schwarzenberg; 1995: 52–7.

Bryan WJ, Schauder K, Tullos HS. The axillary nerve and its relationship to common sports medicine shoulder procedures. Am J Sports Med. 1986; 14: 113–16.

Burkhart S, Fox D. SLAP-lesions associated with complete tears of the biceps tendon. A report of two cases. Arthroscopy. 1992; 8: 21–36.

Burkhart S, Fox DL. Case report: arthroscopic repair of a type IV SLAP-Lesion – red on white – lesion as a component of anterior instability. Arthroscopy. 1993; 9 (5): 488–92.

Burkhart SS, Barnett, CR, Snyder, SS. Transient postoperative blindness as a possible effect of glycine toxicity. Arthroscopy. 1990; 6(2): 112.

Burkhart SS, Fisher SP, Nottage WM, et al. Tissue fixation security in transosseous rotator cuff repairs. Arthroscopy [in press].

Burkhart SS, Johnson TS, Wirth MA, Athanasion KA. Tension mismatch in rotator cuff repairs: A cause of „controlled failure" of repair in cyclic loading (abstract). Arthroscopy. 1996; 12(3): 360.

Burkhart SS, Nottage WM, Ogilvie-Harris Dj, et al. Partial repair of irreparable rotator cuff tears. Arthroscopy. 1994; 10(4): 363–70.

Burkhart SS. Arthroscopic treatment of massive rotator cuff tears. Clinical results and biomechanical rationale. Clin Orthop. 1991; 45: 267.

Burkhart SS. Shoulder arthroscopy. New concepts. Clin Sports Med. 1996; 15(4): 635–53.

Burkhart SS. Technical Note. The Deadman Theory of Suture Anchors: Observations Along a South Texas Fence Line. Arthroscopy. 1995; Il(1): 119–23.

Burkhart SS. Deep venous thrombosis after shoulder arthroscopy. Arthroscopy. 1990; 6(I): 61.

Burkhead WZ, Scheinberg RR, Boc G. Surgical anatomy of the axillary nerve. J Shoulder Elbow Surg. 1992; l(1): 31.

Buuck DA, Davidson MR. Rehabilitation of the athlete after shoulder arthroscopy. Clin Sports Med. 1996 Oct; 15(4): 655–72.

Calandra JJ, Baker CL, Uribe J. The incidence of Hill-Sachs' lesions in initial anterior shoulder dislocations. Arthroscopy. 1989; 5(4): 254.

Calhoun J, Cantrell J, Mader J. Septic Shoulders. Presented at The American Shoulder and Elbow Surgeons. 4th Open Meeting, Atlanta, GA, 1988.

Cameron SE. Venous pseudoaneurysm as a complication of shoulder arthroscopy. J Shoulder Elbow Surg. 1996 Sep-Oct; 5(5): 404–6.

Caspári RB, Savoie FH. Arthroscopic reconstruction of the shoulder: the Bankart repair. In: Mc Ginty JB, ed. Operative Arthroscopy. New York: Raven; 1991: 507–15.

Caspari RB, Thal R. A technique for arthroscopic subacromial decompression. Arthroscopy. 1992; 8: 23–30.

Caspari RB. Arthroscopic reconstruction for anterior shoulder instability. Techn Orthop. 1988,3: 59–66.

Caspari RB. Arthroscopic reconstruction of the shoulder: The Bankart repair. In: McGinty GB, ed. Operative artrhoscopy. New York: Raven Press; 1991.

Caspari RB. Complications of shoulder arthroscopy. In: Sprague NF. Complications in arthroscopy. New York: Raven Press; 1989.

Cochran GVB. Orthopädische Biomechanik. Bücherei des Orthopäden. Bd. 51. Stuttgart: Enke; 1988.

Codman EA, Akerson ID. The pathology associated with rupture of the supraspinatus tendon. Am Surg. 1931; 93: 348.

Codman EA. Obscure lesions of the shoulder; rupture of the supraspinatus tendon. Bosten Med Surg J. 1927; 196: 381.

Codman EA. The Shoulder. Boston: Thomas Todd; 1934.

Cofield RH. Subscapular muscle transposition for repair of chronic rotator cuff tears. Surg Gynecol Obstet. 1982; 154: 677.

Constant CR, Murley AHG. A clinical method of functional assessment of the shoulder. Clin Orthop. 1987; 214: 160.

Cook FF, Tibone JE. The Mumford procedure in athletes – an objective analysis of function. Am J Sports Med. 1988; 16(2): 97.

Cooper DE, et al. Anatomy, histology and vascularity of the glenoid labrum. An anatomical study. J. Bone Joint Surg. 1992; 74A: 46.

Corso SJ, Furie E. Arthroscopy of the acromioclavicular joint. Orthop Clin North Am. 1995 Oct; 26(4): 661–70.

Cotton RE, Rideout DF. Tears of the humeral rotator cuff. A radiological and pathological necropsy survey. J. Bone Joint Surg. 1964; 46B(2): 314.

Craig EV, Hsu KC. Shoulder problems in the weekend athlete. Orthop Rev. 1992; 21(2): 155.

Craig EV. Shoulder arthroscopy in the throwing athlete. Clin Sports Med. 1996 Oct; 15(4): 673–700.

Crenshaw AH, Kilgore WE. Surgical treatment of bicipital tenosynovitis. J Bone Joint Surg. 1966; 48A: 1496.

Creuss CL. Rheumatoid arthritis of the shoulder. Orthop Clin North Am. 1980; Il(2): 333.

Cruickshank B. Pathology of ankylosing spondylitis. Clin Orthop. 1971; 74: 43–58.

Curtis AS, Del Pizzo W, Snyder SJ, Karzel RP. Complications of Shoulder Arthroscopy. Presented at The American Orthopedic Society for Sports Medicine, 1992 Specialty Day Meeting, February 23, 1992. D. C.

D'Angelo G, Ogilvie-Harris DJ. Septic arthritis following arthroscopy, with cost/benefit analysis of antibiotic prophylaxis. Arthroscopy. 1988; (I): l0.

Darby AJ. Osteoarthritis. In: Harris W, Wright PSE. Graduate Textbook of Clinical Orthopaedics. 1983.

Debeyre J, Patte D, Elmelik E. Repair of ruptures of the rotator cuff of the shoulder, with a note on advancement of the supraspinatus muscle. J Bone Joint Surg. 1965; 47B(I): 36.

Debrunner HU, Hepp WR. Orthopädisches Diagnostikum. 6. Aufl. Stuttgart: Thieme; 1994.

Dejour D, Tayot O. La rupture isolee de la longue portion du biceps. Journees Lyonnaises de l`Epaule, Lyon 1. Avril 1993: 67–78.

DePalma AF, Kruper JF. Long-term study of shoulder joint afflicted with and treated for caldfied tendinitis. Clin Orthop. 1961; 20: 61.

DePalma AF. Surgery of the Shoulder. 2nd ed. Philadelphia: Lippincott; 1973.

Detrisac DA, Johnson LL. Arthroscopic Shoulder Anatomy. New Jersey: Slack; 1986.

Dietzel DP, Ciullo JV. Spontaneous pneumothorax after shoulder arthroscopy: a report of four cases. Arthroscopy. 1996 Feb; 12(1): 99–102.

Dolk T, Gremark O. Arthroscopy and stability testing of the shoulder joint. Arthroscopy. 1986; 2(I): 35.

Ellman H, et al. Role of arthroscopy in the treatment of calcifying tendinitis: the American experience. Presented at the Vth International Conference on Surgery of the Shoulder, Paris, July 1992.

Ellman H, Gartsman G. Arthroscopic surgery and related procedures. Philadelphia: Lea & Febiger; 1993.

Ellman H, Hanker G, Bayer M. Repair of the rotator cuff. End-result study of factors influencing reconstruction. J Bone Joint Surg. 1986; 68A: 1 136

Ellman H, Harris E, Kay SP. Early degenerative joint disease simulating impingement. Arthroscopy. 1992; 8(4): 482.

Ellman H, Kay SP, Wirth M. Arthroscopic treatment of full-thickness rotator cuff tears: midterm follow-up study. Arthroscopy [in press].

Ellman H, Kay SP. Arthroscopic subacromial decompression for chronic impingement: 2- to 5-year results. J Bone Joint Surg. 1991; 73B: 395.

Ellman H, Kay SP. Arthroscopic treatment of calcific tendinitis. Orthop Trans. 1989; 13(2): 240.

Ellman H. Arthroscopic subacromial decompression: a preliminary report. Orthop Trans. 1985; 9: 49.

Ellman H. Arthroscopic subacromial decompression: analysis of orte to three year results. Arthroscopy. 1987; 3(3): 173.

Ellman H. Diagnosis and treatment of incomplete rotator cuff tears. Clin Orthop. 1990; 254: 64.

Engelberg AL. Guides to the Evaluation of Permanent Impairment. Chicago: American Medical Association; 1988.

Esch C, et al. Arthroscopic subacromial decompression: results according to the degree of rotator cuff tear. Arthroscopy. 1988; 4(4): 241.

Esch JC, Baker CL. Surgical Arthroscopy: The Shoulder and Elbow. Philadelphia: Lippincott; 1993: 151–73.

Ferretti A, Cerullo G, Russo G. Suprascapular neuropathy in volleyball players. J Bone Joint Surg. 1987; 69A(2): 260.

Fick R. Handbuch der Anatomie der Gelenke. Bd. 3 Spezielle Gelenk- und Muskelmechanik. Jena: G. Fischer; 1911.

Field LD, Savoie FH. Arthroscopic suture repair of superior labral detachment lesions of the shoulder. Presented at AOSSM Specialty Day, 59th Annual Meeting of the American Academy of Orthopedic Surgeons, Washington, D.C., 1992.

Field LD, Savoie III FH. Arthroscopic suture repair of superior labral detachment lesions of the shoulder. Am J Sportsmed. 1993; 21 (6): 783–9.

Flannigan B, Kursonoghi-Brahme S, Snyder SJ, et al. MR arthrography of the shoulder: comparison with conventional MR imaging. Am J Roentgenol. 1990; 155: 829.

Flatow EL, Bigliani LU, April EW. An anatomical study of the coracoid muscles. Clin Orthop. 1989; 244: 166.

Flatow EL, Cordasco, FA, Bigliani LU. Arthroscopic resection of the outer end of the clavicle from a superior approach: a critical quantitative, radiographic assessment of bone removal. Athroscopy. 1992; 8(I): 55.

Fly WR, et al. Arthroscopic subacromial decompression in athletes less than 40 years old. Orthop Trans. 1990; 14: 250.

Franklin JL, Barrett WP, Jackins SE, Matsen FA. III. Glenoid loosening and total shoulder arthroplasty. Association with rotator cuff deficiency. J Arthroplasty. 1988; 3: 39.

Froimson AI. Keyhole tenodesis of biceps origin at the shoulder. Clin Orthop. 1974; 112: 245–49.

Fukuda H, Hamada K, Kobayashi Y. Push-up views for the massive rotator cuff tear-a new roentgenographic projection. Orthop Trans. 1989; 13: 240.

Fukuda H, Mikasa M, Yamanaka K. Incomplete thickness rotator cuff tears diagnosed by subacromial bursography. Clin Orthop. 1987; 223: 51.

Fukuda H, Neer C. Recurrent posterior subluxation and dislocation of the shoulder in two archers. Orthopedics. 1988; Il(1): 171.

Fulkerson JP, Winters TF. Articular cartilage response to arthroscopic surgery: a review of current knowledge. Arthroscopy. 1986; 2(3): 184.

Gärtner J, Heyer A. Tendinosisi calcarea der Schulter. Orthopäde. 1995; 24: 284–302.

Gärtner J. Tendinosis calcarea – Behandlungsergebnisse mit dem Needling. Z Orthop. 1993; 131: 461–9.

Gartsman GM, Blair ME, Noble PC, Bennett JB, Tullos HS. Arthroscopic subacromial decompression. An anatomical study. Am J Sports Med. 1988; 16–48.

Gartsman GM, et al. Arthroscopic acromioclavicular joint resection. An anatomical study. Am J Sports Med. 1991: 19: 2.

Gartsman GM. Arthroscopic acromioplasty for lesions of the rotator cuff. J Bone Joint Surg. 1990; 72A: 169.

Gartsman GM. Arthroscopic resection of the acromioclavicular joint. Am J Sports Med. 1993; 21.

Gelberman RH, Menon J, Austerlitz MS, Weisman MH. Pyogenic arthritis of the shoulder in adults. J Bone Joint Surg. 1980; 62A: 550.

Geldmacher J, Köckerling F. Sehnenchirurgie. München: Urban & Schwarzenberg; 1992.

Gerber C, et al. Latissimus dorsi transfer for the treatment of massive tears of the rotator cuff. Clin Orthop. 1988; 232: 51.

Gerber C, Ganz R. Clinical assessment of instability of the shoulder. J Bone Joint Surg. 1984; 66B: 551.

Gerber C. Latissimus dorsi transfer for treatment of irreparable tears of the rotator cuff. Clin. Orthop. 1992; 275: 152.

Gerber, Ganz R. Clinical assessment of instability of the shoulder. JBJS Br. 1984; 66: 551–6.

Ghelman B, Goldman AB. The double contrast shoulder arthrogram: evaluation of rotary cuff tears. Radiology. 1977; 124: 251.

Gibson T. Acute shoulder inflammation and crystal-associated diseases. Surgical disorders of the shoulder. Edinburgh: Churchill Livingstone; 1991.

Glasgow S, Bruce R, Yacobucci G, Torg JS. Arthroscopic resection of glenoid labral tears in the athlete: A report of 29 cases. Arthroscopy. 1992; 8: 48–52.

Glasgow SG, Bruce RA, Ysacobucci GN, Torg JS. Arthroscopic resection of glenoid labral tears in the athlete: a report of 29 cases. Arthroscopy. 1992; 8(I): 48.

Glousman RE, et al. Dynamic electromyographic analysis of the throwing shoulder with glenohumeral instability. J Bone Joint Surg. 1988; 70A: 220.

Godsil RD, Jr, Linscheid RL. Intratendinous defects of the rotator cuff. Clin Orthop. 1970; 69: 181.

Golding FC. The shoulder – the forgotten joint. Br J Radiol. 1962; 35: 149.

Grana WA, Buckley PD, Yates CK. Arthroscopic Bankart Suture Repair. Presented at the American Orthopedic Society for Sports Medicine, 1992 Specialty Day Meeting, Washington.

Grauer JD, Paulos LE, Smutz MS. Biceps tendon and superior labral injuries. Arthroscopy. 1992; 8 (4): 488-97.

Gross RM. Arthroscopic shoulder capsulorrhaphy: does it work? Am J Sports Med. 1989; 17(4): 495.

Habermeyer P, Krueger P, Schweiberer L. Schulterchirurgie. München: Urban & Schwarzenberg; 1990.

Habermeyer P. Operative Arthroskopie bei Schulterinstabilität. In: Habermeyer P, Schweiberer L, Hrsg. Schulterchirurgie. Urban & Schwarzenberg: München; 1996: 59–82.

Habermeyer P, Schweiberer L: Schulterchirurgie. Urban & Schwarzenberg, München-Wien-Baltimore 1996

Hall AP, Berry PE, Dawber TR, McNamara PM. Epidemiology of gout and hyperuricemia. Amer J Med. 1967; 42: 27–37.

Harryman DT II, et al. Repairs of the rotator cuff. Correlation of functional result with integrity of the cuff. J Bone Joint Surg. 1991; 73A: 982.

Harryman DT, et al. Translation of the humeral head on the glenoid with passive glenohumeral motion. J Bone Joint Surg. 1990; 72A: 13–34.

Harryman DT, Sidles JA, Clark JM, McQuade KJ, Gibb DT, Matsen FA. Translation of the humeral head on the glenoid with passive glenohumeral motion. J Bone Jt Surg. 72A 1990; 1334–43.

Hawkins RB. Arthroscopic stapling repair for shoulder instability: a retrospective study of 50 cases. Arthroscopy. 1989; 5(2): 122.

Hawkins RJ, Bokar DJ. Clinical evaluation of shoulder problems. In: Rockwood CR Jr, Matsen FA, eds. The shoulder. Philadelphia: Saunders; 1990: 149–77.

Hawkins RJ, Kennedy JC. The impingement syndrome in athletes. Am J Sports Med. 1980; 8: 151.

Hawkins RJ, Misamore GW, Hobeika, PE. Surgery for full-thickness rotator cuff tears. J Bone Joint Surg. 1985; 67A: 1 349.

Hawkins RJ. Shoulder Injuries in the Athlete. New York: Churchhill Livingston; 1996: 103–28.

Hegelmaier C, Schramm W, Lange P. Die distale Bizepssehnenruptur. Therapie und versicherungsrechtliche Beurteilung. Unfallchirurg 1992; 95: 9–16.

Heikel HVA. Rupture of the rotator cuff of the shoulder: experiences of surgical treatment. Acta Orthop Scand. 1968; 39–477.

Hempfling H. Einführung in die Arthroskopie. Stuttgart: Fischer; 1989.

Hempfling H. Farbatlas der Arthroskopie großer Gelenke. Verlag, Jena: Fischer; 1987.

Henderson WD. Arthroscopic stabilization of the anterior shoulder. Clin Sports Med. 1987; 6(3): 581.

Hien NM, Sedlmeier P, Heltzel W. Standardschnittebenen zur sonographischen Diagnostik am Schultergelenk. Ultraschalldiagnostik des Bewegungsapparates. Berlin: Springer; 1987.

Hitchcock HH, Bechtol CO. Painful shoulder. Observations on role of the tendon of the long head of the biceps brachii in its causation. J Bone Joint Surg. 1948; 30A: 363.

Hodler J, Fretz CJ, Terrier F, Gerber C. Rotator cuff tears: correlation of sonographic and surgical findings. Radiology. 1988; 169: 791.

Hoffmeyer P. Biomechanik der Schulter – Kinematik und intraartikuläres Vakuum. Orthopäde 1992; 21: 71–4.

Hovelius L, et al. Recurrences after initial dislocation of the shoulder. J Bone Joint Surg. 1983; 6: 343.

Hovelius L. Anterior dislocation of the shoulder in teenagers and young adults. J Bone Joint Surg. 1982; 64: 254.

Hovelius L. Anterior dislocation of the shoulder in teenagers and young adults. J Bone Joint Surg. 1987; 69A: 393–9.

Hurley JA, Anderson TE. Shoulder arthroscopy: its role in evaluating shoulder disorders in the athlete. Am J Sports Med. 1990; 18(6): 480.

Imhoff AB. Neuentwicklungen der arthroskopischen Gelenk-chirurgie der Schulter.Swiss Med. 1993; 15: 306–10.

Inglis AE, Ranawat CS, Straub LR. Synovectomy and debridement of the elbow in rheumatoid arthritis. J Bone Joint Surg. 1971; 53A: 652.

Jacob RA, Campbell WP, Niemann KMW. Synovial chondrometa-plasia. A case report. Clin Orthop. 1975; 109: 152–4.

Jensen K-U. Diagnostische Arthroskopie der Schulter und Bursa subacromialis. In: Habermeyer P, Schweiberer, L, Hrsg. Schul-terchirurgie. München: Urban & Schwarzenberg; 1996: 151–72.

Jerosch J, Assheuer J. Kernspintomographische Veränderungen der Supraspinatussehne beim Impingement-Syndrom des Sportlers. Sportverl-Sportschad. 1991; 5: 12–6.

Jerosch J, Castro WHM, Assheuer J. Kernspintomographische Diagnostik von Veränderungen des Labrum glenoidale bei Patienten mit instabilen Schultergelenken. Sportverletzung Sportschaden. 6 1992 106–12.

Jerosch J, Castro WHM, Drescher H, Assheuer J. Kernspinmorpho-logische Veränderungen an Schultergelenken von Weltklas-se-Wasserballspielern. Sportverl-Sportschad. 1993; 7: 109–114.

Jerosch J, Castro WHM, Grosse-Hackmann A, Clahsen H. Über die Funktion der glenohumeralen Ligamente bei der aktiven Si-cherung der Schulterstabilität. Z Orthop. 1995; 133: 67–71.

Jerosch J, Castro WHM, Halm H, Drescher H. Does the glenohu-meral joint capsule have proprioceptive capability? Knee Surg Sports Traumatol Arthroscopy. 1993; 1: 80–84.

Jerosch J, Castro WHM, Jantea C, Winkelmann W. Möglichkeiten der Sonographie in der Diagnostik von Instabilitäten des Schultergelenkes. Ultraschall. 1989; 10: 202–5.

Jerosch J, Castro WHM, Sons HU. Das sekundäre Impingement-Syndrom beim Sportler. Sportverletz Sportschaden. 1990; 4: 180–185.

Jerosch J, Castro WHM, Sons HU. Einsatzmöglichkeiten der Sono-graphie bei Sportverletzungen des Schultergelenkes. Sport-verletz Sportschaden. 1989; 3: 74–80.

Jerosch J, Castro WHM. Belastung der Rotatorenmanschette in Abhängigkeit von der Gelenkstellung. Z Orthop. 1993; 131: 317–22.

Jerosch J, Drescher H, Steinbeck J, Lewejohann B. Aktuelle Kon-zepte bei der Behandlung der instabilen Schulter. Unfall-chirurg. 1994; 97: 64–8.

Jerosch J, Filler T, Peuker E, Greig M, Sievering U. Which stabiliza-tion technique corrects anatomy best in patients with AC-se-peration? Knee Surg Sports Traumatol Arthrosc. 1999; 7: 365–72.

Jerosch J, Goertzen M, Marquardt M. Über die Möglichkeiten der diagnostischen Sonographie bei der Beurteilung von Instabili-täten des Schultergelenkes. Unfallchirurg. 1991; 94: 88–94.

Jerosch J, Marquardt M, Winkelmann W. Der Stellenwert der So-nographie in der Beurteilung von Instabilitäten des glenohu-meralen Gelenkes. Z Orthop. 1990; 128: 41–5.

Jerosch J, Marquardt M, Winkelmann W. Sonographische Doku-mentation der Translationsbeweglichkeit des Schultergelen-kes. Ultraschall. 1991; 12: 31–5.

Jerosch J, Marquardt M. Die Wertigkeit der sonographischen Diagnostik zur Darstellung von Hill-Sachs-Läsionen. Z Or-thop. 1990; 128: 507–11.

Jerosch J, Marquardt M. Sonographische Diagnostik bei Instabili-tät des Schultergelenkes. Möglichkeiten und Grenzen. Ortho-päde. 1993; 22: 294–300.

Jerosch J, Moersler M, Castro WHM. Über die Funktion der passi-ven Stabilisatoren des glenohumeralen Gelenkes – Eine bio-mechanische Untersuchung. Z Orthop. 1990; 128.

Jerosch J, Müller G. Sonographische Befunde bei radiologisch unverschobenen proximalen Humeruskopffrakturen. Ultra-schall. 1991; 12: 36–40.

Jerosch J, Müller T, Castro WHM. The incidence of rotator cuff rupture – an anatomic study. Acta Orthop Belg. 1991; 57: 124–9.

Jerosch J, Schröder M, Schneider Th: Die arthroskopische Resek-tion des AC-Gelenkes (ARAC). Indikationen – OP-Technik – Ergebnisse. Unfallchirurg. 1998; 101: 691–6.

Jerosch J, Schröder M, Steinbeck J, Voß M. Spätergebnisse der mo-difizierten Eden-Hybinette-Operation zur Behandlung von rezidivierenden Schulterluxationen. Unfallchirurg. 1995; 98: 13–20.

Jerosch J, Sons HU, Sterken W, Winkelmann W. Die sonographi-sche Bestimmung des Humerus-Retrotorsionswinkel – eine experimentelle und klinische Studie. Ultraschall. 1989; 10: 270–4.

Jerosch J, Steinbeck J, Clahsen H, Schmitz-Nahrath M, Grosse-Hackmann A.. Function of the glenohumeral ligaments in ac-tive stabilisation of the shoulder joint. Knee Surg Sports Trau-matol Arthroscopy. 1993; 1 152–8.

Jerosch J, Steinbeck J, Schaphorn G. Ergebnisse des posteroinfe-rioren Kapselshiftes bei hinterer Schulterluxation. Unfall-chirurg. 1998; 101: 755–61.

Jerosch J, Steinbeck J, Schröder M, Castro WHM. Arthroscopic resection of the acromioclavicular joint (ARAC). Knee Surg Sports Traumatol Arthroscopy. 1993; 1: 209–15.

Jerosch J, Steinbeck J, Schröder M, Westhues M, Reer R. Intraope-rative EMG response of the musculature after stimulation of the glenohumeral joint capsule. Acta Orthop Belg. 1997; 63: 8–14.

Jerosch J, Steinbeck J, Schröder M, Westhues M. Intraoperative EMG-Ableitung bei Reizung der glenohumeralen Gelenk-kapsel. Unfallchirurg. 1995; 98: 580–5.

Jerosch J, Steinbeck J, Strauss JM, Schneider T. Arthroskopische subakromiale Dekompression – Indikation beim Os acro-miale? Unfallchirurg. 1994; 97: 69–73.

Jerosch J, Strauss JM, Schmiel S. ArthroskopischeTherapie der Tendinitis calcarea – Acromioplastik oder Kalkentfernung? Unfallchirurg. 1996; 99: 946–52.

Jerosch J, Strauss JM, Schneider T. Die arthroskopische subacro-miale Dekompression. 1–3-Jahresergebnisse. Z Orthop1992; 130: 406–12.

Jerosch J, Thorwesten L, Steinbeck J, Reer R. Proprioceptive function of the shoulder girdle in healthy volunteers. Knee Surg Sports Traumatol Arthroscopy. 1995; 3: 219–25.

Jerosch J, Thorwesten L. Propriozeptive Fähigkeiten von Patien-ten mit posttraumatischer Instabilität des glenohumeralen Gelenkes. Z Orthop. 1998; 136: 230–37.

Jerosch J. Arthroskopische Therapie des instabilen Schultergelen-kes – Akzeptanz und kritische Überlegungen. Z Orthop. 1997; 135: 79–83.

Jerosch J. Kritische Überlegungen zur arthroskopischen Stabilisa-tion des instabilen Schultergelenkes. Sportverletz Sportscha-den. 1996; 10: 1–12.

Jobe C. 3. Kongress der dtsch. Gesellschaft f. Ellenbogen- und Schulterchirurgie, 3.–5.10.1996 in Hamburg.

Jobe FW, Giangarra CE, Kivtna RS, Glousman RE. Anterior capsu-lolabral reconstruction of the shoulder in athletes in over-hand sports. Am J Sports Med. 1991; 19: 428.

Jobe FW, Perry J, Pink M. Electromyographic shoulder activity in men and women professional golfers. Am J Sports Med. 1989; 17(6): 782.

Jobe FW. Operative Techiques in Upper Extremity Sports Injuries. St. Louis: Mosby; 1996: 223–43.

Johnson LL. Diagnostic and Surgical Arthroscopy of the Shoulder. St. Louis: Mosby Year Book, Inc.; 1993: 376–405.

Johnson, LL. Shoulder arthroscopy. In: Klein EA, Falk KH, O'Brien T. Arthroscopic Surgery Principles & Practice. St. Louis: Mos-by; 1986.

Kainberger F, Engel A, Trattnig S, Polzleitner D, Kutschera HP, Seidl G. Sonographic structural analysis of the Achilles tendon and biomechanical implications. Ulraschall Med. 1992; 13: 28.

Kapandji IA. Funktionelle Anatomie der Gelenke, Bd. 1: Obere Extremität. Stuttgart: Enke; 1992.

Karzel RP, Snyder S. Labral lesions. In McGinty: Operative Arthro-scopy. 2nd ed. Philadelphia: Lippincot-Raven; 1996.

Karzel RP. The diagnosis and treatment of SLAP-lesions. Presented at the 12th Annual Meeting of the AANA, Palm Desert CA, April 1-4 1993.

Katthagen BD. Schultersonographie. Technik, Anmatomie, Pathologie. Stuttgart: Thieme; 1988.

Keitel W. Differentialdiagnostik der Gelenkerkrankungen. Stuttgart: Gustav Fischer; 1993.

Kennedy JC, Hawkins R, Krissoff WB. Orthopaedic manifestations of swimming. Am J Sports Med. 1978; 6(6): 309.

Kerwein GA, Rosenburg B, Sneed WR. Arthrographic studies of the shoulder joint. J Bone Joint Surg. 1957; 39A: 1267.

Kessel L, Watson M. The painful arc syndrome. Clinical classification as a guide to management. J Bone Joint Surg. 1977; 59B(2): 166.

Kibler WB. Specifity and sensitivity of the anterior slide test in throwing athletes with superior glenoid labral tears. Arthroscopy. 1995; 11 (3): 296–300.

Klein A, et al. Measurement of brachial plexus strain in arthroscopy of the shoulder. Arthroscopy. 1987; 3(I): 45.

Kneeland JB, et al. MR imaging of the shoulder: diagnosis of rotator cuff tears. Am J Radiol. 1988; 149(2): 333.

Kohn D. The clinical relevance of glenoid labrum lesions. Arthroscopy 1987; 3(4): 223.

Kuhlenkampf HA, Reichelt A. Durchführung und Wirksamkeit konservativer Behandlungsverfahren bei Tendinosisi calcarea und Supraspinatus-Syndrom. Orthop Praxis. 1989; 4: 235–8.

Lane JG, Sachs RA, Riehl B. Arthroscopic staple capsulorrhaphy: a long-term follow-up. Arthroscopy. 1991; 7(3): 324.

Lang FJ. Gelenkgicht. In: Henke F, Lubarsch O. Handbuch der speziellen pathologischen Anatomie und Histologie, 9 Teil 3. Berlin: Springer; 1937: 309–41.

Laumann U. Elektromyographische und stereofotogrammetrische Untersuchungen zur Funktion des Schulter-Armkomplexes. In: Refior HF, Plitz W, Jäger M, Hackenbroch MH, Hrsg. Biomechanik der gesunden und kranken Schulter. Stuttgart: Thieme; 1985.

Lehman RC. Shoulder pain in the elite weight lifter. Orthop Trans. 1990; 14(3): 685.

Leslie BM, Harris J, Driscoll D. Septic arthritis of the shoulder in adults. J Bone Joint Surg. 1989; 7IA: 1516.

Lindblom K. Arthrography and roentgenography in ruptures of the tendon of the shoulder joint. Acta Radiol. 1939a; 20: 548.

Lindblom K. On the pathogenesis of ruptures of the tendon aponeurosis of the shoulderjoint. Acta Radiol. 1939b; 20: 548.

Linos A, Worthington JW, O'Fallon WM, Kurland L.T. The epidemiology of rheumatoid arthritis in Rochester, Minnesota: a study of incidence, prevalence and mortality. Am J Epidemiol. 1980; 111: 87–98.

Lippmann RK: Frozen shoulder, periarthritis, bicipital tenosynovitis. Arch Surg. 1943; 47: 283.

Loew M, Sabo D, Mau H, Perlick L, Wehrle M. Die kernspintomographische Darstellung der Rotatorenmanschette bei der Tendinosis calcarea der Schulter. Z Orthop. 1996; 34: 354–9.

Lohr JF, Uhthoff HK. The pathogenesis of degenerative rotator cuff tears. Orthop Trans. 1987; 11: 237.

Mack LA, Gannon MK, Kilcoyne RF, Matsen FA. 111: Sonographic evaluation of rotator cuff: accuracy in patient without prior surgery. Clin Orthop. 1988; 234: 21.

MacNab I, Rathbun JB. The microvascular pattem of the rotator cuff. J Bone Joint Surg. 1970; 52B: 540.

Maki NJ. Arthroscopic stabilization for recurrent shoulder instability. In: Post M, Morrey BF, Hawkins RJ. Surgery of the Shoulder. St. Louis: Mosby Yearbook; 1990.

Mann DL, Littke N. Shoulder injuries in archery. Can J Sport Sci. 1989; 14(2): 85.

Marshall GJ, et al. Synovisol as an irrigant for electrosurgery of joints. Arthroscopy. 1988; 4(3): 187.

Matsen FAI, Lippitt SB, Sidles JA, Harryman DT. Practical Evaluation and Management of the Shoulder. In: Anonymous Saunders; 1994.

Matthews LS, et al. Arthroscopic staple capsulorrhaphy for recurrent anterior shoulder instability. Arthroscopy. 1988; 4(2): 106.

McCarty DJ, et al. Milwaukee shoulder. Association of microspheroids containing hydroxyapatite crystals, active collagens and neutral protease with rotator cuff defects. J. Clin. Aspects Arthritis Rheum., 24.–464, 198 1.

McFarland EG, Hsu CY, Neira C, O'Neil O. Internal impingement of the shoulder: a clinical and arthroscopic analysis. J Shoulder Elbow Surg. 1999 Sep-Oct; 8(5): 458–60.

McFarland EG, O'Neill OR, Hsu CY. Complications of shoulder arthroscopy. J SouthOrthop Assoc. 1997; 6: 190–6.

McGlynn FJ, Caspari RB. Arthroscopic findings in the subluxing shoulder. Clin Orthop. 1984; 183: 173.

McKendry RJR, Uhthoff HK, Sarkar K, Hyslop TS. Calcifying tendinitis of the shoulder: prognostic value of clinical, histologic, and radiologic features in 57 surgically treated cases. J Rheumatol. 1982; 9: 75.

McLaughlin HL, Asherman EG. Lesions of the musculotendinous cuff of the shoulder. IV. Some observations based upon the results of surgical repair. J Bone Joint Surg. 1951; 33A: 76.

McLaughlin HL. Lesions of the musculotendinous cuff of the shoulder. 1. The exposure and treatment of tears with retraction. J Bone Joint Surg. 1944; 26: 41.

McLaughlin HL. Lesions of the musculotendinous cuff of the shoulder: observations of the pathology, course and treatment of calcific deposits. Am Surg. 1946; 124: 354.

McLaughlin HL. Rupture of the rotator cuff. J Bone Joint Surg. 1962; 44A: 979.

McMaster WC. Anterior glenoid labrum damage: a painful lesion in swimmers. Am J Sports Med. 1986; 14(5): 383.

McShane RB, Leinberry CF, Fenlin JM. Conservative open anterior acromioplasty. Clin Orthop. 1987; 233: 137.

Mendoza FX, Nicholas, JA, Rubinstein, MP. Arthroscopic treatment of stage II subacromial impf. J Bone Joint Surg. 1970; 52B: 540.

Merk H, Pap G, Machner A, Nebelung W. Frühergebnisse der arthroskopischen Refixation des Labrum glenoidale in der transglenoidalen Dreipunkt-Nahttechnik mit Betrachtung unterschiedlich langer postoperativer Immobilisationszeiten. Z Orthop ihre Grenzgeb. 1996; 134: 546–52.

Middleton WD, Edelstein G, Reinus WR, Melson GL, Totty WC, Murphy WA. Sonographic detection of rotator cuff tears. Am J Ultrasound. 1985b; 20: 311.

Middleton WD, Reinus WR, Totty WG, Leland Melson G, Murphy WA. US of the biceps tendon apparatus. Radiology. 1985a; 157: 211–1.5

Middleton WD, Reinus WR, Totty WG, Melson GL, Murphy WA. Ultrasonographic evaluation of the rotator cuff and biceps tendon. J Bone Joint Surg. 1986; 68-A: 440–50.

Mikasa M. Trapezius transfer for global tear of the rotator cuff. In: Bateman JE, Welsh RP. Surgery of the Shoulder. Philadelphia: B.C. Decker; 1984.

Mileski RA, Snyder SJ. Superior labral lesions in the shoulder: pathoanatomy and surgical management. J Am Acad Orthop Surg. 1998 Mar-Apr; 6(2): 121–31.

Milgram JW. Synovial osteochondromatosis. J Bone Joint Surg. 1977; 59A: 792–801.

Miniaci A, MacDonald, PB. Open surgical techniques in the athlete's shoulder. Clin Sports Med. 1991; 10(4): 929.

Mink J, Harris E, Rappaport M. Rotator cuff tear evaluation using double contrast shoulder arthrography. Radiology. 1995; 157: 621.

Mohr W. Gelenkkrankheiten. Diagnostik und Pathogenese makroskopischer und histologischer Strukturveränderungen. Stuttgart: Thieme; 1984.

Möller TB, Reif E. Taschenatlas der Röntgenanatomie. Stuttgart: Thieme; 1991.

Montgomery TJ, Savoie FH, Yerger B. A Comparison of Arthroscopic Debridement with Open Surgical Repair for Full Thickness Tears of the Rotator Cuff. Presented at the Sth Open Meeting,

American Shoulder and Elbow Surgeons, Washington, D.C., February 1992.

Moran MC, Warten RF. Development of a synovial cyst after arthroscopy of the shoulder. J Bone Joint Surg. 1989; 7lA(I): 127.

Morgan CD, Bodenstab, AB. Arthroscopic Bankart suture repair. Technique and early results. Arthroscopy. 1987; 3: 111–122.

Morgan CD, Rames R, Snyder S. Arthroscopic Assessment of Anatomic Variations of the Glenohumeral Ligaments Associated with Recurrent Anterior Shoulder Instability. Presented at The American Shoulder and Elbow Surgeons Meeting. Washington, D.C.; 1992.

Morgan CD. Arthroscopic shoulder anatomy and pathology of inferior instability. In: Esch JC. Arthroscopic Surgery of the Shoulder. Ninth Annual San Diego Meeting, American Shoulder and Elbow Surgeons. Rosemont; 1992: 57–61.

Morrey BF. The elbow and its disorders. Chapter 25: Tendon injuries about the elbow. Philadelphia: Saunders; 1985.

Morrison DS, Schaefer RK. Relationship between subacromial space pressure, blood pressure and visual clarity during arthroscopic subacromial decompression. Orthop Trans. 1990; 14: 564.

Moseley HF, Goldie I. The arterial pattern of the rotator cuff. J Bone Joint Surg. 1963; 45B: 780.

Moseley HF, Overgaard B. The anterior capsular mechanism in recurrent anterior dislocation of the shoulder. J Bone Joint Surg. 1962; 44B: 913.

Moseley HF. Ruptures of the rotator cuff. Br J Surg. 1951; 38: 340.

Moynes DR, et al. Electromyography and motion analysis of the upper extremity in sports. Phys Ther. 1986; 66(I2): 1905.

Müller-Gerbl M, Putz R, Hodapp N, Schulte E, Wirnmer B. Computed tomography-osteoabsorptiorietry for assessing the density distribution of subchondral bone as a measure of long-term mechanical adaptation in individual joints. Skeletal Radiol. 1989; 18: 507–12.

Mullins RC, Drez D, Cooper J. Hypoglossal nerve palsy after arthroscopy of the shoulder and open operation with the patient in the beach-chair position. J Bone Joint Surg. 1992; 74A: 137.

Nägerl H, Kubein-Meesenburg D, Cotta H, Fanghänel J, Kirsch S. Biomechanische Prinzipien in Diarthrosen und Synarthrosen. Teil II: Die Articulatio humeri als dimeres Kugelgelenk. Z Orthop. 1993; 131: 293–301.

Neer C.S. II: Impingement lesions. Clin. Orthop., 173: 70, 1983.

Neer CS II, Craig EV, Fukuda H. Cuff tear arthropathy. Orthop Trans. 1981; 5: 447.

Neer CS II, Poppen NK. Supraspinatus outlet. Orthop Trans. 1987; 11: 234.

Neer CS II. Anterior acromioplasty for the chronic impingement syndrome in the shoulder. A preliminary report. J Bone Joint Surg. 1972; 54A.: 41.

Neer CS II. Displaced proximal humeral fractures. J Bone Joint Surg. 1970; 52A: 1077.

Neer CS II. Shoulder Reconstruction. Saunders: Philadelphia; 1990.

Neer CS II. Unfused acromial epiphysis in impingement and cuff tears. American Academy of Orthopedic Surgeons, Instructional Course, 1978.

Neer CS, Bigliani LU, Hawkins RJ. Ruptur of the long head of the biceps related to subacromial impingement. OrthopTrans. 1977; 111–116.

Neer CS, Bigliani LU, Hawkins RJ. Rupture of the long head of the biceps related to subacromial impingement. Orthop Trans. 1977; 1: 111–16.

Neer CS, Foster CR. Inferior capsular shift for involuntary inferior and multidirectional instabillty of the shoulder. J Bone Joint Surg. 1980; 62A: 897.

Neer CS, Poppen NK. The supraspinatus outlet. Orthop. Trans. 1987; 234.

Neer CS, Welsh MB. The shoulder in sports. Orthop Clin North Am. 1977; 8(3): 583.

Neer CS. Shoulder Reconstruction. Philadelphia: Saunders; 1990.

Neviaser JS, Neviaser RJ, Neviaser TJ. The repair of chronic massive ruptures of the rotator cuff of the shoulder by use of a freeze-dried rotator cuff. J Bone Joint Surg. 1978; 60A: 681.

Neviaser JS. Ruptures of the rotator cuff of the shoulder. New concepts in the diagnosis and operative treatment of chronic tears. Arch Surg. 1971; 102: 483.

Neviaser RJ, Neviaser TJ, Neviaser JS. Concurrent rupture of the rotator cuff and anterior dislocation of the shoulder in the older patient. J Bone Joint Surg. 1988; 70A: 1 308.

Neviaser RJ, Neviaser TJ. Transfer of subscapularis and teres minor for massive defects of the rotator cuff. In: Bayley I, Kessel L. Shoulder Surgery. Berlin: Springer; 1982.

Neviaser TJ, Neviaser RJ. The diagnosis and treatment of incomplete rotator cuff tears. Orthop Trans. 1989; 15: 239.

Neviaser TJ. Weight lifting. Risks and injuries to the shoulder. Arthros Update. 1991; 10(3): 615.

Neviaser, RJ. Neviaser TJ. The frozen shoulder diagnosis and management. Clin Orthop. 1987; 223: 59.

Norwood L, Fowler L. Rotator cuff tears. A shoulder arthroscopy complication. J Sports Med. 1989; 17(6): 837.

Nottage WM. Arthroscopic portals: anatomy at risk. Orthop Clin North Am. 1993; 24: 19–26.

Nuber GW, et al. Fine wire electromyography analysis of muscles of the shoulder during swimming. Am J Sports Med. 1986; 14:7.

O'Brien SJ, Gonzalez DM, Wright JM, Fealy S. The adduction distraction maneuver. Arthroscopy. 1997 Aug; 13(4): 530–2.

O'Driscoll SW, Evans DC, Scarborough ON. Long term results of the staple capsulorrhaphy: twenty years experience in the Toronto teaching hospitals. Orthop Trans. 1988; 12: 674.

Ogilvie-Harris DJ, Boynton E. Arthroscopic acromioplasty extravasation of fluid into the deltoid muscle. Arthroscopy. 1990; 6(I): 52.

Ogilvie-Harris DJ, Wiley AM. Arthroscopic surgery of the shoulder joint. JBJS Br. 1986; 68: 201.

Ogilvie-Harris DJ, Wiley AM. Arthroscopic surgery of the shoulder: a general appraisal. J Bone Joint Surg. 1986; 68B: 201.

Ogra PL, Chiba Y, Ogra SS, Dzierba JL, Herd JK. Rubella-virus infection in juvenile rheumatoid arthritis. Lancet 1975/I, 1157–1161.

Ogryzlo MA, Rosen PS. Ankylosing (Marie-Strümpell) spondylitis. Postgrad Med. 1969; 45: 182–8.

Olson E, Fu F. Complication and pitfalls in shoulder arthroscopic operative techniques. Orthopedics. 1991; l(3): 253.

Packer NP, Calvert PT, Bayley JIL, Kessel L. Operative treatment of chronic ruptures of the rotator cuff of the shoulder. J Bone Joint Surg. 1983; 65B(2): 171.

Pappas AM, Goss TP, Kleinman PK. Symptomatic shoulder instability due to lesions of the glenoid labrum. Am J Sports Med. 1983; Il(5): 279.

Patte D. Debeyre J. Goutallier D. Rotator cuff repair by muscle advancement. In: Bayley & Kessel L. Shoulder Surgery. Great Britain, Springer; 1982.

Paulos LE, Chamberlain S, Murray S. Arthroscopic subacromial decompression. Orthop Trans. 1986; 10: 222.

Paulos LE, Franklin JL. Arthroscopic shoulder decompression-development and application. A five year experience. Am J Sports Med. 1990; 18(3): 235

Pearsall AW 4th, Holovacs TF, Speer KP. The low anterior five-o'clock portal during arthroscopic shoulder surgery performed in the beach-chair position. Am J Sports Med. 1999a Sep-Oct; 27(5): 571–4.

Pearsall AW 4th, Osbahr DC, Speer KP. An arthroscopic technique for treating patients with frozen shoulder. Arthroscopy. 1999b Jan-Feb; 15(1): 2–11.

Perry J. Biomechanics of the shoulder. In: Rowe CR, ed. The shoulder., New York: Churchill Livingstone; 1988.

Peterson CA 2nd, Altchek DW. Arthroscopic treatment of rotator cuff disorders. Clin Sports Med. 1996 Oct; 15(4): 715–36.

Petersson CJ, Gentz CF. Ruptures of the supraspinatus tendon. The significance of distally pointing acromioclavicular osteophytes. Clin Orthop. 1983; 174: 143.

Petterson G. Rupture of the tendon aponeurosis of the shoulder joint in anterior inferior dislocation. Acta chir scand. 1942; 1–187.

Pinals RF, Short CL Calcific periarthritis involving multiple sites. Arthritis Rheum. 1966; 9: 566.

Pink M, et al. The normal shoulder during freestyle swimming. An electromyographic and cinematographic analysis of twelve muscles. Am J Sports Med. 1991; 19(6): 569.

Pitman MI, et al. The use of somatosensory evoked potentials for detection of neuropraxia during shoulder arthroscopy. Arthroscopy. 1988; 4(4): 250.

Platzer W. Taschenatlas der Anatomie. Band 1: Bewegungsapparat. Stuttgart: Thieme; 1991.

Poppen NK, Walker PS. Normal and abnormal motion of the shoulder. J Bone Joint Surg. 1976; 58A: 195–201.

Post M, Cohen J. Impingement syndrome-a review of late state II and early stage III lesions. Clin Orthop. 1986; 207: 126.

Post M, Silver R, Singh M. Rotator cuff tear. Diagnosis and treatment. Clin Orthop. 1983; 173: 78.

Post M. The Shoulder. Surgical and Nonsurgical Management. Philadelphia: Lea & Febiger; 1988.

Priest JD. The shoulder of the tennis player. Clin Sports Med. 1988; 7(2): 387.

Putz R. Topographie und funktionelle Anatomie des Schultergürtels und des Schultergelenkes. In: Habermeyer P, Krueger P, Schweiberer L, Hrsg. Schulterchirurgie. München: Urban & Schwarzenberg; 1990.

Raggio CL, Warten RF, Sculco T. Surgical treatment of impingement syndrome: four-year follow-up. Orthop Trans. 1985; 9: 48.

Rames DR, Karzel RP. Injuries to the glenoid labrum, including SLAP-Lesion. Orthop Clin North Am. 1993; 24 (1): 45–53.

Reagan BF, et al.: Irrigating solutions for arthroscopy. J. Bone Joint Surg., 65A: 629, 1983.

Reed SC, Glossop N, Ogilvie-Harris Dj. Full Thickness Rotator Cuff Tears: A Biomcchnical Comparison of Suture Versus Bone Anchor Techniques. Am. J. Sports Med 24(I): 46-48, 1996.

Reichelt A.: Beitrag zur operativen Therapie der Tendinosis calcarea der Schulter. Z. Orthop (1981) 119: 21-24

Reider B, Inglis, AE. The Bankart procedure modified by the use of Prolene pull-out sutures. J. Bone Joint Surg., 64A(4): 628, 1982.

Reiser M., et al. Role of magnetic resonance imaging in the diagnosis of shoulder joint injuries. Radiologe, 28(2): 79, 1988.

Resch H, Beck E, Hrsg. Praktische Chirurgie des Schultergelenkes. 5. Kapitel: Rotatorenmanschette. Innsbruck: Frohnweiler Druck; 1988.

Resch H, Breitfuß H. Spontane Sehnenrupturen. Ätiologie, Pathogenese und Therapie. Orthopäde. 1995; 24 209–19.

Resch H, Golser K, Thoeni H, Spencer G. Arthroscopic repair of superior glenoid labral detachment (the SLAP-lesion). J Shoulder Elbow Surg. 1993; 2: 147–55.

Resch H, Kadletz R, Beck E, Helweg G. Single and double-contrast CT scanning in the examination of recurrent shoulder dislocations. Unfallchirurg. 1982; 89: 441.

Resch, H. Operative Arthroskopie des Subacromialraumes. In: Habermeyer P, Schweiberer, L, Hrsg. Schulterchirurgie. München: Urban & Schwarzenberg; 1996: 281–3.

Resnick D. Patterns of peripheral joint disease in ankylosing spondylitis. Radiology 1974; 110: 523–32.

Resnick D. Shoulder arthrography. Radiol Clin North Am. 1981; 19: 243.

Richardson AR, Jobe FW, Collins HR. The shoulder in competitive swimming. Am J Sports Med. 1980; 8: 159.

Rockwood CA Jr, et al. X-ray evaluation of shoulder problems. In: Rockwood CA jr, Matsen III FA.The Shoulder. Philadelphia: Saunders; 1990.

Rockwood CA, Burkhead WZ. Management of patients with massive rotator cuff defects by acromioplasty and rotator cuff debridement. Orthop Trans. 1988; 12: 190.

Rockwood CA, Matsen FA. The Shoulder. Philadelphia: Saunders; 1990.

Rockwood CA. Shoulder arthroscopy. Editorial. J Bone Joint Surg. 1988; 12: 731.

Rodosky MW, et al. The role of the biceps-superior glenoid labrum complex in anterior stability of the shoulder. Pittsburgh Orthop J. 1990; 1: 57.

Rodosky MW, Rudert MJ, Harner CD, Luo L, Fu FH. Significance of a superior labral lesion of the shoulder. A biomechanical study. Trans Orthop Res Soc. 1990; 15: 276.

Rodriguez JC, Mendoza Lopez, Cobo Sotes J. Complicaciones en la artroscopia de hombro. Cuadernos de Artroscopia. 1994; 1: 25–9.

Rose DJ. Arthroscopic suture capsulorrhaphy for anterior shoulder instability. Orthop. Trans. 1990; 14(3): 597.

Rothman RH, Parke WW. The vascular anatomy of the rotator cuff. Clin Orthop. 1965; 41: 176.

Rowe CR, Patel D, Southmayd WW. The Bankart procedure: a long-term end-result study. J Bone Joint Surg. 1978; 60A(I): l.

Rowe CR. Acute and recurrent anterior dislocations of the shoulder. Orthop Clin North Amer. 1980; 253–70 (Abstract).

Ryu RK, et al. An electromyographic analysis of shoulder function in tennis players. Am J Sports Med. 1988; 16(5): 481.

Ryu RKN. Arthroscopic subacromial decompression: a clinical review. Arthroscopy. 1992; 8(2): 141.

Samilson RL. Rotator cuff tears: management and end results of over 400 cases. J Bone Joint Surg. 1984; 62B: 277.

Sampson TG, Nisbet, JK, Glick JM. Precision acromioplasty in arthroscopic subacromial decompression of the shoulder. Arthroscopy. 1991; 7(3): 301.

Scarpinato DF, Bramhall JP, Andrews JR. Arthroscopic management of the throwing athlete's shoulder: indications, techniques, and results. Clin Sports Med. 1991; 10(4): 913.

Schwartz S, Cooper N. Synovial membrane punch biopsy. Arch. Intern. Med. 1961; 108: 400–6.

Scovazzo ML, et al. The painful shoulder during freestyle swimming. Am J Sports Med. 1991; 19(6): 577.

Seeger LL, et al. MR imaging of the normal shoulder. Am J Radiol. 1987; 148: 83.

Seeger LL, Gold RH, Bassett LW, Ellman H. Shoulder impingement syndrome: MR findings in 53 shoulders. Am J Radiol., 1988; 150: 343.

Seeger LL. Diagnostic imaging of the shoulder., Baltimore: Williams & Wilkins; 1992.

Seegmiller JE. Purine metabolism. Arthr and Rheum. 1975; 18: 681–6.

Segmuller HE, Alfred SP, Zilio G, et al. Cutaneous nerve lesions of the shoulder and arm after arthroscopic shoulder surgery. J.Shoulder Elbow Surg. 1995; 4: 254–8.

Sherman OH, et al. Arthroscopy – „no problem surgery". An analysis of complications in two thousand six hundred and forty cases. J Bone Joint Surg. 1986; 68A: 256.

Siebert WE. Laseranwendung in der Arthroskopie. Orthopäde. 1992; 21: 273–88.

Silliman JF, Hawkins RJ. Current concepts and recent advances in the athlete's shoulder. Clin Sports Med. 1991; 10(4): 693.

Simonet WT, Cofield RH. Prognosis in anterior shoulder dislocation. Amer J Sports Med. 1984; 12(I): 19–24.

Small NC. Complications in arthroscopic surgery of the knee and shoulder. Orthopedics. 1993; 16: 985–9.

Small NC. Complications in arthroscopic surgery performed by experienced arthroscopists. Arthroscopy. 1988; 4: 221.

Small NC. Complications in arthroscopy: the knees and other joints. Committee on complications of the Arthroscopy Association of North America. Arthroscopy. 1986; 2: 253.

Small NC. Complications in arthroscopic surgery performed by experienced arthroscopists. Arthroscopy, 1988; 4: 215.

Smith JG. Pathological appearances of seven cases of injury of the shoulder joint with remarks. London Medical Gazette. 1834; 14: 280 (reported in Am J Med Sci, 1834; 16: 219).

Snyder SJ, et al. Arthroscopic Acromioclavicular Joint Debridement and Distal Clavicle Resection Utilizing the ClaviculizerTM. Presented at the American Academy of Orthopedic Surgeons, February, 1992.

Snyder SJ, et al. Partial-thickness rotator cuff tears: results of arthroscopic treatment. Arthroscopy. 1991; 7: 1.

Snyder SJ, Karzel RP, Del Pizzo W et al. SLAP Lesions of the shoulder. Arthroscopy 1990; 6: 274.

Snyder SJ, Rames RD, Wolbert E. Labral lesions. In Mc Ginty JB, ed. Operative Arthroscopy. New York: Raven Press; 1991: 491.

Snyder SJ. Evaluation and treatment of the rotator cuff. Orthop Clin North Am. 1993; 24(I): 173–92.

Snyder SJ. Shoulder Arthroscopy. New York: McGraw-Hill; 1994: 161–78.

Snyder SJ, et al. SLAP lesions of the shoulder. Arthroscopy. 1990; 6(4): 274.

Someren A, Merrit WH. Tenosynovial chondroma of the hand: a case report with a brief review of the literature. Human Path. 1978; 9: 476–9.

St. Pierre P. Tendon healing to cortical bone compared with a cancellous trough. J Bone Joint Surg. December 1995; 77A(I2): 1858–66.

Steinbeck J, Halm H, Jerosch J, Wendt P. Die Ergebnisse der endoskopischen subakromialen Dekompressionsoperation (ESD) bei Tendinitis und Partialruptur der Rotatorenmanschette. Z Orthop. 1998b; 136: 8–12.

Steinbeck J, Jerosch J. Arthroscopic transglenoid stabilization versus open anchort suturing in traumatic anterior instability of the shoulder. Am J Sports Med. 1998; 26: 373–378.

Steinbeck J, Jerosch J. Die offene Bankart-Operation mit Nahtankern als Therapie der posttraumatischen vorderen Schulterinstabilität. 2–5 Jahresergebnisse. Unfallchirurg. 1997a; 100: 938–42.

Steinbeck J, Jerosch J. Surgery for atraumatic anterior-inferior shoulder instability. A modified capsular shift evaluated in 20 patients followed for 3 years. Acta Orthop Scand. 1997; 68: 447–50.

Steinbeck J, Liljenqvist U, Jerosch J. The anatomy of the glenohumeral ligamentous complex and its contribution to anterior shoulder stability. J Shoulder Elbow Surg. 1998a; 7: 122–26.

Steinbrocker O, Traeger CH, Batterman RC. Therapeutic criteria for rheumatoid arthritis. J Am Med Assoc. 1949; 140: 659.

Takagishi N. Conservative treatment of the ruptures of the rotator cuff. J Jpn Ortho. Assoc. 52: 781, 1978.

Tator cuff: technique and normal anatomy. J Ultrasound Med. 1984; 3: 549.

Thorling J, et al. Acromioplasty for impingement syndrome. Acta Orthop Scand. 1985; 56: 147.

Tibone JE, et al. Surgical treatment of tears of the rotator cuff in athletes. J. Bone Joint Surg. 1986; 68A: 887.

Tibone JE, Jobe FW, Kerlan RF. Shoulder impingement syndrome in athletes treated by anterior acromioplasty. Clin Orthop. 1985; 188: 134.

Tijmes J, Loyd HM, Tullos HS. Arthrography in acute shoulder dislocations. South Med J. 1979; 72: 564.

Tillmann B. Biomechanik des Schultergelenkes und der periartikulären Gewebe. In: Periartikuläre Schultererkrankungen., Uelzen: ML Verlag; 1984.

Tillmann B. Obere Extremität. In: Leonhardt H, Tillmann B, Ziller K, Hrsg. Rauber/ Kopsch: Anatomie des Menschen. Lehrbuch und Atlas, Bd. 4: Topographie der Organsysteme, Systematik der periphären Leitungsbahnen. Stuttgart: Thieme; 1988.

Tomlinson RJ, Glousman RE. Arthroscopic debridement of glenoid labral tears in athletes. Arthroscopy. 1995; 11 (1): 42–51.

Townsend H, et al. Electromyographic analysis of the glenohumeral muscles during a baseball rehabilitation program. Am J Sports Med. 1991; 19(3): 264.

Trias A, Quintana O. Synovial chondrometaplasia: a review of world literature and a study of 18 Canadian cases. Can J Surg. 1976; 19: 151–8.

Turkel SJ, et al. Stabilizing mechanisms preventing anterior dislocation of the glenohumeral joint. J Bone Joint Surg. 1981; 63A: 1208.

Uhthoff HK, Lohr J, Sarkar K. The pathogenesis of rotator cuff tears. In: Takagishi N.The Shoulder. Tokyo: Professional Postgraduate Services; 1987.

Uhthoff HK, Sarkar K, Maynard JA. Calcifying tendinitis: a new concept of its pathogenesis. Clin Orthop. 1976; 118: 164.

Van Holsbeeck E, et al. Subacromial impingement: open versus arthroscopic decompression. Arthroscopy. 1992; 8(2): 173.

Vangsness CT Jr, Smith CF. Arthroscopic shoulder surgery with three different laser systems: an evaluation of laser applications. Arthroscopy. 1995 Dec; 11(6): 696–700.

Villacin AB, Brigham LN, Bullough PG. Primary and secondary synovial chondrometaplasia. Human Path. 1979; 10: 439–51.

Wall MS, Warren RF. Complications of shoulder instability surgery. Clin Sports Med. 1995; 14: 973–1000.

Wallace SL, Robinson H, Masi AT, Decker JL, McCarty DJ, Yü T-F. Selected data on primary gout. Bull Rheum Dis. 1978–79; 29: 992–5.

Warner JJP, Kan S, Marks P. Arthroscopic repair of combined Bankart and superior labral detachment anterior and posterior lesions: technique and preliminary results. Arthroscopy. 1994; 10 (4): 383–90.

Warner JP, Warten RF. Arthroscopic Bankart repair using a cannulated, absorbable fixation device. Operative Techniques in Orthopedics. 1991; I(2): 192.

Warren FW, et al. Arthroscopic acromioplasty: a prospective analysis of 43 patients. Proc Am Acad Orthop Surg. 56th Annual Meeting, Las Vegas, February 1989.

Warren RF, Marshall JL. Athletic injuries of the shoulder. Surg Rounds. 1978; 34.

Watson MS. Surgical Disorders of the Shoulder. New York: Churchill Livingstone; 1991.

Weaver JK. Skiing-related injuries to the shoulder. Clin Orthop. 1987; 216: 24.

Weiner DS, MacNab I. Superior migration of the humeral head. A radiological aid in the diagnosis of tears of the rotator cuff. J. Bone Joint Surg. 1970; 52B(3): 524.

Wen DY. Current concepts in the treatment of anterior shoulder dislocations. Am J Emerg Med. 1999 Jul; 17(4): 401–7.

Wheeler JH, et al. Arthroscopic versus nonoperative treatment of acute shoulder dislocations in young athletes. Arthroscopy. 1989; 5(3): 213.

Whipple TL. Arthroscopic Treatment of Acromiodavicular Joint Arthritis. Presented at the Arthroscopy Association of North America, Boston, April, 1992.

Whiting WC, Gregor RJ, Finerman GA. Kinematic analysis of human upper extremity movements in boxing. Am J Sports Med. 1988; 16(2): 130.

Wiedemann E. Lange Bizepssehne in Schulterchirurgie. München: Urban & Schwarzenberg; 1990.

Wiedemann E. Lange Bizepssehne. Schulterchirurgie. München: Urban & Schwarzenberg; 1996.

Wiley AM. Arthroscopy for shoulder instability and a technique

Wilkinson M, Bywaters EGL. Clinical features and course of ankylosing spondylitis. Ann rheum Dis. 1958; 17: 209–28.

Williams A, Calvert P, Bayley I.The bifurcate coracoacromial ligament: an arthroscopic variant. Arthroscopy. 1997 Apr; 13(2): 233–4.

Wilson PD. Complete rupture of the supraspinatus tendon. J Am Med Assoc. 1931; 96: 433.

Wolfgang GL. Rupture of the musculotendinous cuff of the shoulder. Clin Orthop. 1978; 134: 230.

Wolfgang GL: Surgical repair of tears of the rotator cuff of the shoulder. Factors influendng the results. J Bone Joint Surg. 1974; 56A: 14.

Wolin PM. Arthroscopic glenoid labrum suture repair. Orthop Trans. 1990; 14(3): 597.

Wurnig C. Sonographie der Bicepssehne. Z Orthop. 1996; 134: 161–5.

Yahiro MA, Matthews LS. Arthroscopic stabilization procedure for recurrent anterior shoulder instability. Orthop Rev. 1989; 18(II): 1161.

Yamanaka K, Fukuda H. Pathological studies of the supraspinatus tendon with reference to incomplete thickness tears. Proc 3rd International Conference on Surgery of the Shoulder, Fukuoka, Japan, October 1986.

Yoneda M, Hiroka A, Yamamoto T, Ochi T, Shino K. Arthroscopic stapling fot detached superior glenoid labrum. JBJS Br. 1991; 73: 746–50.

Zuckerman JD, Matsen FA. Complications about the glenohumeral joint reiated to the use of screws and staples. J Bone Joint Surg. 1984; 66A: 175.

Sachverzeichnis